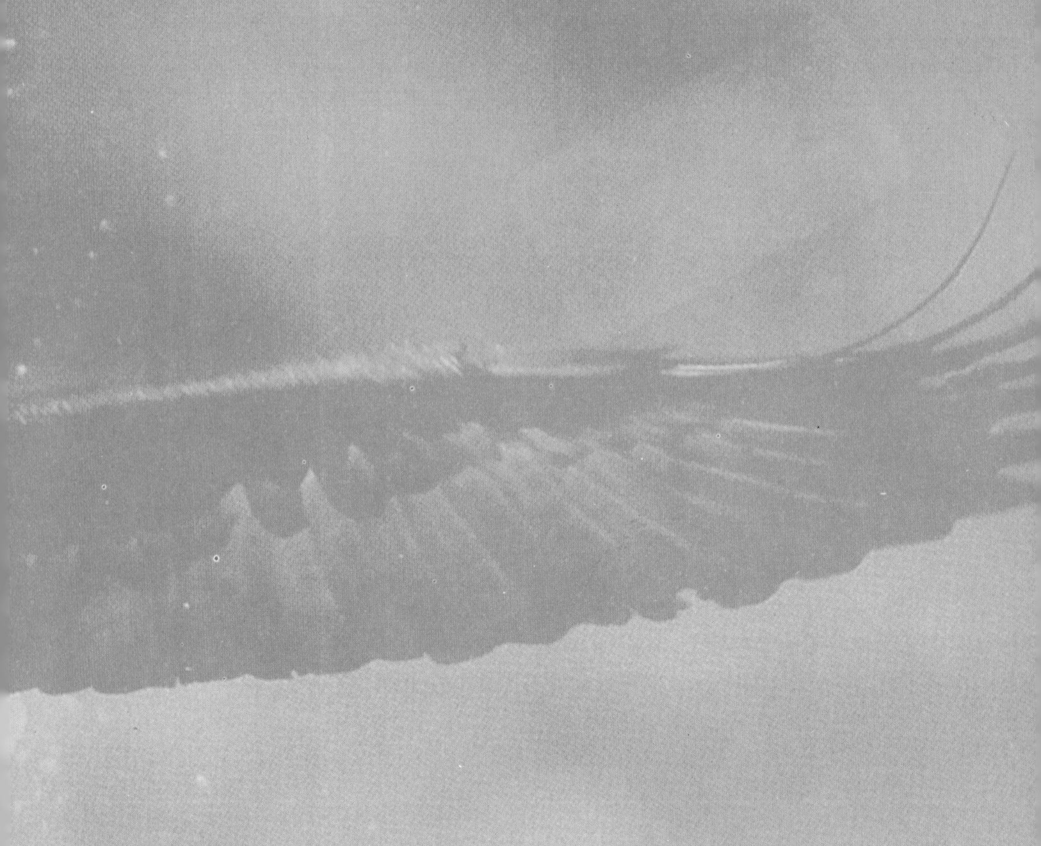

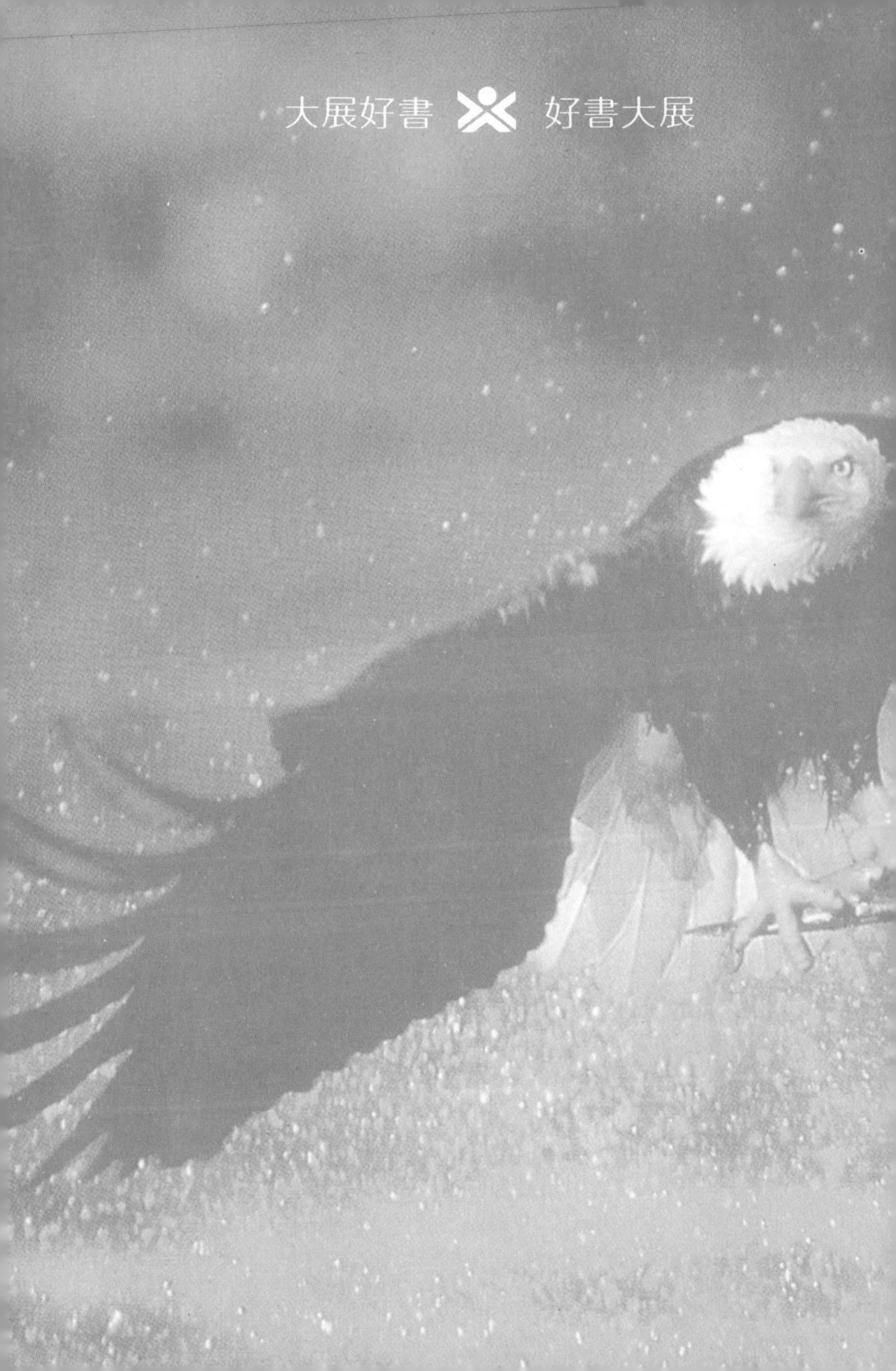
大展好書 好書大展

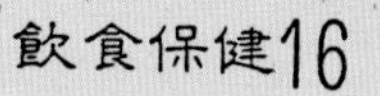
飲食保健16

肥胖者的飲食

雨宮禎子
竹內富貴子／著

張果馨／譯

大展出版社有限公司
DAH-JAAN PUBLISHING CO., LTD.

前言

目前，國內到處都有美味的食品，種類繁多。四處都有餐廳的飲食情報，可以說是飽食的時代。不論老少，大家都崇尚美食，似乎有吃得過多的傾向。現代家庭電器化，生活中都以車代步，而很少走路。

攝取的能量增加，消費的能量減少，導致體內蓄積了能量，造成肥胖的人增加。

尤其是中老年人，上半身肥胖，肚子周圍脂肪蓄積。這種類型的男性，到處可見。還有，上半身穿M尺寸，但是，裙子和長褲就必須選用L或LL的尺寸，在選擇衣服上非常頭痛的女性，也非常多。

雖然說稍胖，對於健康並不會產生肥胖的問題。但是，中老年人和年輕人不一樣，必須要留意成人病。根據調查結果，一般胖的人會比瘦的人容易罹患高血壓、糖尿病等成人病。如果肥胖的糖尿病者能夠減少攝取的能量，使自己的體重恢復成理想的體重時，糖尿病的症狀就能夠獲得改善。由此可知，肥胖和成人病有很深切的關係。因此，當到

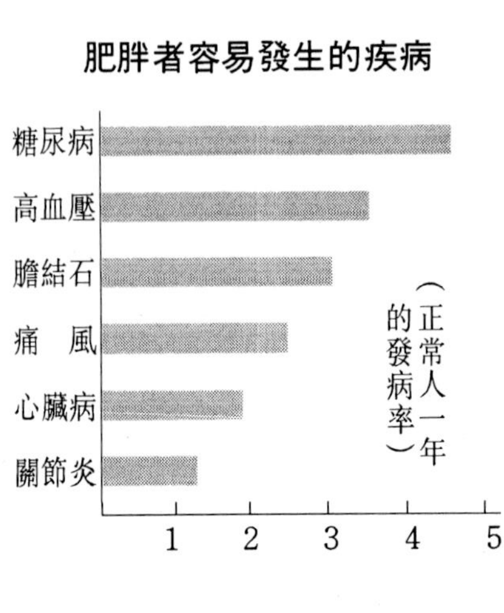

達必須擔心成人病的年齡時，如果能夠保持理想體重，對於預防成人病，也能夠產生很好的效果。

不過，如果只是節食，減少能量的攝取，會導致體調的低落，所以必須要確實攝取必要的營養素。經過一段時間以後，配合生活，在毫不勉強的狀況下來節食，是最理想的。不只是飲食要正常，藉著積極地走路運動以活動身體，更能夠產生效果。

本書是讓剛開始要進行減肥的人，在毫不勉強的狀況下，達到瘦身效果。為此而建立一天攝取一千五百kcal的菜單為中心。為了讓各位了解到底一千五百kcal是多少的飲食量，介紹十六天分的菜單。當你看到圖片或飲食量，會感到很意外。採用能量少的材料，而調理出美味的飲食。食品中分成四群，採用四群點數法（第一群是牛乳、乳製品、蛋，第二群是魚貝類、肉類、大豆類，第三群是蔬菜、芋頭類、水果等，第四群是穀物、油脂、砂糖、嗜好品等）。要均衡攝取，製作出美味的料理。

除此之外，在此也介紹簡單的單品料理，以及低熱量的點心。希望對於各位的菜單能夠有所貢獻。料理的材料方面，是以在家庭中能夠簡便製作的四人份之分量。但是，能量是一人份的。

目錄

作者簡介

雨宮禎子　東京女子醫科大學糖尿病中心講師。東京女子醫科大學畢業、醫學博士。爲了研究肥胖的問題，曾經遠赴瑞典的伊爾德波里大學留學。後來，從事糖尿病和肥胖相關的研究和診療，曾經以「日本人的體脂肪分佈和成人病危險有關的研究——特別是對於國際上的比較」方面，得到第七屆女性的研究獎金。是內科和糖尿病的認定醫師。日本肥胖學會評議員、歐洲肥胖學會會員。

竹內富貴子　是熱量減肥播音室的主持人。女子營養大學畢業。是營養管理師。從事節食方面的諮商和指導。對於「瘦身熱量食」（女子營養大學出版部）等的著作非常多。此外，也從事電視料理節目和美味的節食食品的評判。擔任本書料理的專人，以及製作肥胖的人的飲食料理。

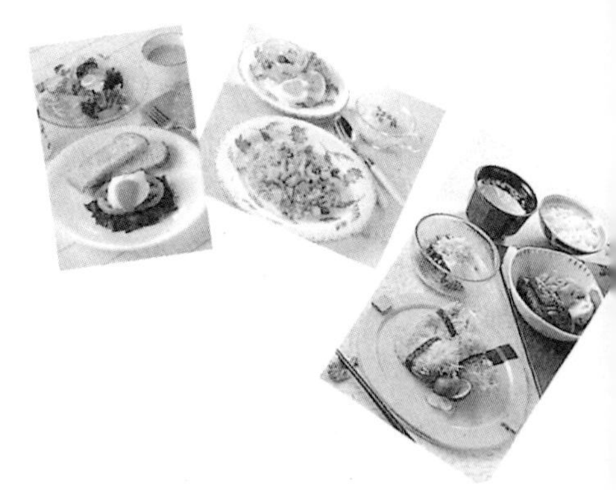

熱量雖少，
卻能夠攝取到均衡的營養
1500 kcal（1日）的菜單例

在各種的瘦身方法中，最有效的還是每天減少飲食量的瘦身方法。雖然熱量減少，可是蛋白質和維他命等的營養還是必要的。在此，爲了避免使剛開始實行減肥的人失敗，而介紹既美味，營養又均衡，有1500 kcal 的菜單（熱量爲一人份）。

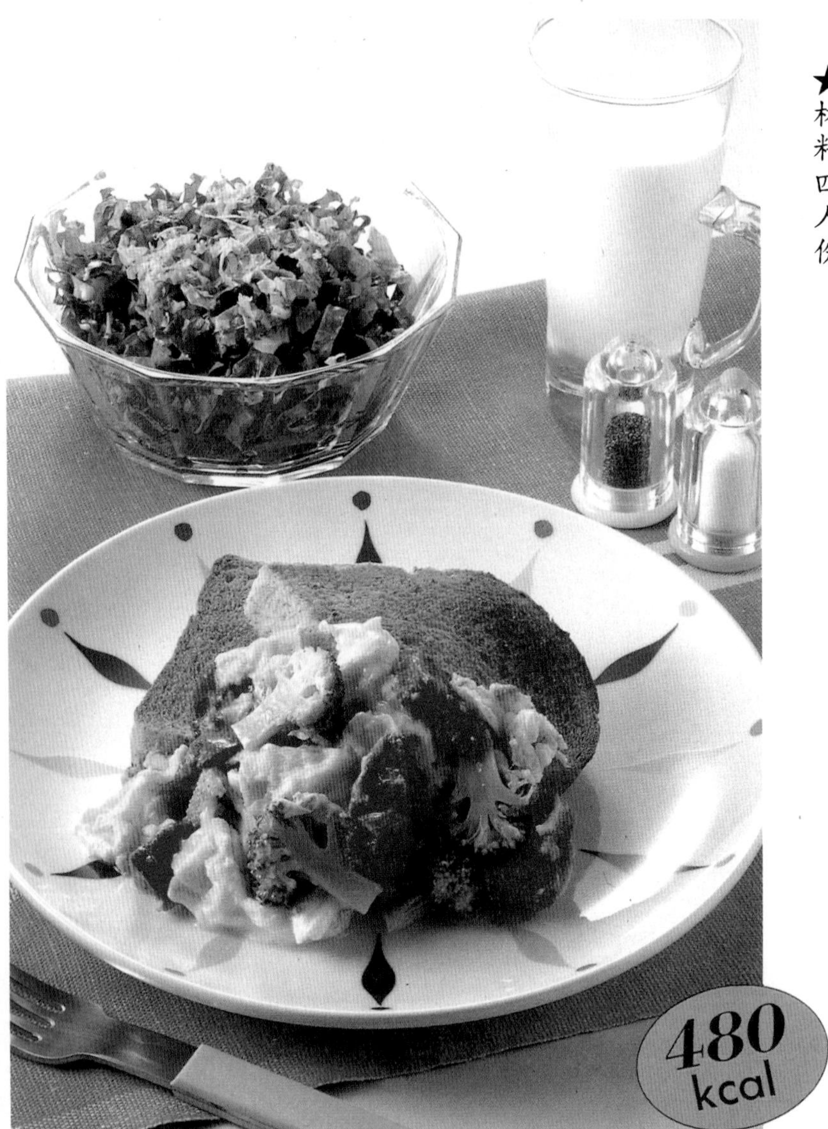

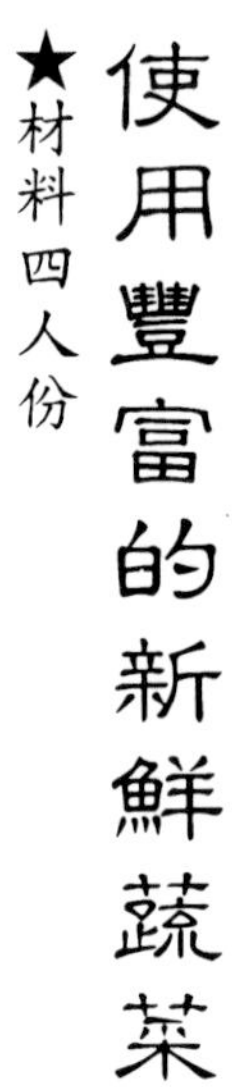

使用豐富的新鮮蔬菜

★材料四人份

早餐	菜　　單	熱　量
	胚芽土司	145kcal
	番茄、綠花椰菜炒蛋	172kcal
	荷葉邊萵苣沙拉 媽媽沙拉醬汁	45kcal
	牛奶	118kcal

一日合計

1494 kcal

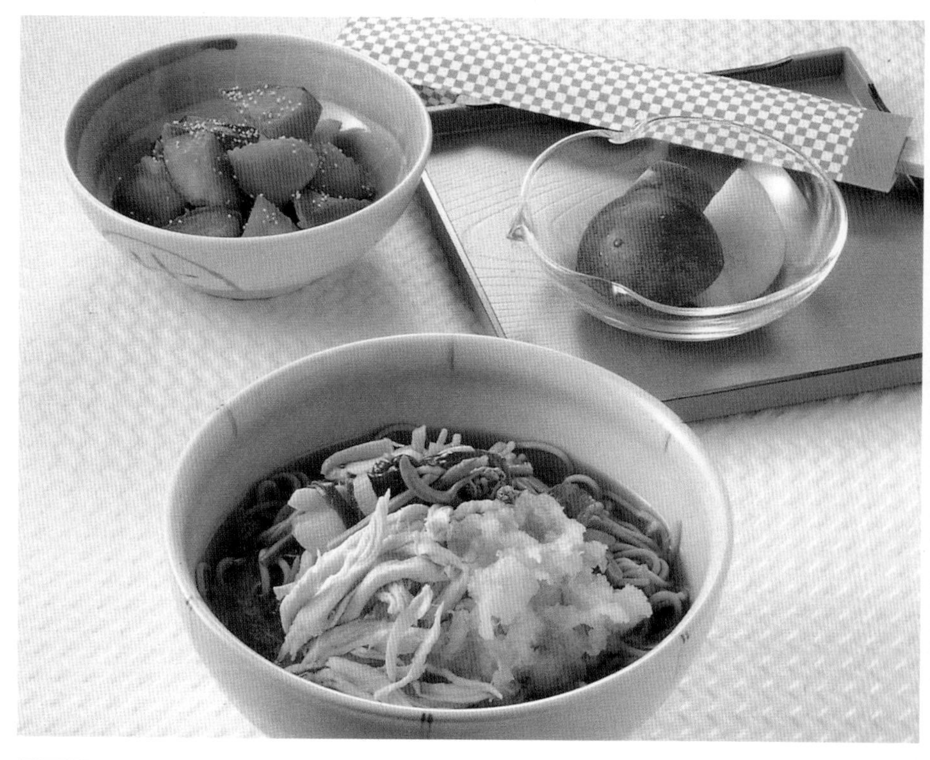

午餐

菜　　單	熱　量
雞肉山菜蘿蔔泥蕎麥麵	362kcal
煮甘薯	127kcal
水果（油桃）	36kcal

525 kcal

早餐

●胚芽土司

①胚芽土司二百克，在表面塗上二分之一大匙的沙拉油。放入烤麵包機中，烤至呈金黃色。

●番茄、綠花椰菜炒蛋

①綠花椰菜二百五十克分成小株，放入加入少許鹽的沸水略煮，備用。

②番茄四百克去籽，略切。

③蛋四個打散，加入鹽、胡椒，混合①②。

④在平底鍋中放入二大匙奶油，加熱。倒入③，當周圍凝固之後，再用湯匙攪拌。呈半熟狀態即可。

●荷葉邊萵苣沙拉　媽媽沙拉醬汁

①荷葉邊萵苣一百五十克切成粗絲，泡入冷水中。使其冷卻備用。

②混合美乃滋一又二分之一大匙、牛奶一大匙、醬油二分之一大匙，作成沙拉醬汁。

③萵苣瀝乾水分，盛盤。再撒上少許的鰹魚屑。

●牛奶四杯

午餐

●雞肉山菜蘿蔔泥蕎麥麵

①雞胸肉一百五十克撒上三分之二大匙的酒和少許的鹽。蒸熟之後，使其冷卻，再撕成細絲。

②蘿蔔三百克磨成泥，擠乾水分。水煮的山菜二百克，瀝乾水分，備用。

③乾的蕎麥麵三百克用充分的水煮過。瀝乾水分，盛入碗中。

④高湯三杯、醬油、米酒各三大匙，放入鍋中煮滾，加入山菜一起煮沸，再淋在③上面。

⑤把雞肉、蘿蔔泥加在上面。

●煮甘薯

①甘薯三百克略切，用水泡過。去除其澀味。

②在平底鍋中放入一大匙沙拉油，加熱；把瀝乾水分的甘薯放下去炒。等到旁邊變成透明，甘薯變軟之後，再加上一大匙醬油、一又二分之一大匙的米酒，適量的高湯。最後，撒上罌粟種子。

●水果（油桃）

油桃三百克切成適度的大小。

晚餐

●飯二百克

●牛奶煮青江菜蝦子

①青江菜三百克切成三公分長，把根部切成六等份。放入加入鹽、少許沙拉油的沸水中，略煮。再置於簍子中，瀝乾水分。

②蝦子三百五十克去除背部的沙腸，並剝除殼，去除尾部。稍微洗過，從腹部剖開之後，切成二半。撒上四分之一小匙的鹽、一大匙酒。

③木耳少許用水泡開，備用。

④在鍋中放入二大匙沙拉油，加熱。放入蝦子炒過，變色之後，再放入一小匙高湯素、一杯牛奶、二分之一杯無糖煉乳、一大匙酒、二分之一小匙砂糖、少許的鹽。

⑤煮沸以後，再放入木耳、青江菜。用一又二分之一大匙的太白粉水勾芡。

●涼拌豆腐

①木棉豆腐四百克稍微瀝乾水分，切成長方塊。盛盤。

②番茄三百克切成銀杏葉形，放在①上面。

③醬油一又三分之一大匙、醋一大匙、麻油一小匙、豆瓣醬少許，一起攪拌混合，當成醬汁，淋在豆腐和番茄上。再撒少許香菜。

●甜醋漬小黃瓜

①小黃瓜三百克 切成四等份，去籽，切成三公分長。胡蘿蔔二十克切絲。

②在平底鍋中放入一大匙沙拉油，加熱。放入少許切成小段的紅辣椒，再加入①來炒。

③蔬菜炒過之後，加入甜醋（醋一又二分之一大匙、鹽二分之一小匙、砂糖三分之二小匙），迅速地炒過之後，移至別的盤中冷卻。

●豬肉豆芽菜湯

①豬肉一百克細切，豆芽一百克去除鬚根。

②三杯湯煮沸以後，加入①一起煮，去除澀液。

③加入少許鹽、胡椒調味之後，撒上二分之一包蘿蔔嬰。

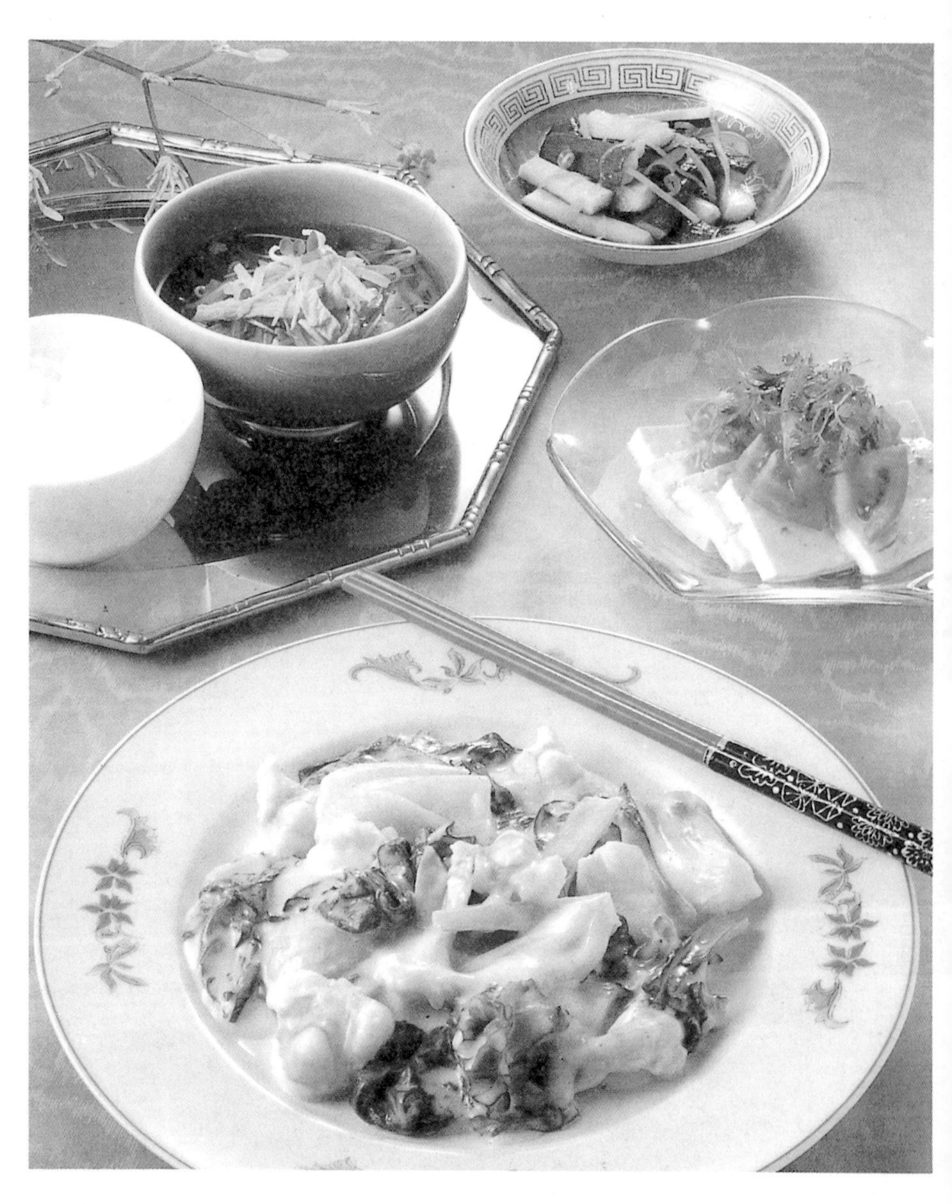

晚餐	菜　單	熱　量
	飯	74kcal
	牛奶煮青江菜蝦子	225kcal
	涼拌豆腐	102kcal
	甜醋漬小黃瓜	43kcal
	豬肉豆芽菜湯	45kcal

489 kcal

確實攝取重要的蛋白質

★材料四人份

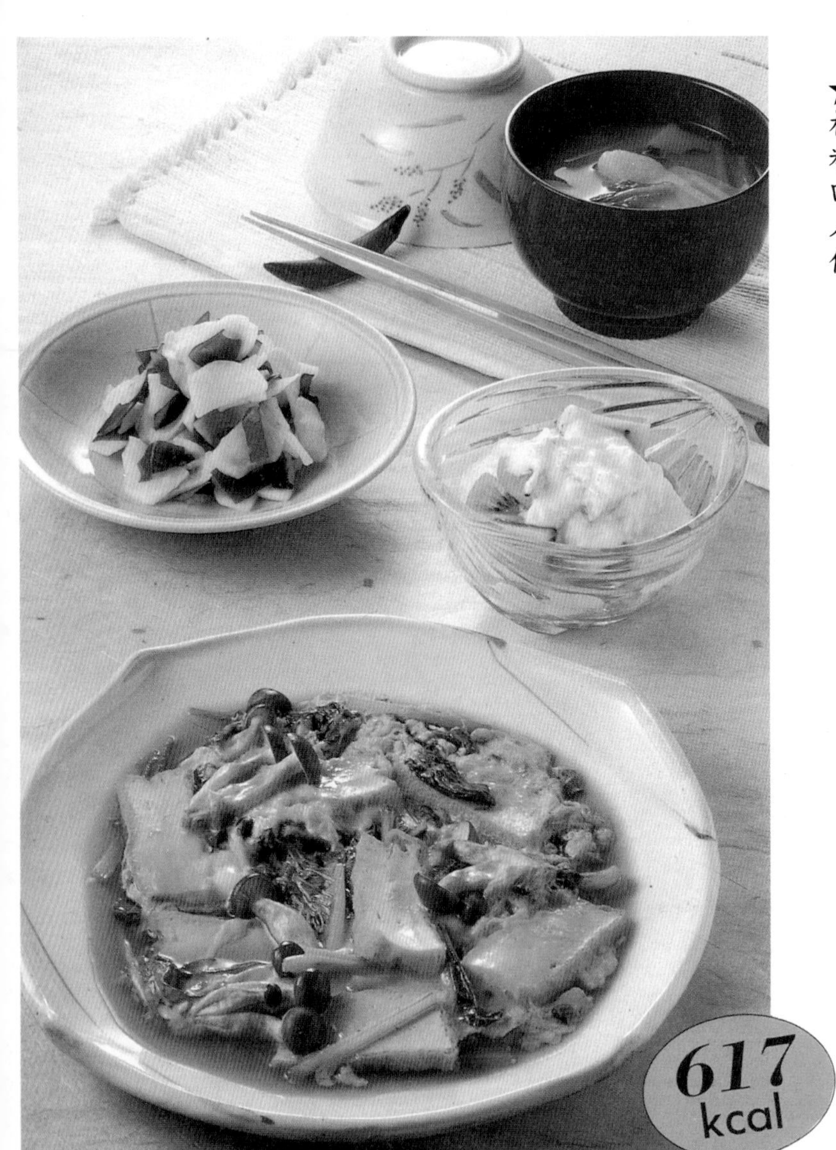

617 kcal

早餐

菜　　單	熱　量
飯	185kcal
油菜油豆腐炒蛋	219kcal
醋漬蕪菁海帶芽	13kcal
馬鈴薯蕪菁葉味噌湯	82kcal
加酸乳酪的奇異果	118kcal

一日合計
1492 kcal

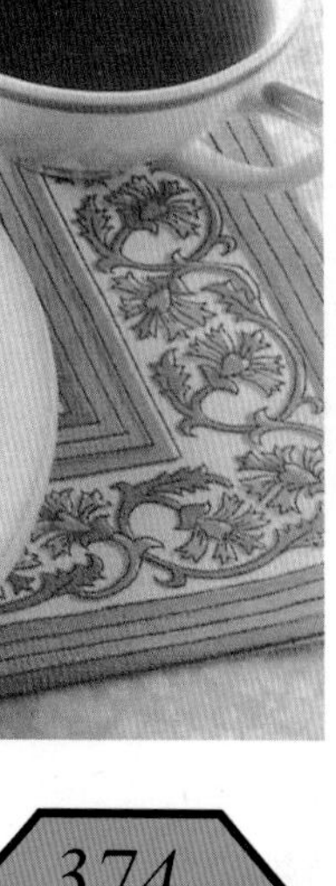

午餐

菜　　單	熱　量
鮪魚萵苣炒飯	308kcal
中式番茄和水田芥沙拉	31kcal
水果（柳丁）	35kcal

374 kcal

早餐

●飯五百克

●油菜油豆腐炒蛋

①油豆腐二百五十克用沸水燙過，去油之後，切成一口大小。

②油菜三百克切成三公分長。玉蕈一包分成小株。

③在淺鍋中加入二又二分之一杯的高湯、二又二分之一大匙醬油、二大匙米酒。煮滾以後，加入油豆腐和油菜。

④一邊上下翻動，一邊嚐嚐味道。等到入味之後，再淋上打散的四個蛋汁。

⑤轉成小火，蓋上蓋子。等到半熟之後，即可盛盤。

●醋漬蕪菁海帶芽

①蕪菁四個剝皮，縱切成二半後，薄切。再撒上少許鹽，使其冷卻。

②海帶芽適量，切成一口大小。

③蕪菁用水洗過之後，瀝乾水分。混合海帶芽，加入調和的醋（醋二大匙、高湯二大匙、鹽少許）。

●馬鈴薯蕪菁葉味噌湯

①馬鈴薯三百克去皮，切成一口大小。加入三杯高湯，用中火煮至軟爲止。

②蕪菁葉適量。切成二公分長。再加入①中，煮沸。調入二大匙味噌，即可熄火。

●加酸乳酪的奇異果

①奇異果二個剝皮，切成一口大小，盛盤。

②原味酸乳酪三杯，淋在①上。

午餐

●鮪魚萵苣炒飯

①胡蘿蔔三十克、薑二分之一片切絲。生香菇六個薄切。萵苣一百五十克撕成一口大小。

②在平底鍋中加入二大匙沙拉油，加熱。薑爆香之後，依序放入胡蘿蔔、香菇、鮪魚罐頭一百五十克、白飯一百五十克，炒過。

③整體炒過之後，再加入萵苣。再用一大匙醬油、少許鹽、胡椒調味。等到萵苣變軟之後，即可盛盤。

●中式番茄和水田芥沙拉

①番茄四百克薄切，水田芥一束，摘下葉片。

②①盛盤，再用一又二分之一大匙醋、三分之二大匙醬油、一小匙麻油、二分之一小匙砂糖混合而成的醬汁，淋在上面。

●水果（柳丁）

柳丁二個切成六等份的梳子形。

晚餐

●麵包（小圓麵包二百克）

●奶油炒牛肉菇類

利用脂肪少的牛肉和低熱量的菇類組合而成的，是分量豐富，熱量少的料理。讓人可以得到滿足感。

①牛腿肉三百克切成一口大小，撒上三分之二小匙鹽和少許胡椒。

②洋蔥二百五十克薄切，玉蕈、金針菇切除根部，撕成小株。蘑菇縱切成二半。菇類的分量總共是三百克。

③在平底鍋中放入二大匙沙拉油，加熱。再放下洋蔥，充分炒過。變軟了，再加入牛肉。

④牛肉變色時，加入菇類。整體炒過之後，淋上四分之一杯的紅葡萄酒，加上三分之二杯醬汁。

⑤改用小火炒，再用三分之一小匙鹽和少許胡椒調味。

●加乾酪醬汁的綠蘆筍沙拉

可以品嚐到乾酪滑潤的味道。

①綠蘆筍二百五十克放在砧板上，稍微搓揉之後，用沸水燙過。立即泡入冷水中。

②鬆軟白乾酪二百克加入三分之二大匙檸檬汁、少許鹽、胡椒混合在一起。

③綠蘆筍略切盛盤，再淋上②的乾酪醬汁，撒上少許的西洋辣椒粉。

●芹菜湯

①芹菜二百五十克切成四～五公分長。

②在鍋中加入①和適量的芹菜葉，以及三杯高湯，用中火煮。煮沸以後，再改成小火。煮到芹菜變軟爲止。

③加入少許的鹽、胡椒調味。

●紅葡萄酒四百ml

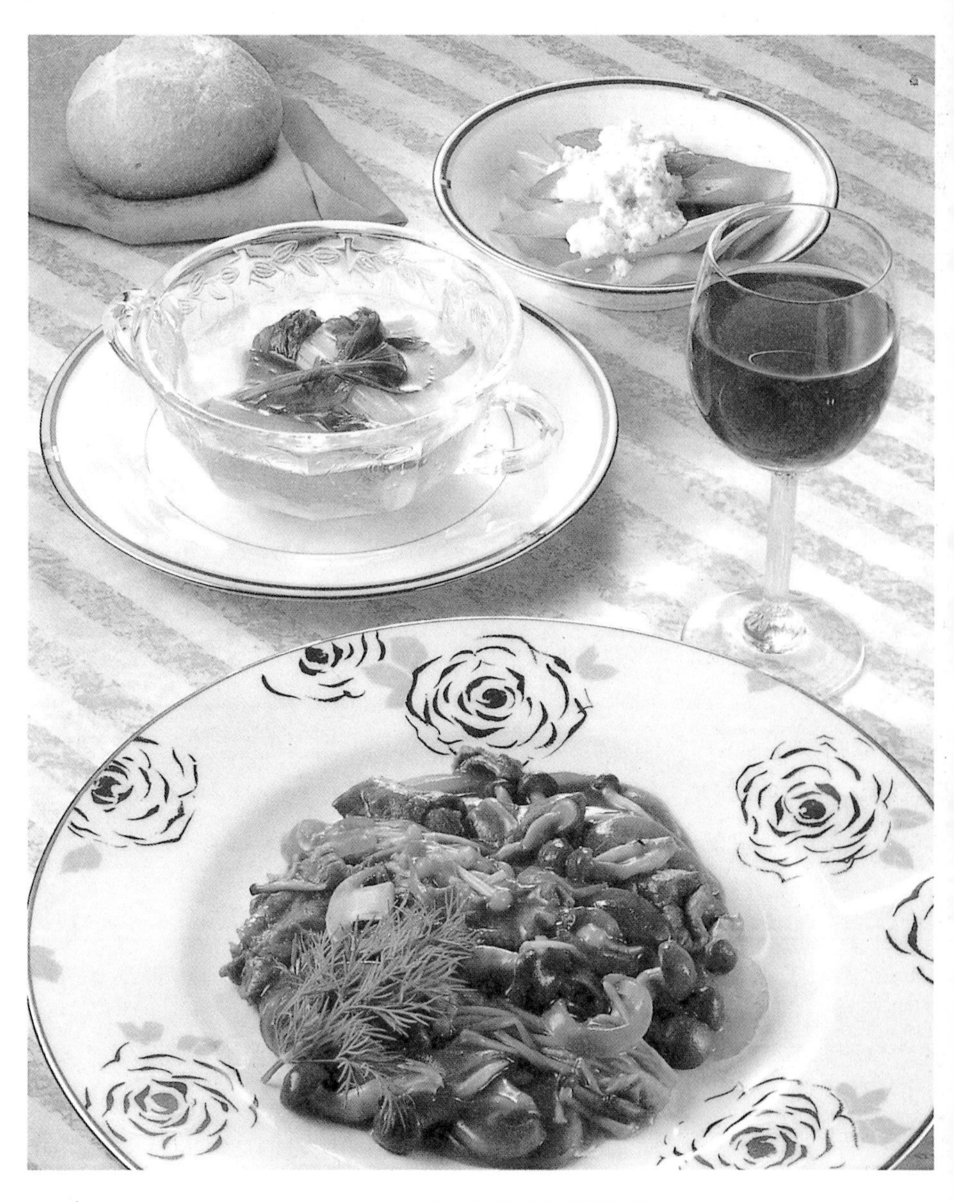

晚餐	菜　　單	熱　量
	小圓麵包	117kcal
	奶油炒牛肉菇類	237kcal
	加乾酪醬汁的綠蘆筍沙拉	66kcal
	芹菜湯	8kcal
	葡萄酒	73kcal

501 kcal

一盤營養均衡的菜

★材料四人份

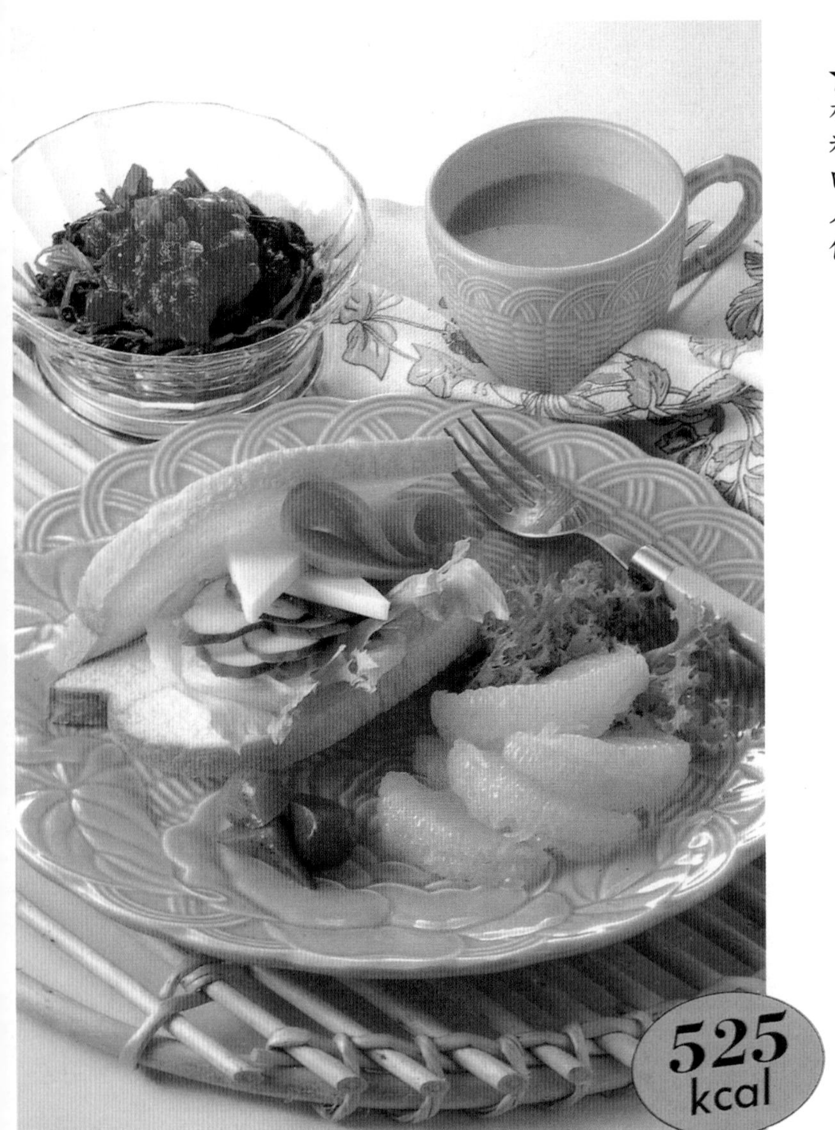

525 kcal

早餐	菜　單	熱　量
	火腿乾酪三明治	317kcal
	加番茄的菠菜	73kcal
	水果（葡萄柚）	73kcal
	牛奶、咖啡	62kcal

一日合計
1506 kcal

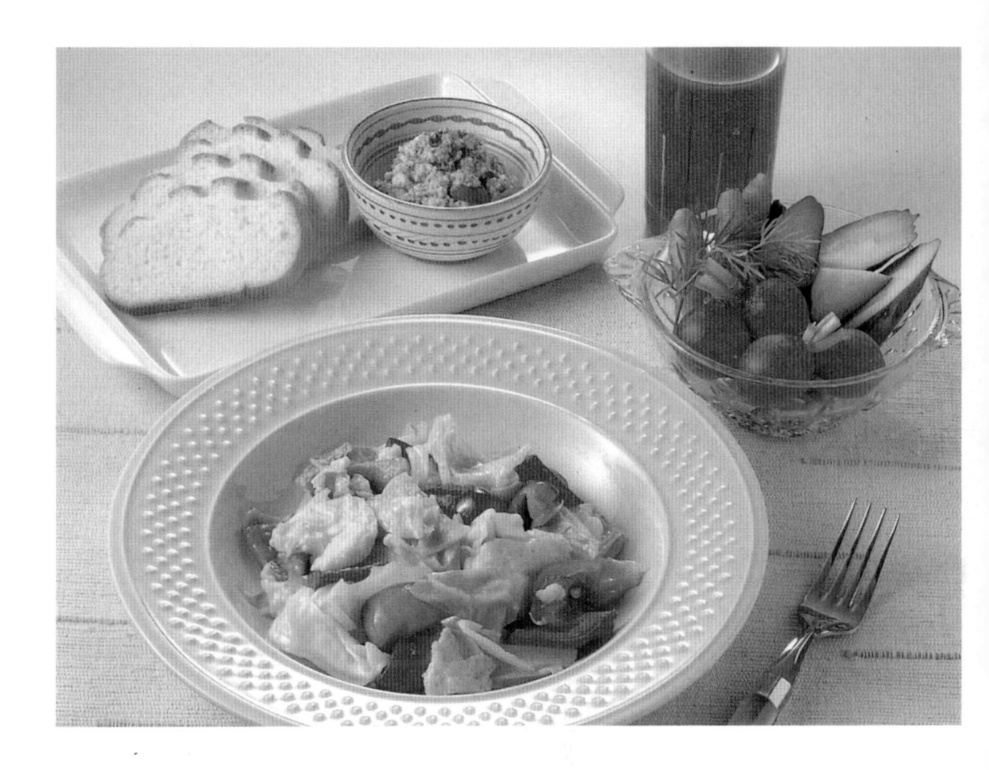

午餐

菜　單	熱　量
法國麵包附乾酪醬	250kcal
高麗菜炒蛋	163kcal
綜合的生鮮蔬菜	19kcal
番茄汁	34kcal

466 kcal

早餐

●火腿乾酪三明治

①小黃瓜八十克薄切，火腿一百克切成二半。加工乾酪六十克薄切。萵苣五十克一片一片地撕下來洗。

②麵包二百八十克單面塗上薄薄的二大匙的奶油，再鋪上萵苣；把①夾在中間，作成三明治。

③添加適量的小黃瓜泡菜，用菊苣裝飾。

●加番茄的菠菜

①番茄二百克燙過，剝皮，去籽，切碎。混合醬汁（沙拉油一又二分之一大匙、醋二大匙、鹽、胡椒各少許）。

②菠菜三百克切成三公分長，放入加入少許鹽、油的熱水中燙過，用簍子撈起，瀝乾水分。

③把②盛入碗中，再淋上①。

●水果（葡萄柚）

葡萄柚八百克去皮，分成小瓣，去除薄皮。

●牛奶咖啡

咖啡、牛奶各二杯，用鍋子加熱，注入容器中。

午餐

●法國麵包附乾酪醬

鬆軟白乾酪二百五十克、藍梅果醬二大匙混合在一起，添加在二百四十克的法國麵包旁。

●高麗菜炒蛋

①高麗菜三百克切成三公分的方塊，青椒四十克、紅色青椒四十克切成一・五公分方塊。

②蛋四個打散，加入少許鹽、胡椒之後，再放入一大匙沙拉油加熱，倒入蛋液去炒。

③等到周圍的蛋汁凝固之後，用湯匙攪拌。炒好之後，盛盤食用。

④在平底鍋中放入一大匙沙拉油加熱，把①放下去炒過。變軟之後，撒上少許的鹽、胡椒來調味。

⑤放入②的蛋一起混合，盛盤。

●綜合的生鮮蔬菜

新鮮的蔬菜加上沙拉醬汁或美乃滋，雖然很美味，但是這也會增加熱量。

①小黃瓜二條略切。迷你紅皮蘿蔔十六個、迷你甜胡蘿蔔四根切成一匙大小，再撒上鹽。

●番茄汁

晚餐

●飯四百克

●照燒生鮭魚

很簡單地可以作出照燒料理。烤過魚之後，不要留下剩下的油，而要予以捨棄。這是製作低熱量料理的秘訣。

①生鮭魚三百五十克，用調味料（醬油、米酒各二大匙）浸泡二十分鐘。

②在平底鍋中放入一大匙沙拉油，加熱。再用強火煎瀝乾湯汁的鮭魚，再改成中火，煎至熟爲止。

③捨棄油，再淋上①的調味料，使其入味，照燒。

④蘿蔔二百克磨碎，瀝乾水分。

⑤在容器中鋪上紫蘇葉，放上③，添加④和紫蘇的花穗。

●煮馬鈴薯

①馬鈴薯四百克剝皮，切成大塊。用水泡過，去除澀味。

②高湯或水一杯和馬鈴薯一起放入鍋中，用中火加熱。煮沸之後，加入調味料（醬油一大匙、酒一又二分之一大匙、砂糖二大匙、鹽少許）。一直煮到馬鈴薯變軟爲止。

③用一大匙芡粉和一倍的水調溶之後，加入勾芡。再將用滾水煮過的菜豆五根，切成適當大小，撒在上面。

●海苔醋漬小黃瓜、金針菇

①小黃瓜二百克切成小塊，撒上鹽。變軟之後，瀝乾水分。

②金針菇一袋去除根部，撕成小株。放入加入少許鹽的沸水中，燙過，瀝乾水分。

③二分之一片的海苔稍微揉碎。

④①～③略微攪拌，淋上調和醋（醋二大匙、高湯一大匙、鹽少許）。

●豆腐茼蒿清湯

①木棉豆腐一百五十克切成一口大小。茼蒿一百克用沸水略燙，切成二公分長。

②高湯三杯放入鍋中，加熱煮沸之後，加入二分之一小匙的鹽、二小匙醬油調味。放入豆腐，煮滾。

③加上茼蒿，盛入湯碗中。

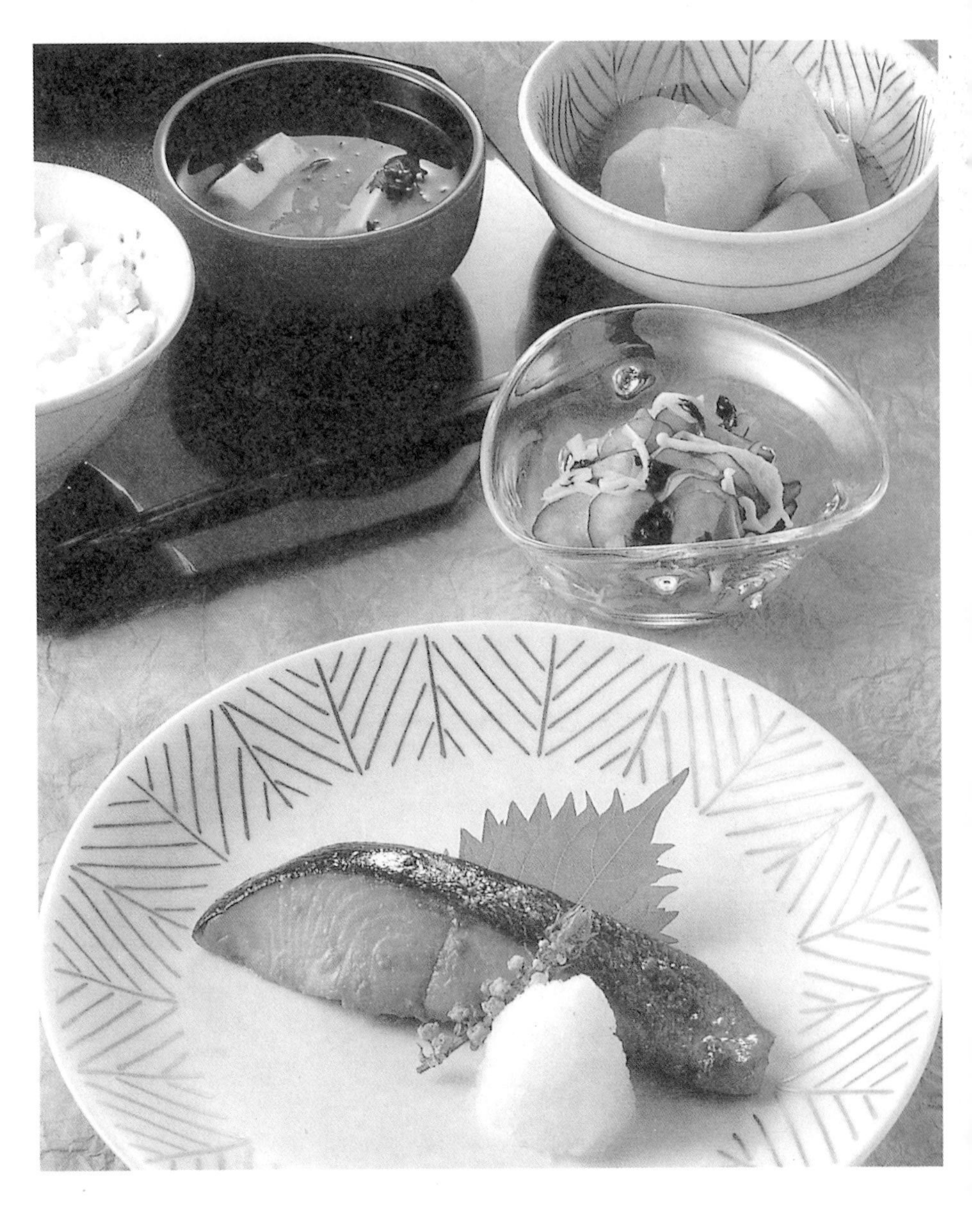

晚餐

菜　單	熱　量
飯	148kcal
照燒生鮭魚	212kcal
煮馬鈴薯	112kcal
海苔醋漬小黃瓜、金針菇	7kcal
豆腐茼蒿清湯	36kcal

515 kcal

材料豐富的湯當成主菜

★材料四人份

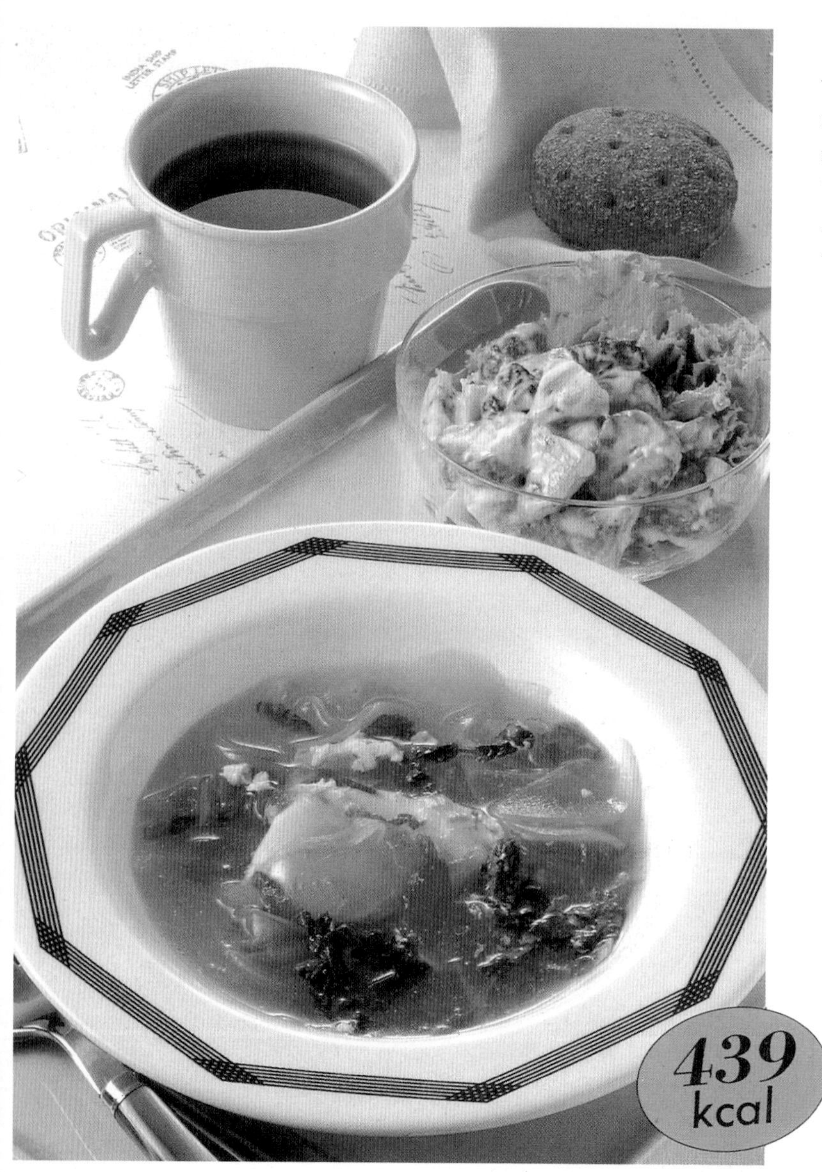

早餐	菜　單	熱　量
	大麥餅	163kcal
	蔬菜蛋湯	160kcal
	加酸乳酪的水果沙拉	116kcal
	咖啡	0kcal

一日合計
1508 kcal

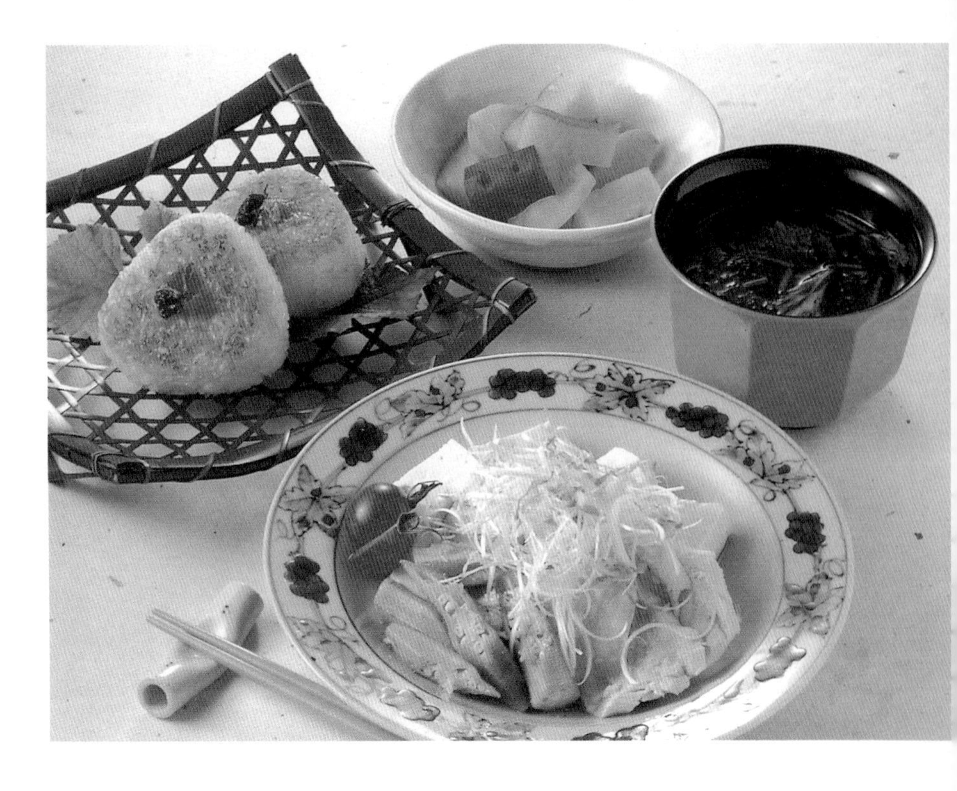

午餐

菜　　單	熱　量
烤梅子飯糰	229kcal
加葱白醬汁的白煮雞肉豆腐	214kcal
檸檬煮甘薯、蘋果	116kcal
糊昆布、鴨兒芹清湯	2kcal

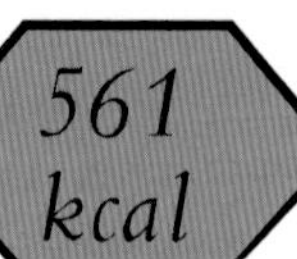

早餐

●大麥餅四個

●蔬菜蛋湯

①洋蔥二百五十克薄切。番茄三百克用沸水燙過，去皮，去籽。

②在鍋中放入一大匙沙拉油，加熱。放入洋蔥炒，加入三杯高湯。煮沸了再加入番茄，撒上鹽、胡椒調味。

③蛋四個打入鍋中。蛋白凝固之後，把二分之一束水田芥切成適當大小。加入煮沸即可。

●加酸乳酪的水果沙拉

①奇異果一個剝皮，切成銀杏葉形。草莓三百克去除蒂，縱切成二半。

②棗子六個去籽，切成二半。

③酸乳酪一又二分之一杯攪拌成糊狀，再拌入①②。盛入鋪上六十克萵苣的容器中。

●咖啡

午餐

●烤梅子飯糰

①白飯六百克分成八等份，撒上少許鹽。作成三角形的飯糰。

②平底鍋加熱，塗上少許的油。把①的二面煎烤成金黃色。

③用刷子把一又二分之一大匙的醬油塗在飯糰上，再添加梅肉（梅乾二個份）。

●加蔥白醬汁的白煮雞肉豆腐

①雞翅膀肉二百克去皮，撒上少許鹽、一大匙酒。蒸煮之後，擱置使其冷卻。再撕成小塊。

②秋葵三根放在砧板上，稍微搓揉。再放入沸水中，略燙。斜切成二半。

③蔥一根，蔥白的部分切成細絲，用水漂過。

④木棉豆腐四百克切成一口大小。迷你小番茄四個切成二半，①②盛盤。

⑤瀝乾水分的蔥白④，加入一大匙醬油、二分之一大匙麻油、二大匙醋、二分之一小匙砂糖，以及少許鹽混合成醬汁。淋在④上面之後，撒上鰹魚屑。

●檸檬煮甘薯、蘋果

①甘薯三百克切成三公分長，再切成六等份。用水漂過，去除澀味。

②蘋果一個略切。

③少許的水和調味料（鹽四分之一小匙、砂糖二大匙、酒一大匙）放入鍋中，再加入①②和四分之一個份的檸檬汁。用中火煮，煮沸之後，改成小火。蓋上蓋子，煮至收乾為止。

●糊昆布、鴨兒芹清湯

①鴨兒芹少許，切成三公分長。

②在鍋中放入三杯高湯，加熱。再加入二分之一大匙醬油、少許鹽調味。

③煮沸之前，撒上鴨兒芹。再加入適量的糊昆布，熄火。

晚餐

●飯四百克

●豬肉炒筍子

①豬腿肉三百克切成一口大小，撒上二分之一大匙醬油、一大匙酒，稍微擱置一會兒。

②熟的筍子二百克略切，乾香菇四個用水泡過，斜切。

③豌豆莢六片去筋，用滾水汆燙。

④在平底鍋中放入二大匙沙拉油，加熱。放入豬肉，炒至變色。再加入筍子、香菇。

⑤整體炒過之後，放入調和好的調味料（蠔油醬汁一又二分之一大匙、醬油二分之一大匙、酒一大匙、高湯四分之一杯），蓋上蓋子。

⑥煮沸之後，再將用一大匙水和二分之一大匙的芡粉調成的芡粉水勾芡。

⑦最後，撒上切成二半的豌豆莢。

●中式切絲蔬菜沙拉

①紫色洋蔥四分之一個薄切。高麗菜一百二十克、胡蘿蔔二十克、小黃瓜一根切絲，一起泡入冷水中。

②麻油一小匙、醬油一大匙、醋一又二分之一大匙、鹽、胡椒各少許，充分混合，作成沙拉醬汁。

③把瀝乾水分的①盛入容器中，撒上②。

●玉米湯

①玉米一杯、牛奶三杯、玉米罐頭一百克，一起放入鍋中，加熱。

②煮沸之後，撒上少許的鹽、胡椒調味。再用三大匙水和一又二分之一大匙的芡粉調成的芡粉水勾芡。

③撒上切成小段的萬能蔥。

●水果（西瓜五百克）

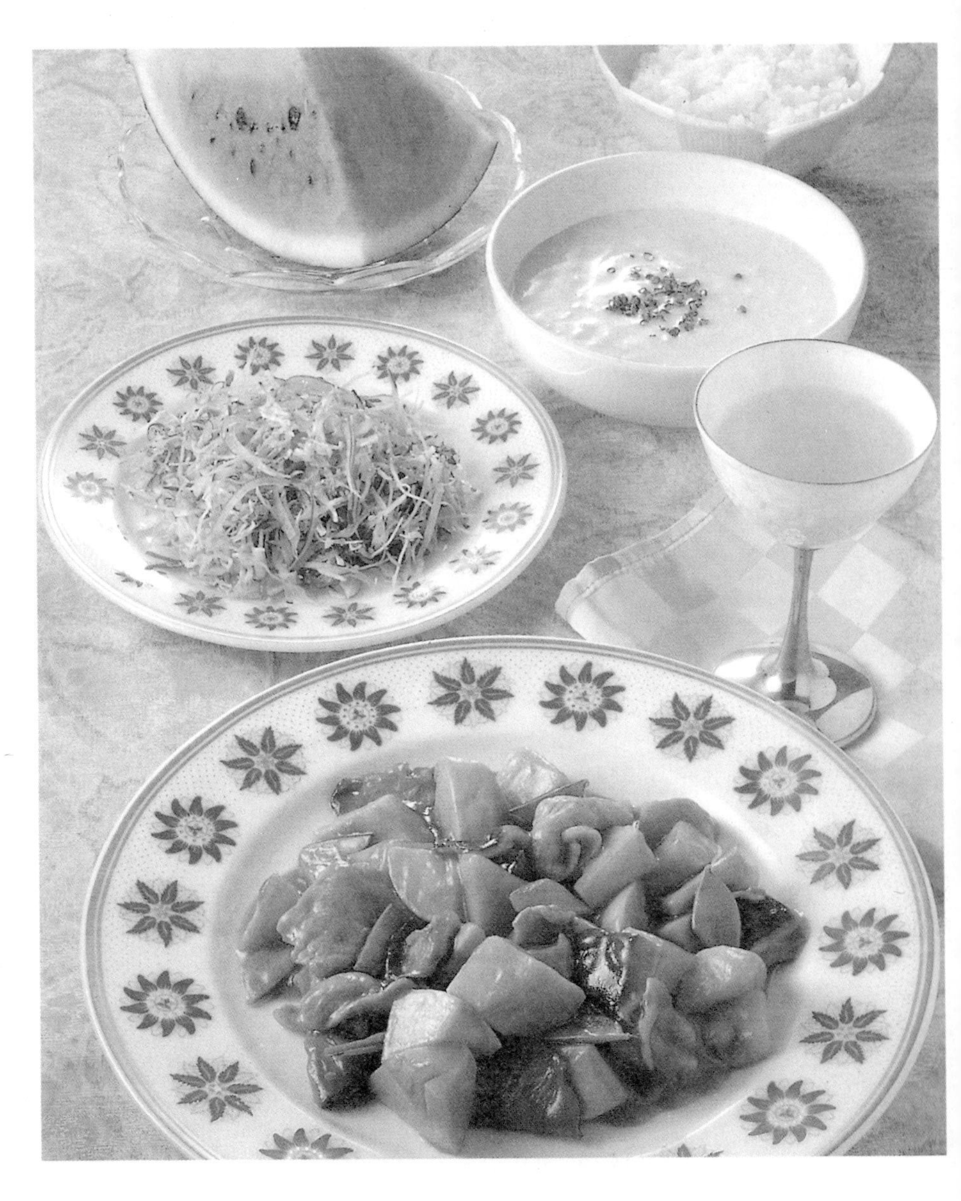

晚餐

菜　　單	熱　量
飯	148kcal
豬肉炒筍子	205kcal
中式切絲蔬菜沙拉	19kcal
玉米湯	97kcal
水果（西瓜）	39kcal

508 kcal

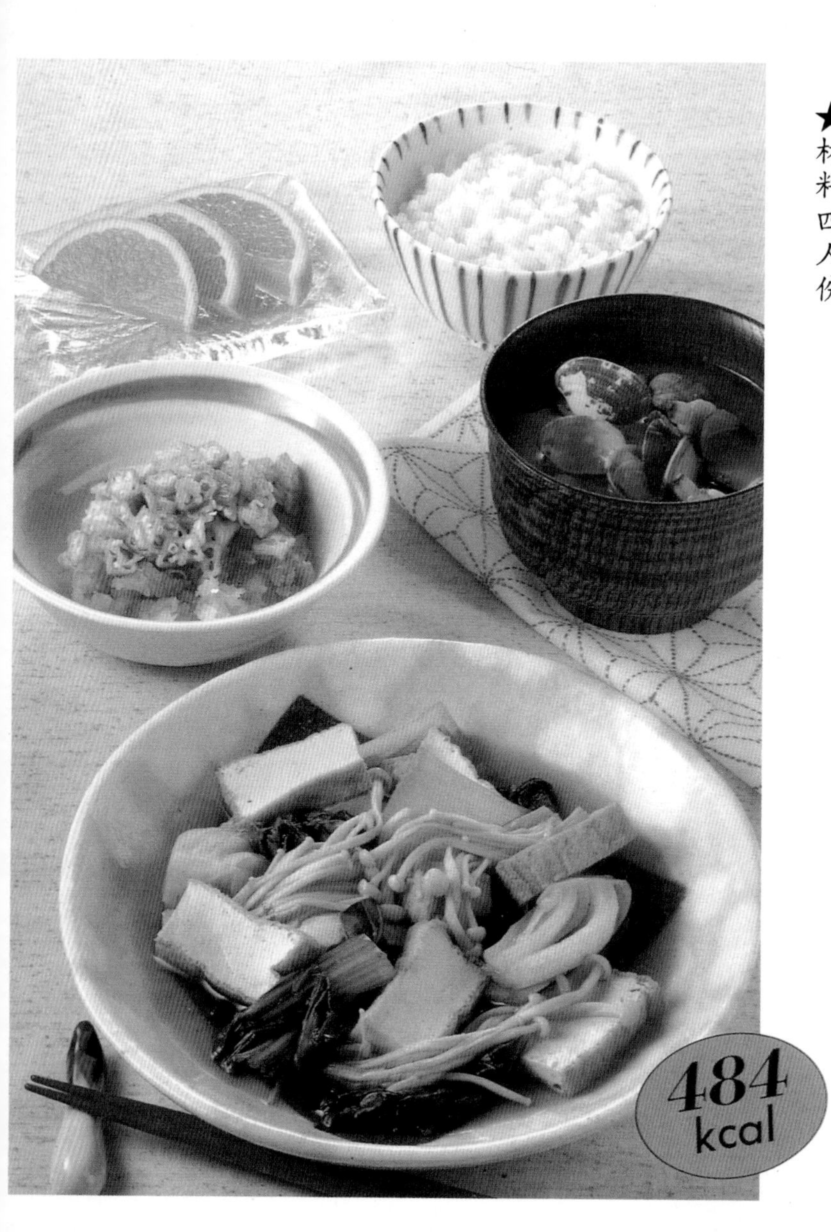

使用效率良好的黃綠色蔬菜

★材料四人份

早餐

菜　　單	熱　量
飯	222kcal
青江菜煮油豆腐	101kcal
加辣魚子的秋葵蘿蔔泥	78kcal
哈蜊味噌湯	48kcal
水果（柳丁）	35kcal

一日合計

1496 kcal

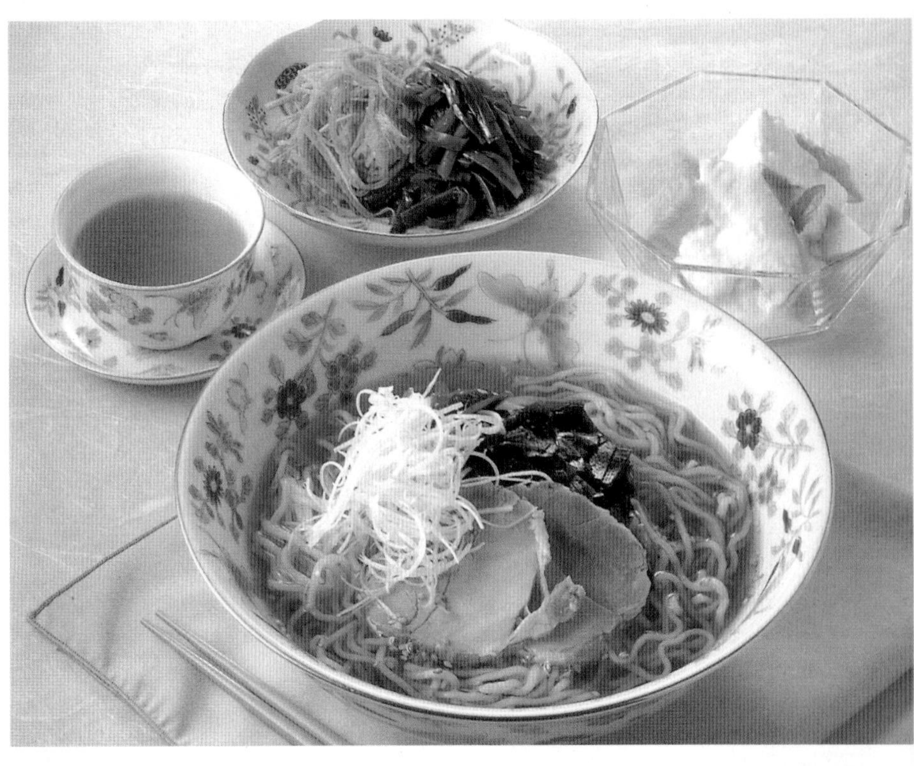

午餐

菜　　單	熱　量
海帶芽拉麵	332kcal
涼拌韮菜胡蘿蔔	60kcal
加酸乳酪的木瓜	138kcal

530 kcal

早餐

●飯六百克

●青江菜煮油豆腐

①青江菜三百五十克切成三公分長。根部切成六等份。

②油豆腐二百克去除油分，切成一口大小。金針菇一袋去除根部，撕成小株。

③在淺鍋中放入一杯高湯，加入一又二分之一大匙醬油、一大匙米酒，再放入①②。

④一邊上下翻動攪拌，煮至入味爲止。

●加辣魚子的秋葵蘿蔔泥

①蘿蔔三百克去皮，磨碎。擠乾水分。

②辣魚子六十克去除薄皮，和①稍微混合。

③秋葵十根放在砧板上，略微搓揉之後，切成小塊。

④②盛入碗中，撒上秋葵。

●蛤蜊味噌湯

①蛤蜊四百克用淡的鹽水浸泡，去沙。

②在鍋中放入三又二分之一杯的水，再加入蛤蜊。用中火加熱煮滾之

後，待蛤蜊的口張開之後，調入三又三分之一大匙的味噌，即可熄火。

●水果（柳丁二個）

午餐

●**海帶芽拉麵**

①海帶芽適量，切成一口大小。

②蔥一根，蔥白部分細切成絲。

③中華麵三百五十克用沸水煮過，盛入湯碗中。

④四杯高湯、四大匙醬油、少許胡椒，用中火煮沸。

⑤在③中加入①②，再加入一百二十克燒肉，加入④。撒上一大匙白芝麻。

●**涼拌韮菜胡蘿蔔**

①胡蘿蔔二百克切絲，撒上少許鹽。變軟之後，用水沖洗，再擠乾水分。

②調和調味料（麻油一大匙、醬油一大匙、砂糖二分之一小匙、鹽少許），將半量留在①中。

③韮菜二百克放入加入少許鹽的沸水中，煮過之後，泡入冷水，瀝乾水分，切成二～三公分長。

④把剩下的調味料淋在③上面，並和胡蘿蔔一起盛盤。

●**加酸乳酪的木瓜**

①木瓜三百五十克縱切成二半，去籽，去皮。略切盛盤。

②把原味酸乳酪三杯淋在上面。

晚餐

●**大蒜麵包**

①把少許大蒜磨成泥，加入一大匙奶油，充分攪拌。

②法國麵包（細的）二百克，切成一口大小，稍微烤過。

③趁熱塗上①的奶油。

●**香草烤鱸魚**

白肉鱸魚鮮嫩，而且低熱量，是適合減肥的人食用的魚類。添加香草，會使味道更加美味。

①鱸魚四百克撒上鹽、胡椒。

②洋蔥一百五十克切成梳子形。青椒、紅青椒各二個，縱切成二半。

③茄子一百二十克縱切成二半，並在表面上劃上切口。

④在鐵板的烤盤上塗上橄欖油，把①②③鋪在上面。在蔬菜上再撒上鹽、胡椒。

⑤香草（百里香、鼠尾草、胡椒紅子等）適量地添加在上面，再撒上一又二分之一匙的橄欖油。

⑥用加熱至二百度的烤箱，把魚烤至呈金黃色。再淋上檸檬汁。

●**馬鈴薯加隨續子蕾芽醬汁**

用馬鈴薯或甘薯等芋頭類，是不可以遺忘的食品。

①馬鈴薯四百克削皮，切成一口大小。

②用加入少許鹽的沸水煮過。煮軟之後，捨棄湯汁再加熱。

③水分煮乾之後，再加入隨續子的蕾芽、鬆軟白乾酪二百克、沙拉醬汁（醋一又二分之一大匙、沙拉油一大匙、砂糖一小匙、鹽、胡椒各少許），充分攪拌。

④在容器中鋪上五十克的菊苣，再盛入③。

●**花菜沙拉**

①花菜一百五十克略切。小胡蘿蔔四個切成二半，水田芥二分之一束摘下葉片。

②盛入盤中，撒上少許鹽。

●**咖啡**

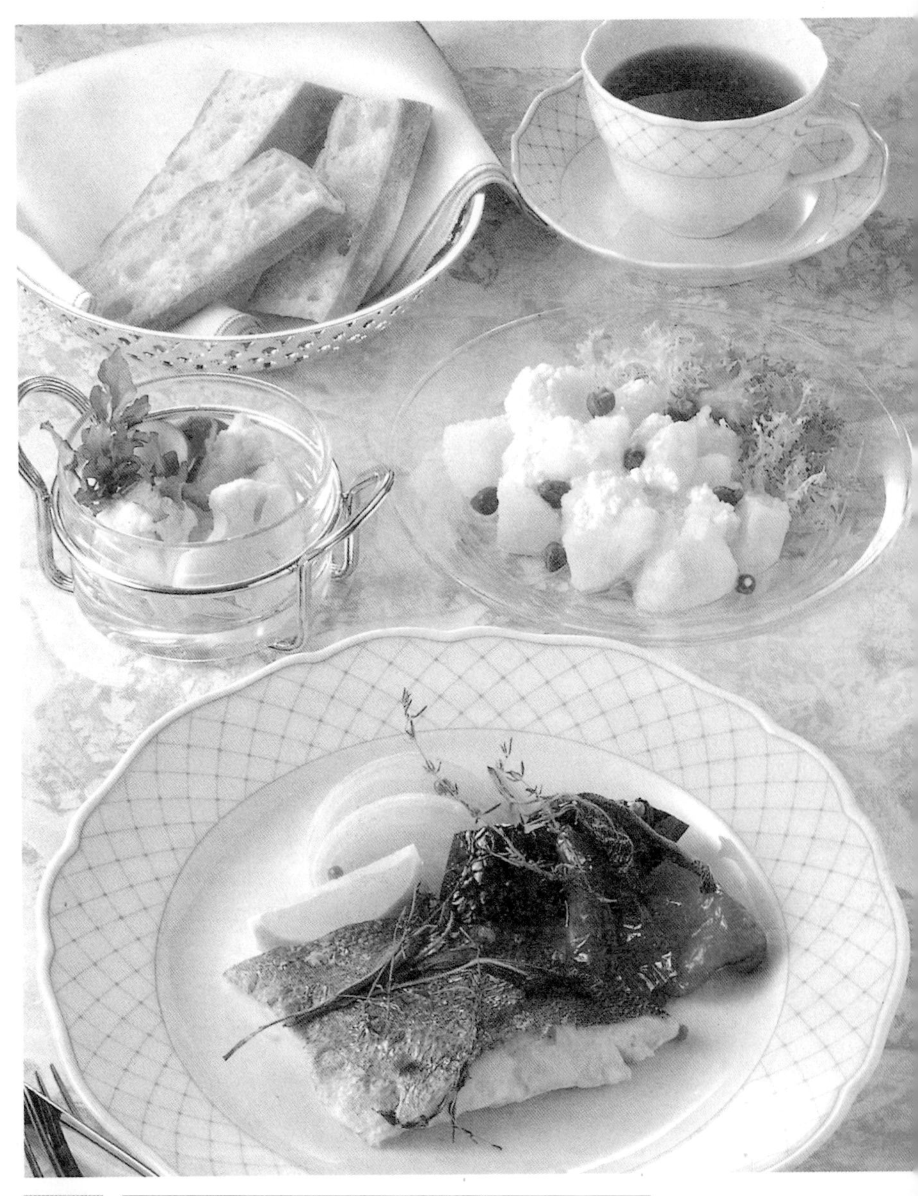

晚餐

菜　　單	熱　量
大蒜麵包	126kcal
香草烤鱸魚	178kcal
馬鈴薯加隨續子蕾芽醬汁	165kcal
花菜沙拉	13kcal
咖啡	0kcal

482 kcal

活用低熱量的雞肉和菇類

★材料四人份

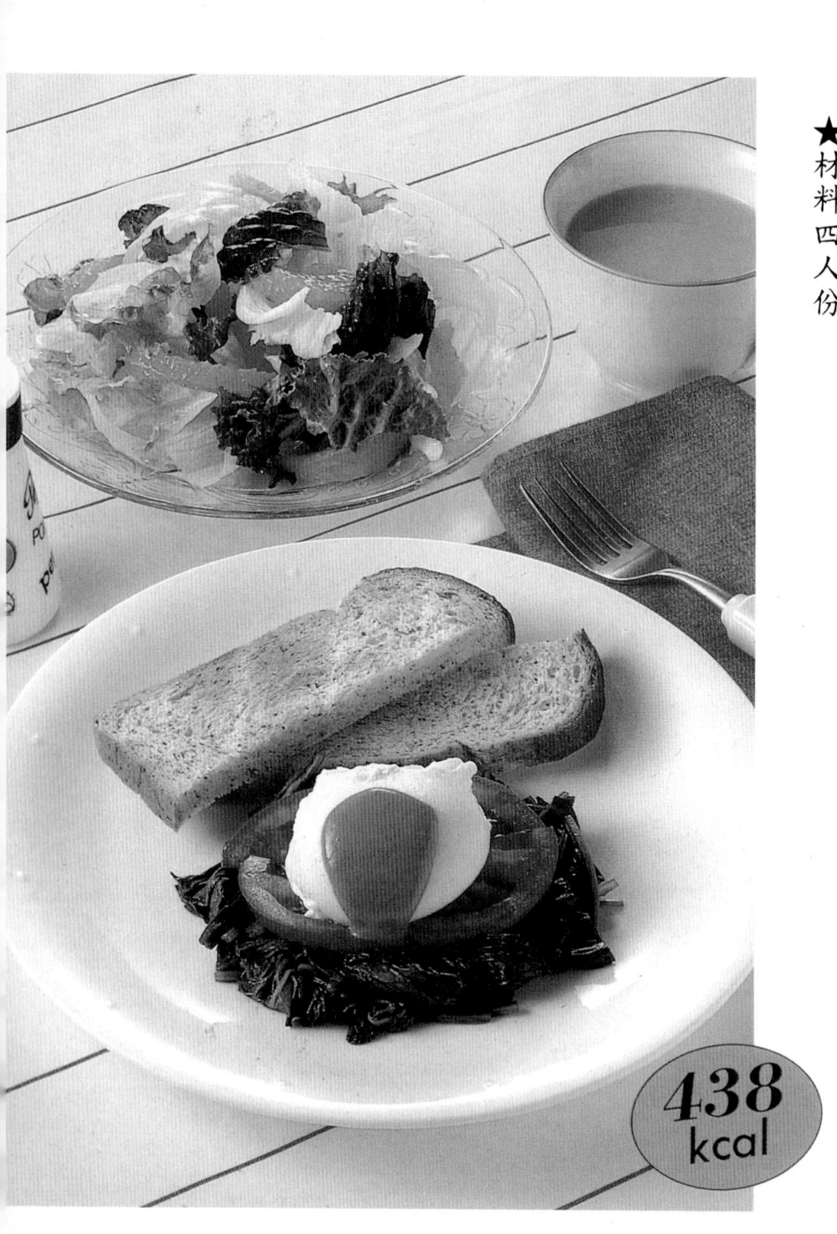

早餐 菜　單	熱　量
土司	133kcal
荷包蛋加菠菜	161kcal
萵苣柳橙沙拉	85kcal
奶茶	59kcal

一日合計
1508 kcal

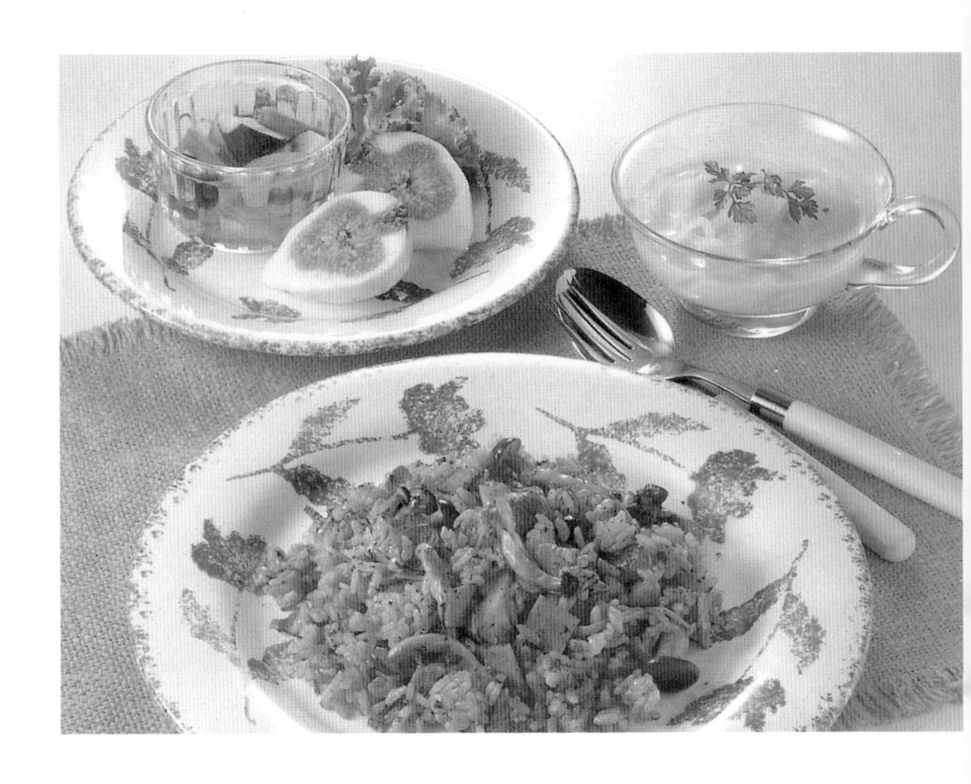

午餐

菜　單	熱　量
辣味菇類炒飯	314kcal
簡式泡菜	29kcal
馬鈴薯湯	107kcal
水果（無花果）	50kcal

500 kcal

早餐

●土司（裸麥麵包二百克）

●荷包蛋加菠菜

①菠菜三百五十克切成四公分長，放入加入少許鹽、油的滾水中煮過。

②在鍋中放入熱水，加熱。未沸騰的溫度時，加入少量的鹽、醋。

③把四個蛋打入小碗中，再倒入②中。蛋白凝固之後，用筷子攪動，使蛋黃能夠在中間。煮好之後，撈起。

④在容器中放入菠菜、薄切的番茄二百克，上面再加上③，淋上用一又二分之一大匙番茄醬，以及二分之一大匙美乃滋調成的醬汁。

●萵苣柳橙沙拉

①柳橙三百克剝皮，取下果肉。

②萵苣、荷葉邊萵苣總共一百五十克，撕成一口大小。和①混合，盛盤。

③醋、沙拉油各一又二分之一大匙，鹽、胡椒各少許作成沙拉醬汁，淋在②上。

●奶茶

熱紅茶二杯，再加入加熱的二杯牛奶。

午餐

●辣味菇類炒飯

①洋蔥二分之一個切碎，火腿四片切成一公分方塊。

②玉蕈、金針菇撕成一口大小，生香菇縱切成四等分（菇類總共一百五十克）。

③在平底鍋中放入二大匙沙拉油，加熱。再放入洋蔥去炒，炒至透明之後，再加入火腿和菇類。

④加入飯七百克。整體炒過之後，再撒上一小匙～二分之一大匙的西式辣椒粉、鹽、胡椒來調味。最後，撒上切碎的荷蘭芹。

●簡式泡菜

①小黃瓜二根、芹菜一根略切，胡蘿蔔六十克切成長條狀。

②在鍋中放入三大匙醋、二分之一小匙鹽、二分之一大匙砂糖、四分之一杯白葡萄酒、胡蘿蔔，用中火加熱之後，熄火。再加入小黃瓜和芹菜。

③一邊上下翻動，一邊使熱度散掉，直到充分冷卻，入味為止。

●馬鈴薯湯

①馬鈴薯二百克削皮，切成一口大小，放入水中，去除澀味。

②洋蔥二分之一個薄切。

③一杯高湯和①、②一起放入鍋中，加熱。煮滾之後，當馬鈴薯的周邊呈透明狀態時，加入三杯牛奶。一直煮到馬鈴薯變軟為止。

④用少許的鹽、胡椒調味，並撒上香草。

●水果（無花果）

無花果四百五十克削皮，縱切成二半，飾以菊苣四十克。

晚餐

●飯三百克

●變化的炸雞肉

①細麵三十克切成一．五公分長。

②雞翅膀肉四百克斜切，撒上二分之一小匙鹽、一大匙酒，浸泡一會兒。

③在雞肉上撒上二大匙麵粉，然後沾一個份的蛋汁，再沾上①的細麵，捲上帶狀的海苔。放入一百七十度的熱油中，炸至酥脆為止。

④迷你紅皮蘿蔔二個薄切，醋橘四個切成二半，添加在一旁。

●油菜拌山芋

①油菜三百五十克放入加入少許鹽的滾水中煮過，再泡入冷水。撈起，切成三公分長。

②山芋二百克削皮，放在紙巾上，切絲。

③①、②盛盤，加入適量的鰹魚屑、高湯、醬油（高湯三大匙、醬油一又三分之一大匙）。

●茄子煮什錦油豆腐

①什錦油豆腐二百克用沸水燙過，去油。

②茄子四個縱切成二半，劃上切口。泡水，去除澀味。

③在平底鍋中放入一又二分之一杯高湯、一又二分之一大匙醬油、二大匙砂糖，煮沸之後，加入什錦油豆腐和茄子。火轉小，一直煮到入味為止。

④什錦油豆腐、茄子、煮過的豌豆莢二十克盛入碗中，再淋上湯汁。

●金針菇海帶芽味噌湯

①金針菇適量，切成二公分長。海帶芽適量，切成一口大小。

②高湯三杯煮沸之後，調入三又三分之一大匙味噌，再加入金針菇、海帶芽。

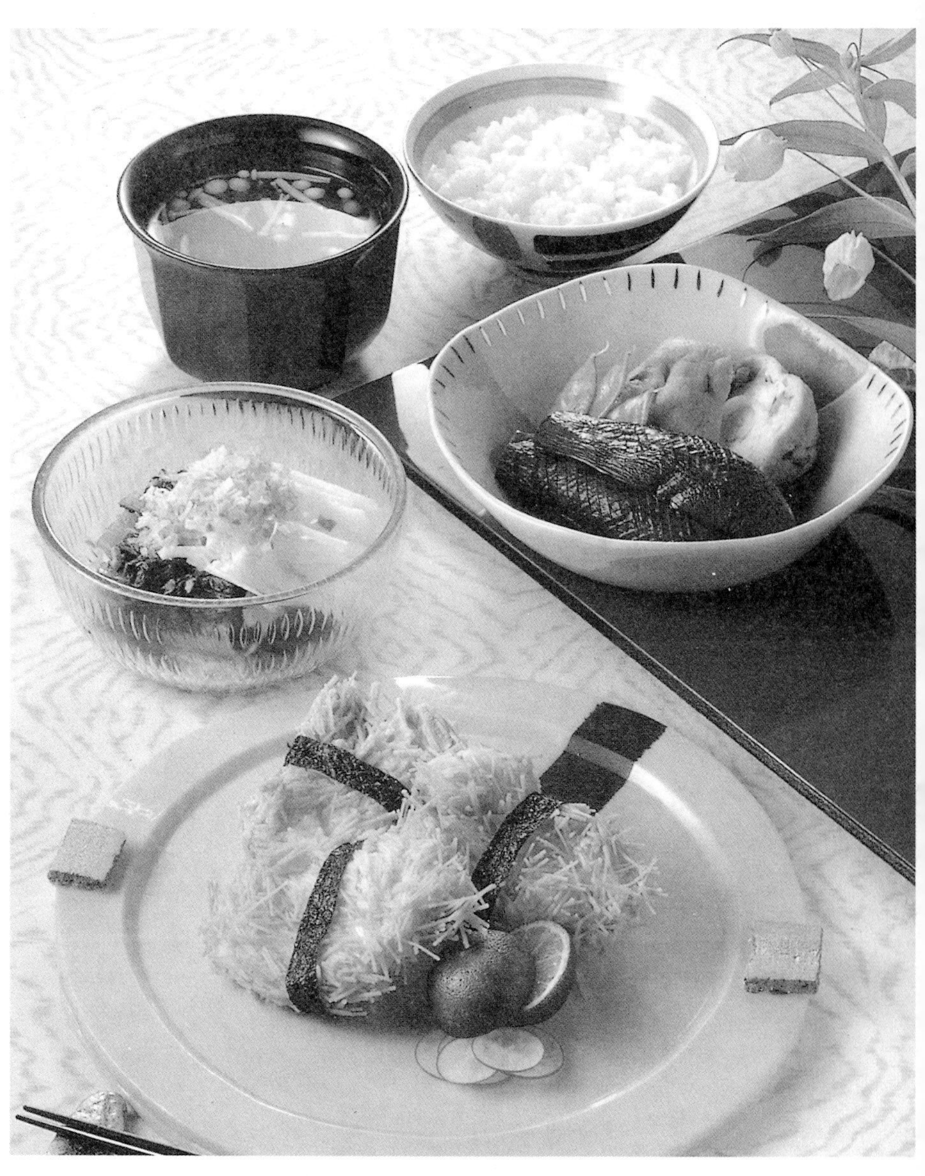

晚餐

菜　單	熱　量
飯	111kcal
變化的炸雞肉	220kcal
油菜拌山芋	57kcal
茄子煮什錦油豆腐	154kcal
金針菇海帶芽味噌湯	28kcal

570 kcal

富於變化的玉米片

★材料四人份

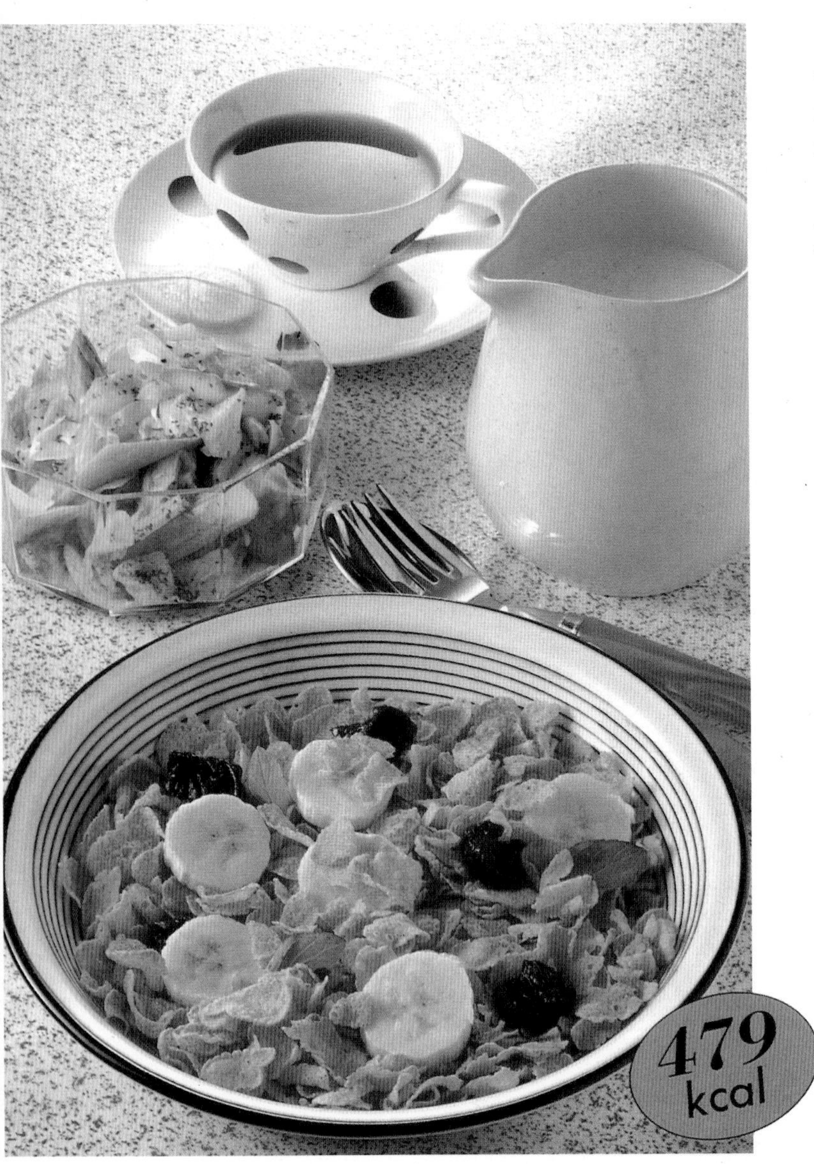

479 kcal

早餐 菜　單	熱　量
加香蕉、黑棗的玉米片	387kcal
綠蘆筍、高麗菜沙拉	92kcal
檸檬茶	0kcal

一日合計
1507 kcal

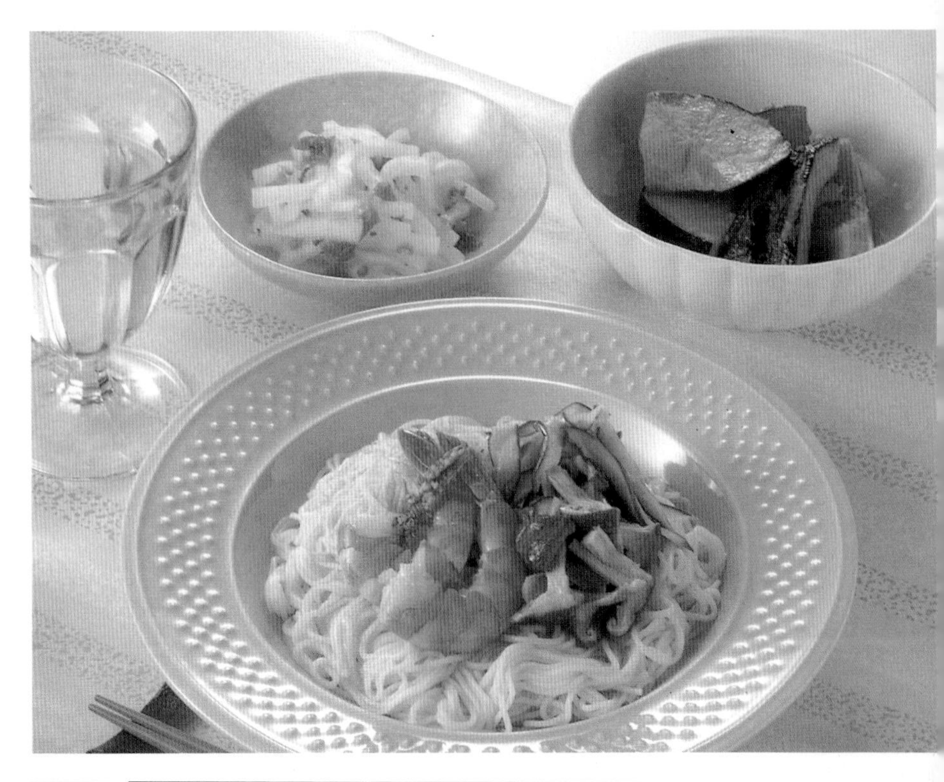

午餐

菜　單	熱　量
沙拉風味的麵線	398kcal
肉桂風味的南瓜	127kcal
淺漬蘿蔔	17kcal

542 kcal

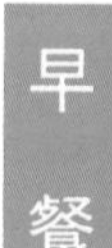

早餐

●加香蕉、黑棗的玉米片

①香蕉二根圓切。黑棗十個去籽，切成二半。

②玉米片一百六十克和①混合，盛入容器中，加入四杯牛奶。依照自己的喜好，可以添加二大匙砂糖、少許的薄荷葉。

●綠蘆筍、高麗菜沙拉

①綠蘆筍二百五十克切除硬的根部，撒上少許鹽，放在砧板上，略微搓揉。放入沸水中，煮過，略切。

②高麗菜三百克放入加入少許鹽的沸水中，煮過。瀝乾水分，略切。

③①②稍微混合，撒上適量切碎的荷蘭芹，再淋上沙拉醬汁（醋、沙拉油各二大匙、鹽、胡椒各少許）。

●檸檬茶

午餐

●沙拉風味的麵線

①蝦子八隻去除背部的沙腸，撒上鹽、酒各少許。用沸水煮過，冷了之後，剝殼。

②小黃瓜一根，縱切成四半。去籽之後，斜斜薄切，再撒上少許鹽。

③生香菇八個去除根蒂，放在鐵網上烤。撒上醬油、酒各少許，再縱切成四等份。

④蛋四個打散，加入少許鹽，用二分之一大匙沙拉油煎。成爲薄薄的蛋皮之後，切成細絲。

⑤麵線二百五十克用充分的滾水煮過之後，泡入冷水中。瀝乾水分，盛入容器中。

⑥在⑤的上面加上①～④，把事先作好的高湯二杯、醬油二又二分之一大匙、醋二大匙、砂糖二分之一大匙淋在上面。最後，添加紫蘇的花穗。

●肉桂風味的南瓜

①南瓜四百五十克去籽，切成大塊，排在耐熱盤上。用微波爐加熱六～七分鐘。

②加入二大匙蜂蜜、一大匙奶油、少許肉桂，煮至入味。

●淺漬蘿蔔

①蘿蔔三百克切成長方形，撒上鹽，使其變軟。

②蘿蔔葉適量，煮過，切成小塊。梅乾二個去籽，略切。

③①②稍微混合。

晚餐

●飯三百克

●烏賊炒小黃瓜

①烏賊六百克劃上切口，切成一口大小，撒上少許鹽、一大匙酒。擱置一會兒，使其入味。

②小黃瓜三百克部分去皮，縱切成二半，劃上細的切口，再切成一口大小。

③木耳依照自己的喜好，分量適量，用水泡過。蔥一根斜切，薑一塊切絲。

④在平底鍋中放入一又二分之一大匙的沙拉油，加熱，爆香蔥、薑之後，再依序加入小黃瓜、木耳。

⑤整體炒過之後，放入烏賊去炒。再放入一根份、切成小塊的紅辣椒，加入調味料（高湯三分之二杯、酒一大匙、鹽少許）。

⑥煮沸之後，放入用一大匙水調溶的二分之一大匙的芡粉勾芡。

●醬爆茄子

①茄子六個去蒂，縱切成二半。

②在鍋中放入適量的水，放入茄蒂（爲了使顏色更佳）。茄子的皮向下，放入鍋中加熱。煮軟之後，再泡入冷水中。

③二分之一塊薑磨碎，加入適量切成小段的萬能蔥。

④茄子稍微擠乾水分，縱向薄切，盛盤。再加入用一又二分之一大匙醬油、少許豆瓣醬、一又二分之一大匙醋、二分之一大匙麻油、二分之一小匙砂糖、薑末混合的調味料，再撒上萬能蔥。

●白菜香菇湯

①白菜二百克斜切，香菇四個薄切。

②三杯高湯、白菜放入鍋中，加熱。煮沸之後，加入香菇，略煮。用鹽、胡椒調味。

●加乾酪醬汁的鳳梨

①鳳梨二百八十克去皮，去芯，切成一口大小。

②鬆軟白乾酪一百五十克、原味酸乳酪四分之一杯、萊姆酒一起調溶，淋在①上面。再撒上少許的香葉芹。

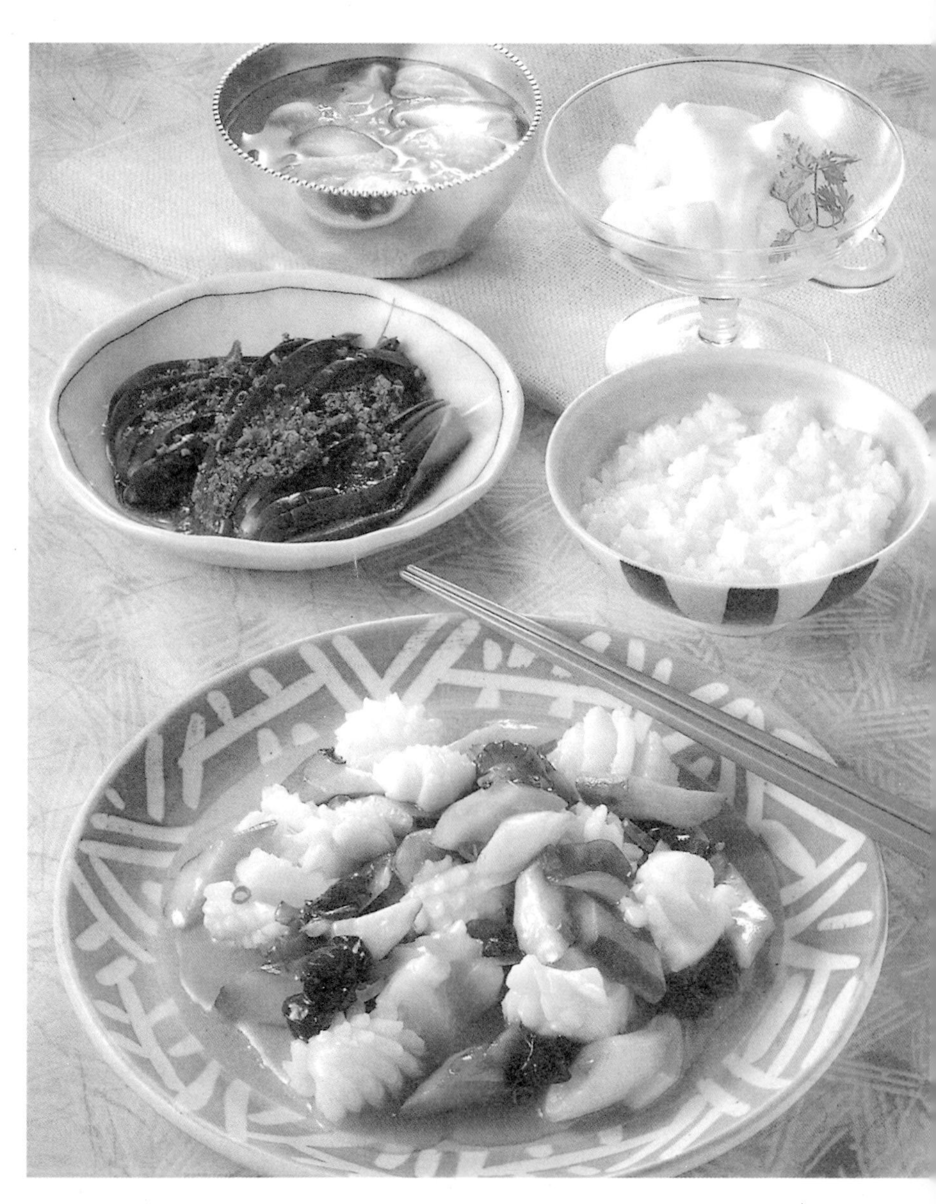

晚餐

菜　　單	熱　量
飯	111kcal
烏賊炒小黃瓜	177kcal
醬爆茄子	44kcal
白菜香菇湯	64kcal
加乾酪醬汁的鳳梨	90kcal

豬肉採用脂肪較少的大腿肉

★材料四人份

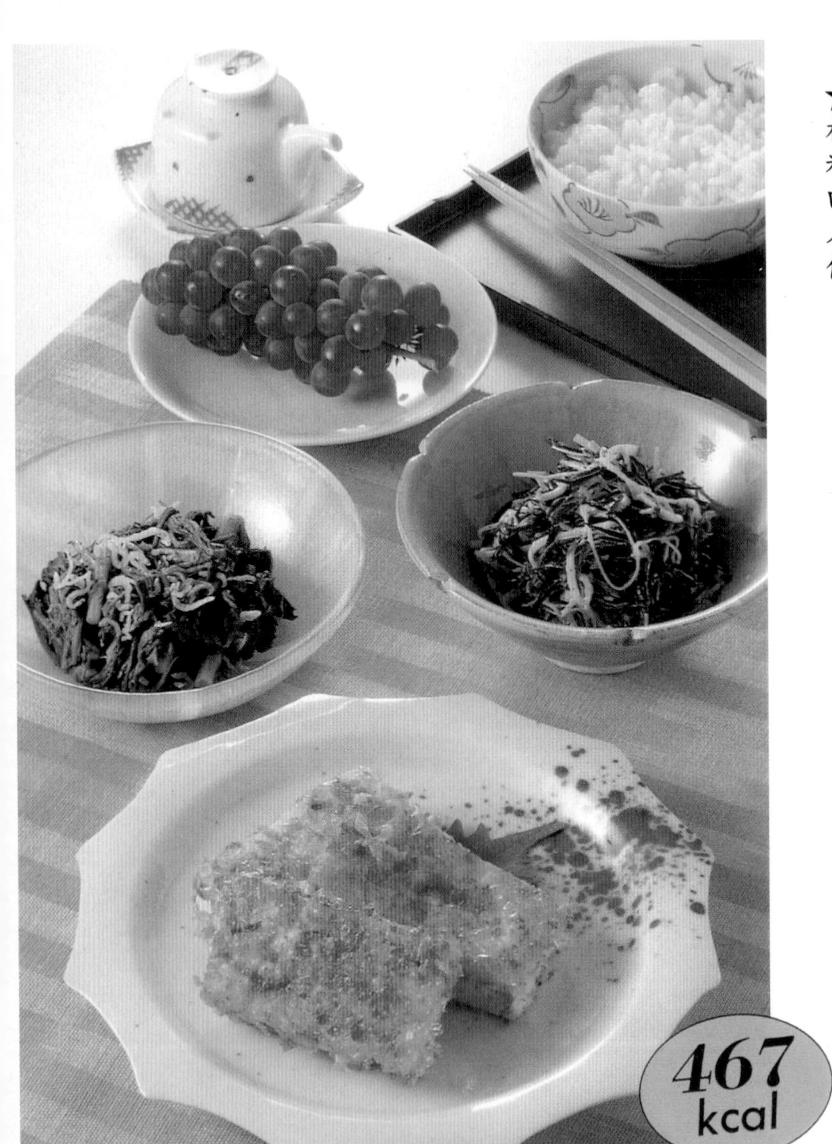

早餐

菜　　單	熱　量
飯	148kcal
金黃色的烤豆腐	180kcal
生羊栖菜沙拉	55kcal
茼蒿拌魩仔魚	22kcal
水果（無子葡萄）	62kcal

一日合計

1500 kcal

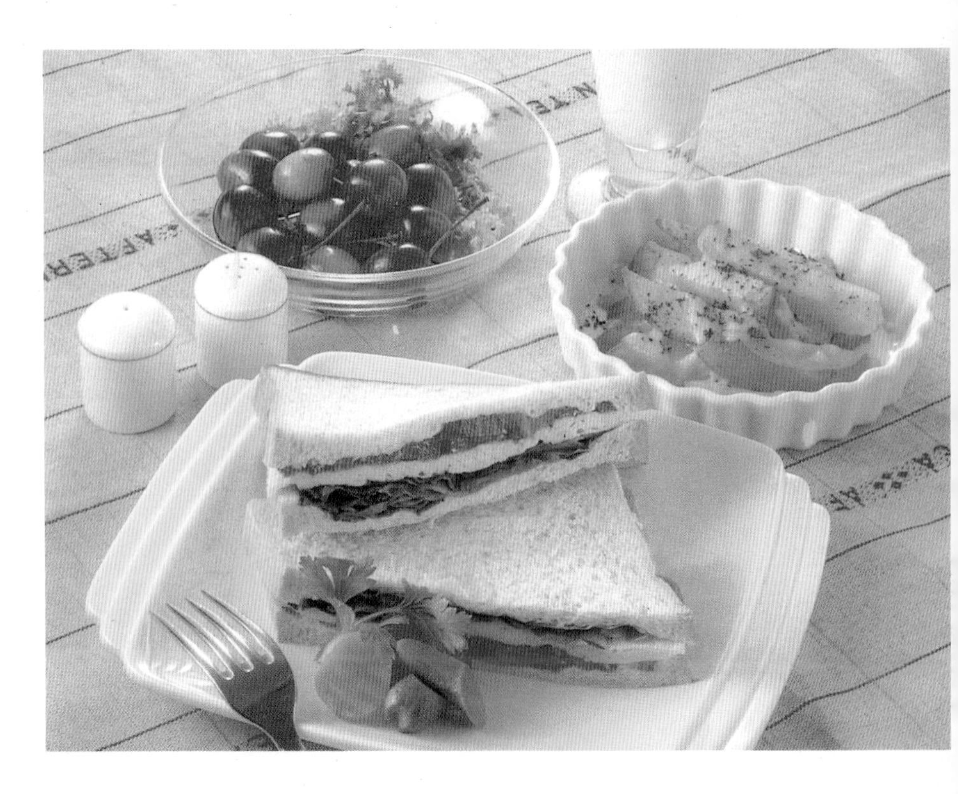

午餐

菜　單	熱　量
蛋蔬菜三明治	220kcal
乾酪烤馬鈴薯	137kcal
牛奶	124kcal
水果（櫻桃）	42kcal

523 kcal

早餐

●飯四百克

●金黃色的烤豆腐

①木綿豆腐一又二分之一塊把水瀝乾，備用，切成一口大小。醬油一又二分之一大匙、酒一大匙淋在豆腐上，稍微浸泡一會兒，再撒上二大匙麵粉，裹上一個蛋份的蛋汁、適量的鰹魚屑。

②在平底鍋中放入一又二分之一大匙沙拉油，加熱，把豆腐的二面煎成金黃色，盛盤。

●生羊栖菜沙拉

羊栖菜無熱量，且富含纖維質。節食時，可以經常使用這食品。有時也可以做成西式料理，使菜色富於變化。

①小黃瓜一根、胡蘿蔔三十克切絲，撒上少許的鹽，變軟之後，把水分擠乾。

②生羊栖菜二百五十克用水清洗之後，瀝乾水分。

③①②稍微混合，再淋上一又二分之一大匙美乃滋、二分之一大匙醬油、二分之一大匙芝麻來調味。

●茼蒿拌魩仔魚

①茼蒿三百克放入加入少許鹽的沸水略煮，再泡入冷水中瀝乾水分，切成三公分長。

②魩仔魚二大匙和①混合，淋上高湯、醬油（醬油三分之二大匙強、高湯一又二分之一大匙）。

利用高湯、醬油，不但美味，而且也可以減少鹽分。

●水果（無子葡萄小四串）

午餐

●蛋蔬菜三明治

①蛋三個打散，加入少許鹽。

②在平底鍋中放入一大匙油，加熱。倒入①，呈半熟狀態時，用湯匙稍微攪拌，作成薄的蛋皮。

③土司二百五十克單面塗上奶油，依序夾入荷葉邊萵苣六片、蛋、番茄三百克的圓切片。

④在砧板上鋪上毛巾，用輕的東西壓住，把三明治切好。盛盤，添加適量的泡菜。

●乾酪烤馬鈴薯

①馬鈴薯四個整顆放入微波爐中加熱。

②把①切成長條形，盛盤。加上綜合乾酪六十克，用烤麵包機把乾酪烤溶。

③依照自己的喜好，加入適量的西洋辣椒粉、切碎的荷蘭芹，以增加色彩。

●牛奶四杯

●水果（櫻桃三百克、菊苣少許）

晚餐

●羅勒義大利麵

①義大利麵二百五十克放入加入鹽的沸水中，煮好。放入簍子中瀝乾水分。

②羅勒依照自己喜好的量，切碎。再加入一大匙橄欖油、少許鹽，充分混合。

③義大利麵趁熱淋上②，盛盤。

如果無法買到新鮮的羅勒，可以購買市面上銷售的乾燥品或紫蘇葉來代用。

●番茄醬汁豬腿肉

①洋蔥二分之一個、大蒜一個切碎，番茄四百克用沸水燙過，去皮，去籽，略切。

②在平底鍋中放入二大匙沙拉油，加熱，放入大蒜去炒，再加入洋蔥，炒至透明。

③加入番茄，整體炒過，再倒入四分之一杯的白葡萄酒、少許的馬鬱蘭。

④煮沸之後，轉小火，煮至收汁，再用鹽、胡椒調味。

⑤豬腿肉三百五十克去除筋，撒上鹽、胡椒，最後撒上麵粉。

⑥在平底鍋中放入二大匙沙拉油，加熱。放入⑤，煎至熟爲止。

⑦⑥切好，盛盤。淋上④的醬汁。

●芹菜菊苣鯷魚沙拉

①菊苣五十克撕成一口大小。紅皮小蘿蔔四個薄切。

②芹菜一根去筋，切成長方形。

③鯷魚二片切碎，和醬汁材料（醋、沙拉油各一又二分之一大匙、鹽、胡椒各少許混合備用）。

④①②稍微混合，盛盤，淋上③的鯷魚醬汁。

●玫瑰葡萄酒三百ml

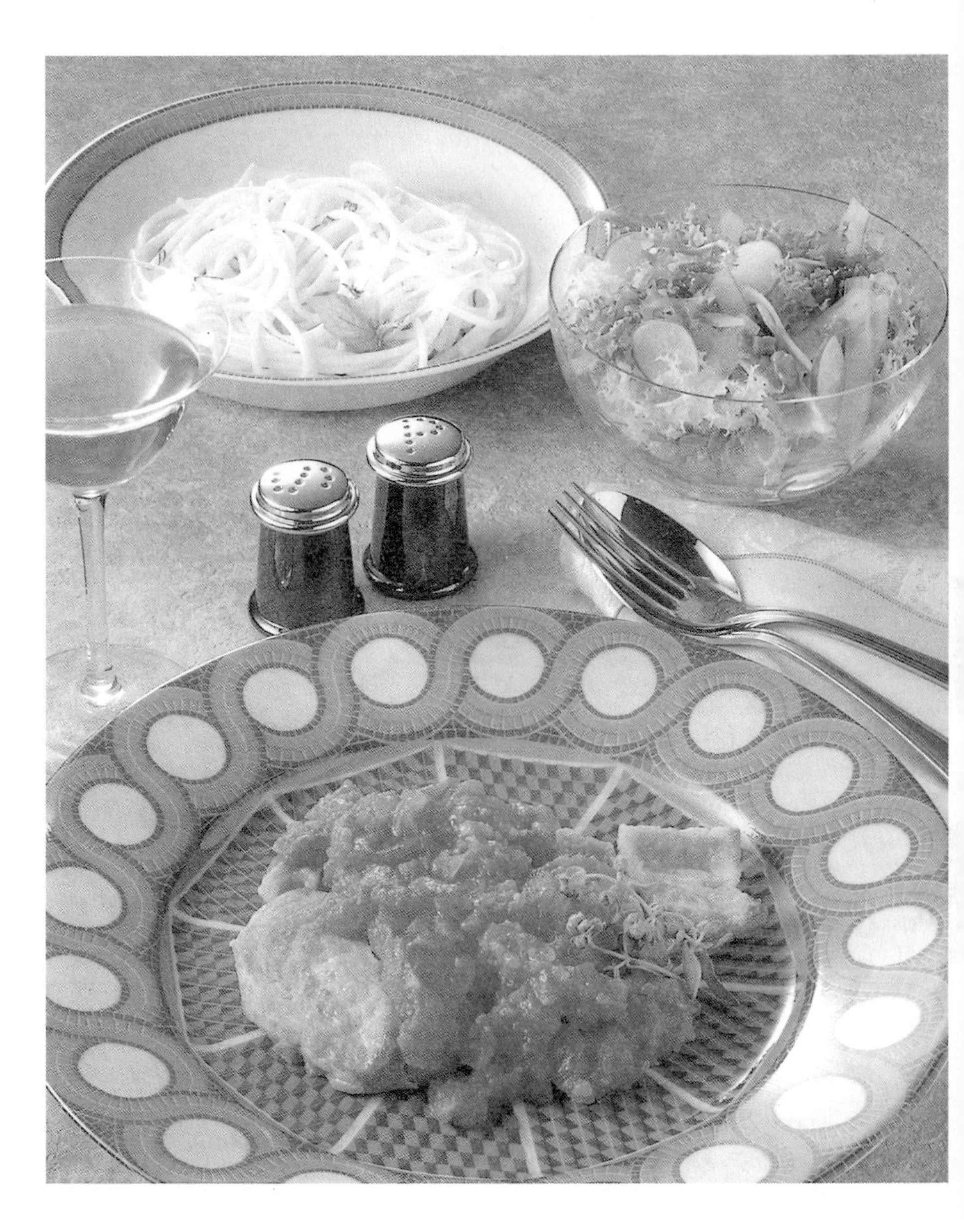

晚餐 菜　單	熱　量
羅勒義大利麵	204kcal
番茄醬汁豬腿肉	204kcal
芹菜菊苣鯷魚沙拉	46kcal
葡萄酒	56kcal

510 kcal

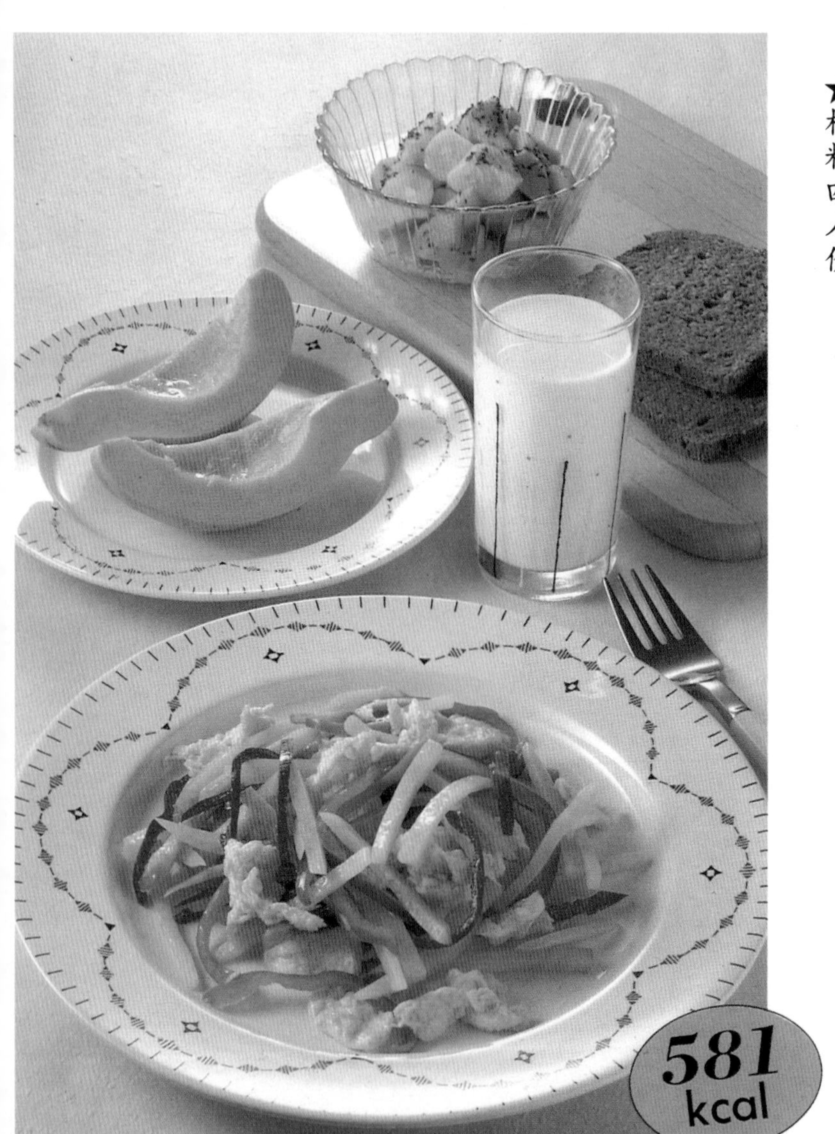

晚餐以低熱量的生魚片為主

★材料四人份

早餐

菜　　單	熱　量
麵包	133kcal
馬鈴薯炒蛋	208kcal
小黃瓜沙拉	42kcal
牛奶	124kcal
水果（木瓜）	74kcal

一日合計

1497 kcal

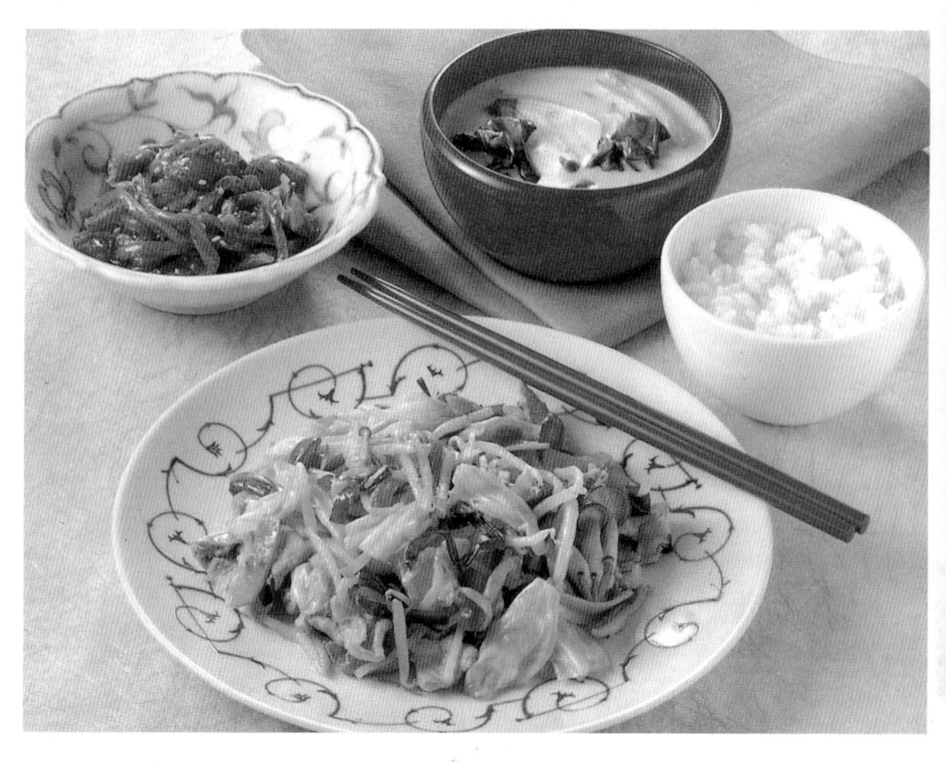

午餐

菜　單	熱　量
飯	185kcal
豬肉炒蔬菜	171kcal
蒟蒻煮榨菜	27kcal
青江菜湯	83kcal

466 kcal

早餐

●麵包（裸麥麵包二百克）

●馬鈴薯炒蛋

①馬鈴薯四個削皮，切成粗絲。用水泡過，去除澀味。

②青椒二個、紅青椒一個，切絲。

③蛋四個打散，調入少許的鹽、胡椒。在平底鍋中放入一大匙沙拉油，加熱。倒入蛋汁，半熟狀態時，用湯匙稍微攪拌。盛盤。

④在平底鍋中放入一大匙沙拉油，加熱，放入①②炒過。馬鈴薯呈透明狀態，變軟之後，倒入③的蛋，炒過。再用少許的鹽、胡椒調味。

●小黃瓜沙拉

①小黃瓜四百克削皮，圓切成三mm厚。

②撒上少許荷蘭芹，把事先作好的醬汁（醋、沙拉油各一大匙、鹽、胡椒各少許淋在上面）。

●牛奶四杯

●水果（木瓜六百克）

午餐

●飯五百克

●豬肉炒蔬菜

①豬肉二百克切成一口大小，撒上少許的鹽、胡椒，擱置一會兒。

②高麗菜二百克略切。豆芽菜一百五十克去除鬚根。玉蕈一包去除根部之後，撕成小株。

③韮菜六十克切成三公分長。胡蘿蔔八十克切成長方塊形。

④在平底鍋中放入二又二分之一大匙的沙拉油，加熱，把①放下去炒。變色之後，再加入蔬菜。

⑤整體炒過之後，高麗菜變軟，即加入二大匙醬油、少許的鹽、胡椒調味。

●蒟蒻煮榨菜

①絲狀的蒟蒻三百克用滾水略煮，瀝乾水分之後，切成一口大小的長度。

②榨菜三十克薄切。

③在鍋中加入一又二分之一大匙的醬油、一小匙麻油、一大匙酒，煮滾之後，加入①②。煮到入味爲止。

④煮好之後，再淋上二分之一大匙的白芝麻，撒上圓切的紅辣椒。

●青江菜湯

①青江菜二百克切成三公分長，根部切成六等份。

②一杯高湯煮滾之後，加入①。等到青江菜熟了之後，加入二杯牛奶。

③煮滾之前，加入一大匙酒、鹽、胡椒各少許來調味。最後，再用三杯水調溶的一又二分之一大匙芡粉來勾芡。

晚餐

●飯四百克

●綜合生魚片

①蘿蔔一百克切絲，用冷水泡過。清脆之後，加入適量的紅蔘混合。

②金槍魚紅肉二百五十克、烏賊一百克、魁蛤一百五十克的生魚片，盛盤。

③把①添加在上面，飾以四片防風、四片紫蘇葉，並附上山葵。

●蓮藕煮香菇

①蓮藕二百五十克削皮，圓切成二～三㎜厚。泡水去除澀味。

②生香菇六片，去除蒂。薄切。

③在平底鍋中加入一又二分之一大匙的沙拉油，加熱，放入瀝乾水分的①、②去炒。

④蓮藕變軟之後，加入醬油、米酒各二大匙，少許胡椒來調味。

●醋漬秋葵金針菇

①秋葵八根放在砧板上，稍微搓揉之後，放入滾水中略煮。切成小塊。

②金針菇二袋用滾水燙過之後，泡入冷水中，再切成二公分長。

③①②稍微混合，再淋上調和醋（高湯二大匙、醋一又二分之一大匙、鹽少許）。

●雞胸肉清湯

①雞胸肉一百克去筋，薄切，撒上少許的鹽、酒。擱置一會兒。

②①撒上二大匙芡粉，放入沸水中煮。熟了之後，取出，放入冷水中。

③菜豆二根用滾水略煮之後，斜切，備用。

④在鍋中放入三杯高湯，加熱。煮滾之後，加入二小匙醬油、二分之一小匙鹽調味。再倒入②、③。煮沸之後，熄火。

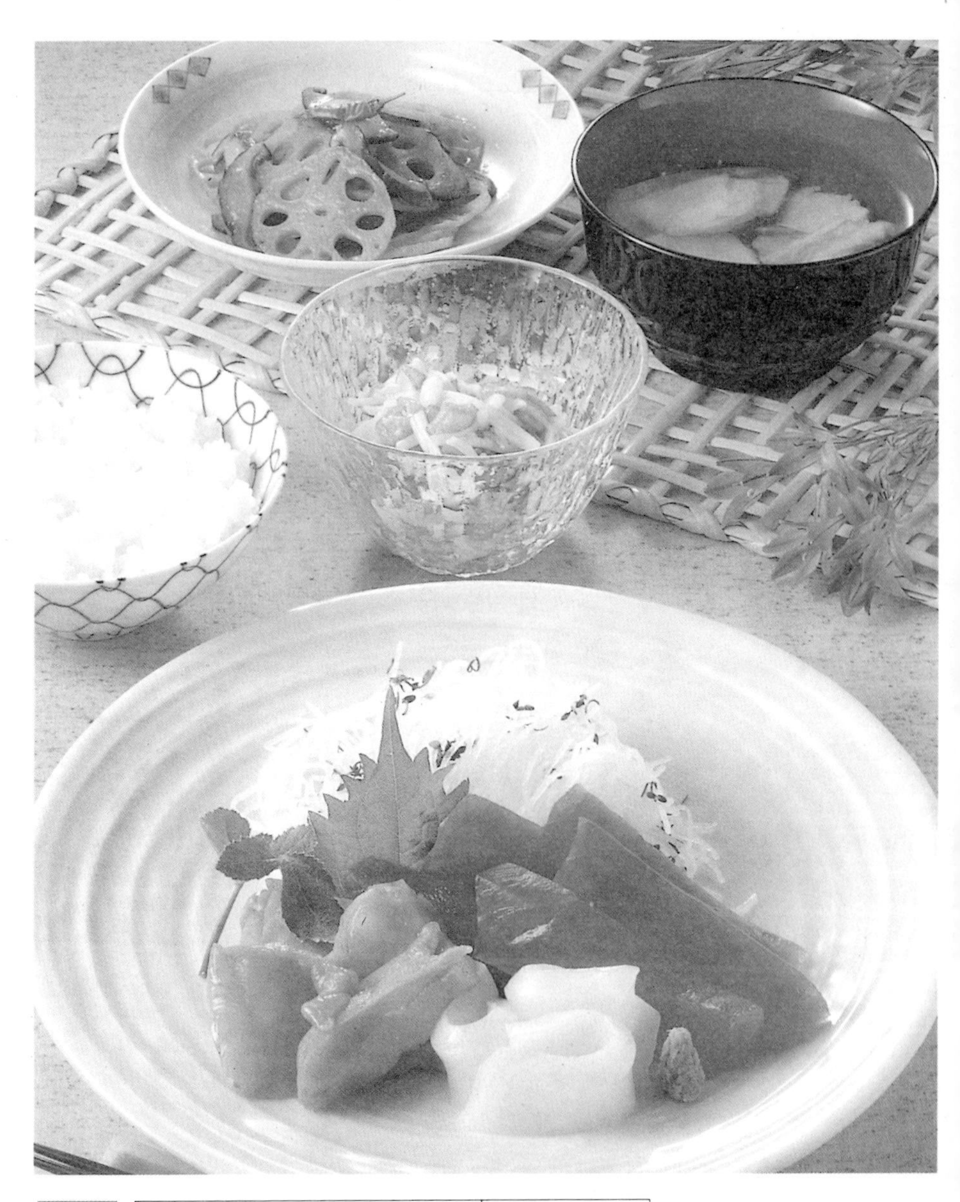

晚餐

菜　　單	熱　量
飯	148kcal
綜合生魚片	139kcal
蓮藕煮香菇	113kcal
醋漬秋葵、金針菇	6kcal
雞胸肉清湯	44kcal

450 kcal

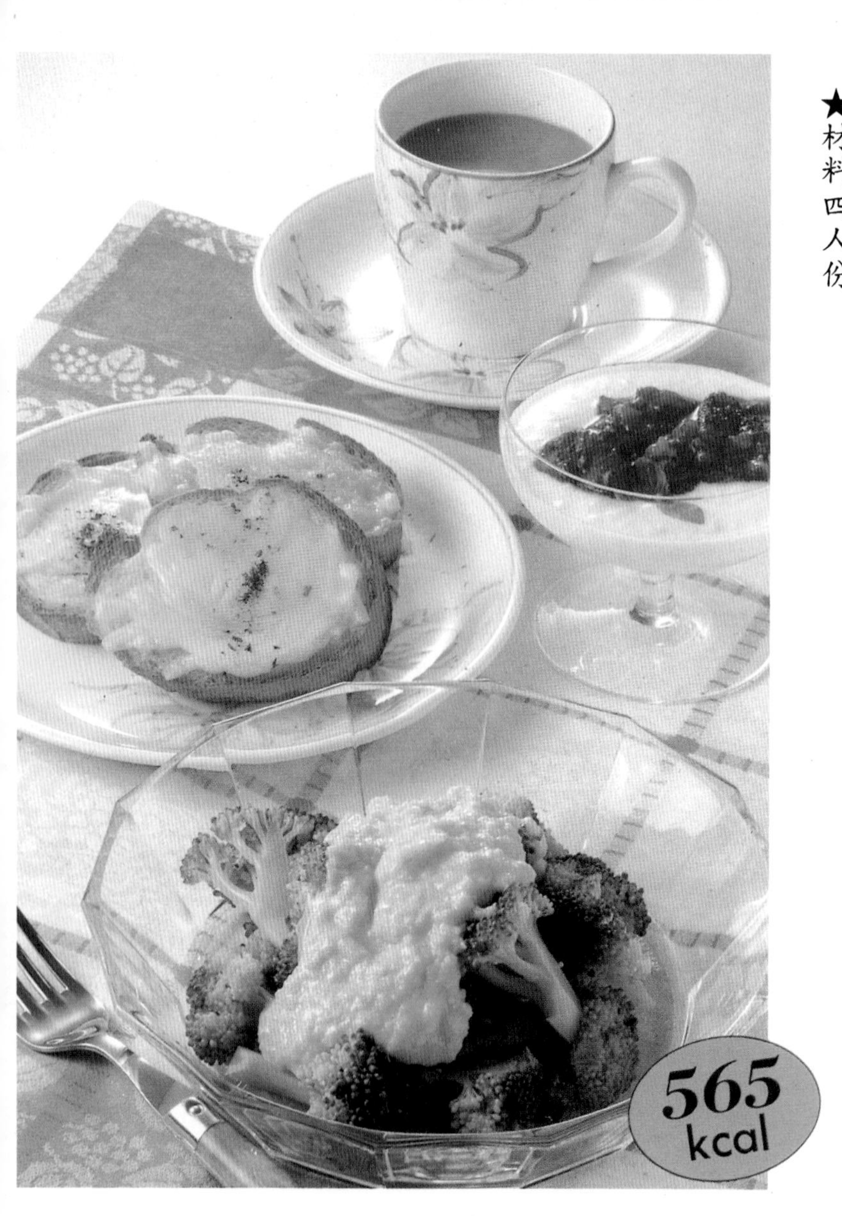

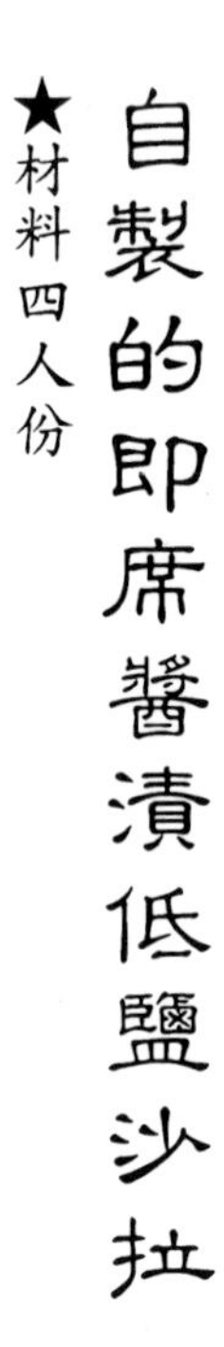

早餐	菜　　單	熱　量
	乾酪法國麵包	206kcal
	蛋糊綠花椰菜	145kcal
	草莓酸乳酪	121kcal
	牛奶咖啡	93kcal

一日合計
1494 kcal

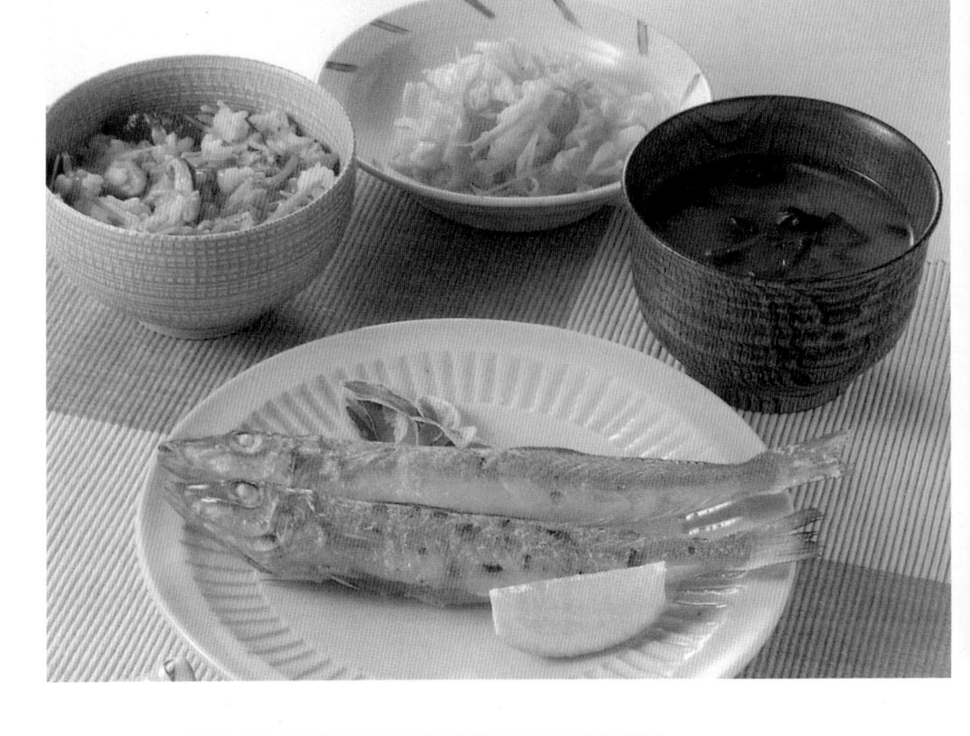

午餐

菜　　單	熱　量
菇類飯	313kcal
鹽烤鰰魚	70kcal
薑漬高麗菜	17kcal
青菜味噌湯	36kcal

436 kcal

早餐

●乾酪法國麵包

①法國麵包三百克切成一口大小。綜合乾酪六十克撒在麵包上，放入烤麵包機中，烤溶之後，再撒上少許的西洋辣椒粉、荷蘭芹。

●蛋糊綠花椰菜

①綠花椰菜三百克切成小株，放入加入少許鹽的沸水中，煮過。盛盤。

②在鍋中加入四個份的蛋液，調入三大匙牛奶、一大匙奶油、少許的鹽、胡椒。一邊混合一邊用小火加熱。

③用四～五根筷子一邊加熱一邊攪拌，蛋呈半熟狀態時，即倒入綠花椰菜上。

●草莓酸乳酪

①草莓四百克去除蒂，略切之後，壓碎。

②在容器中放入三杯酸乳酪，淋上①，再飾以薄荷葉。

●牛奶咖啡

在三杯熱咖啡中，倒入加熱的一杯牛奶。

午餐

●菇類飯

①油豆腐皮二片去除油分之後，切成長方塊型。紅蘿蔔三十克切絲。

②玉蕈一包撕成小株，香菇四片薄切。金針菇一袋切成二公分長。上述的菇類都要先去除根部。

③高湯二分之一杯、醬油二分之一大匙、米酒一大匙、鹽少許，放入鍋中煮沸之後，再加入①②，上下略微翻動。一直煮到收汁爲止。

④③連湯汁一起加入飯七百克中，煮過的豌豆莢四～五片細切之後，撒在上面。

●鹽烤鰤魚

①鰤魚八條去除鱗和內臟，撒上二大匙酒、少許鹽，擱置十分鐘。

②①放在已經烤熱的鐵網上，烤熟之後，盛盤。再添上二分之一個切成梳子形的檸檬。

●薑漬高麗菜

①高麗菜二百五十克略切，胡蘿蔔二十克、薑二分之一塊切絲。

②混合全部的材料，撒上少許的鹽，用較輕的重石壓著。

③變軟之後，擰乾水分，盛盤。

★高麗菜、蘋果、蘘荷等的組合，也可以做成非常清爽的即席醬菜。非常適合搭配飯類和麵包類。

●青菜味噌湯

①油菜一百五十克用滾水燙過，泡入冷水中，再擰乾水分。切成三公分長。

②高湯三杯加熱，在煮沸之前，加入①、三又三分之一大匙的味噌。

晚餐

●飯三百克

●牛肉炒蒜苗

①牛腿肉三百克切成一口大小，淋上一大匙醬油、一大匙酒，擱置一會兒。

②馬鈴薯四個削皮，切成長方塊形，用水泡過，去除澀味。

③蒜苗二百克切成三公分長。紅青椒二個切成一口大小。

④在平底鍋中放入二又二分之一大匙的沙拉油，加熱，把牛肉炒至變色之後，再加入②③。

⑤當馬鈴薯變成透明，變軟之後，淋上混合的調味料（蠔油醬汁二大匙、醬油一又二分之一大匙、酒一大匙、砂糖一小匙）。

★蒜苗可以用綠色的蘆荀、莢豆來取代。用強火炒，這是秘訣。

●檸檬拌蘿蔔

①蘿蔔三百克切成銀杏葉形，撒上少許的鹽，使其變軟。

②檸檬切成薄的圓片，準備六片。

③擰乾水分的①和②、一又二分之一大匙的檸檬汁、少許的花椒、四分之一小匙鹽、一小匙砂糖混合。

★可以用蕪菁來取代蘿蔔，不妨充分利用這種吃起來像沙拉的即席醬菜，非常方便。

●萵苣湯

①木耳用適量的水泡過，萵苣一百克撕成一口大小。

②在鍋中加入三杯高湯，煮沸之後，加入①。

③萵苣變軟之後，用一小匙麻油、鹽、胡椒各少許來調味。

●水果（麝香葡萄三百克）

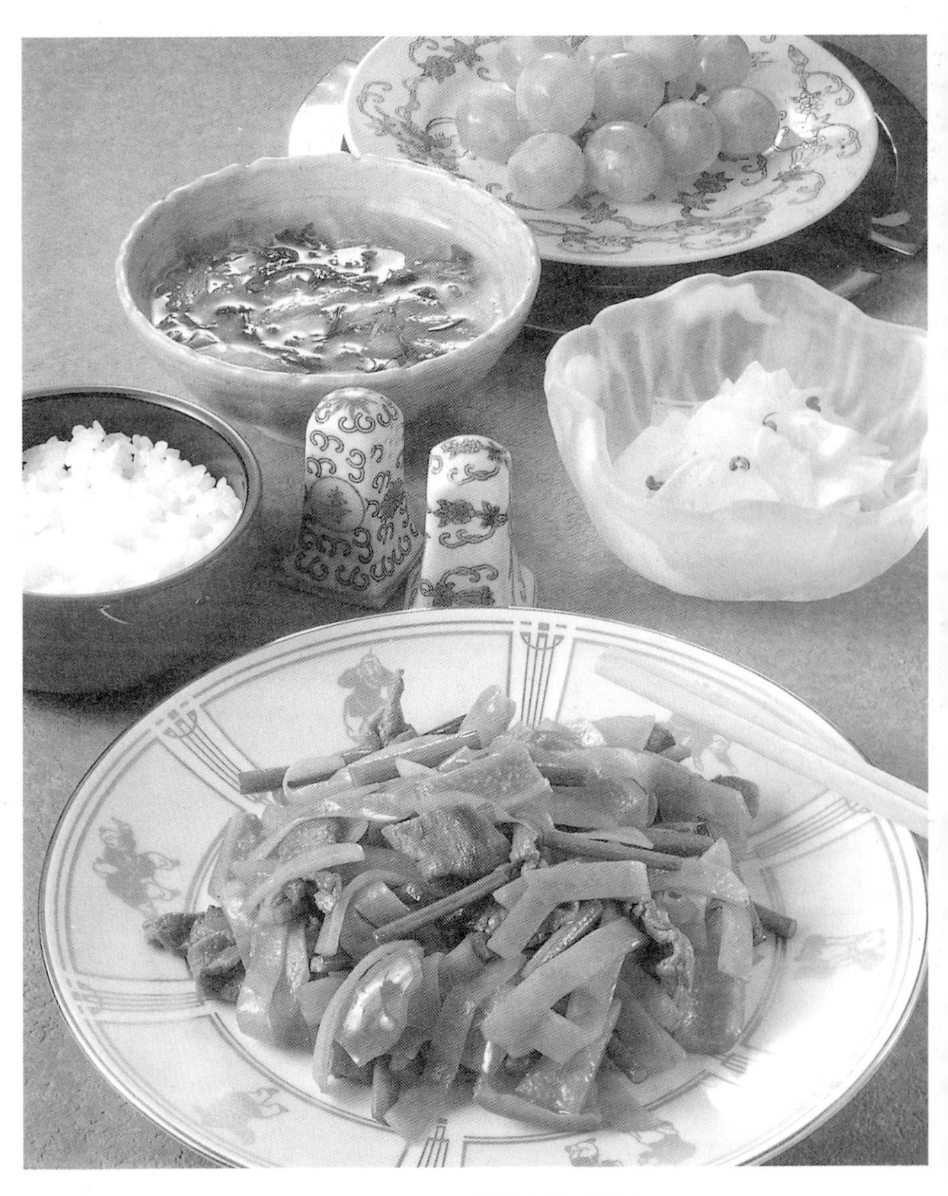

晚餐

菜　單	熱　量
飯	111kcal
牛肉炒蒜苗	303kcal
檸檬拌蘿蔔	24kcal
萵苣湯	13kcal
水果（麝香葡萄）	42kcal

493 kcal

煮芋頭可以讓人有滿腹感

★材料四人份

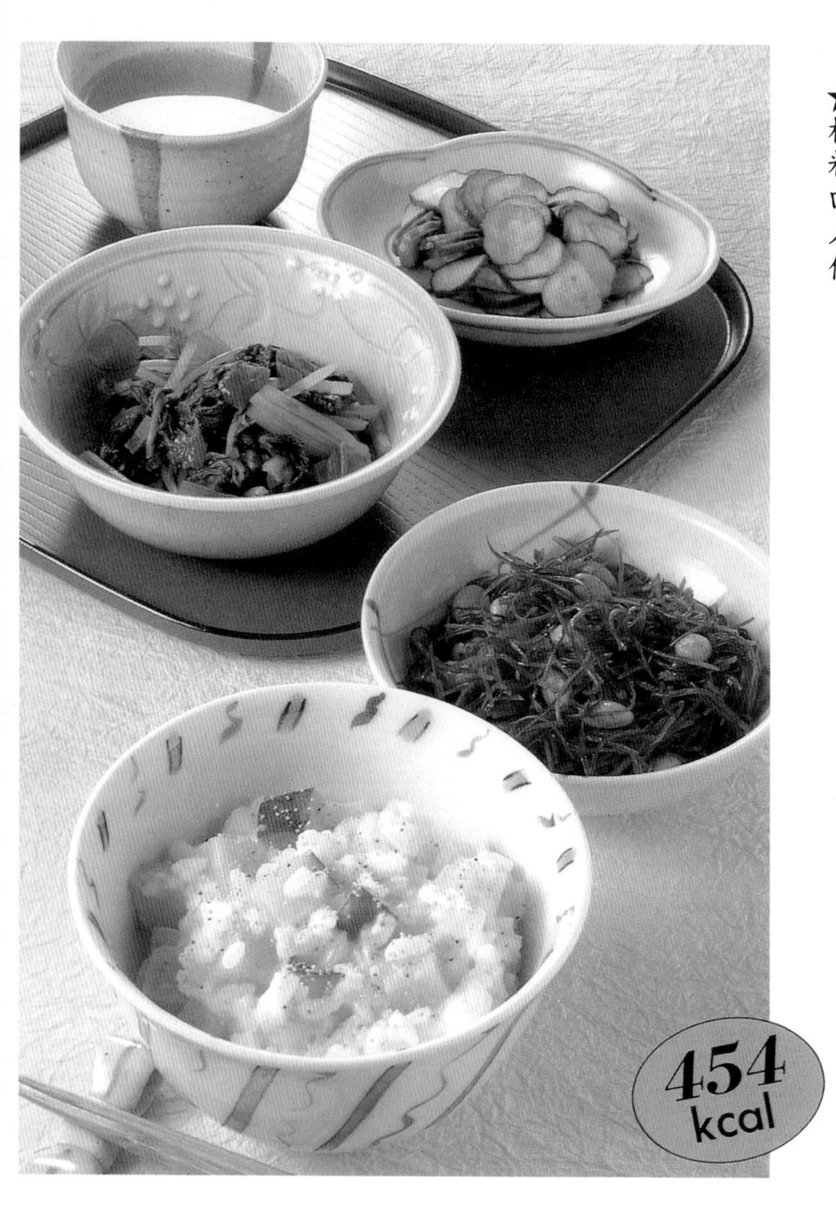

早餐	菜　單	熱　量
	甘薯粥	331kcal
	油菜加梅子醬油	20kcal
	大豆煮昆布	97kcal
	淺漬小黃瓜	6kcal

一日合計

1502 kcal

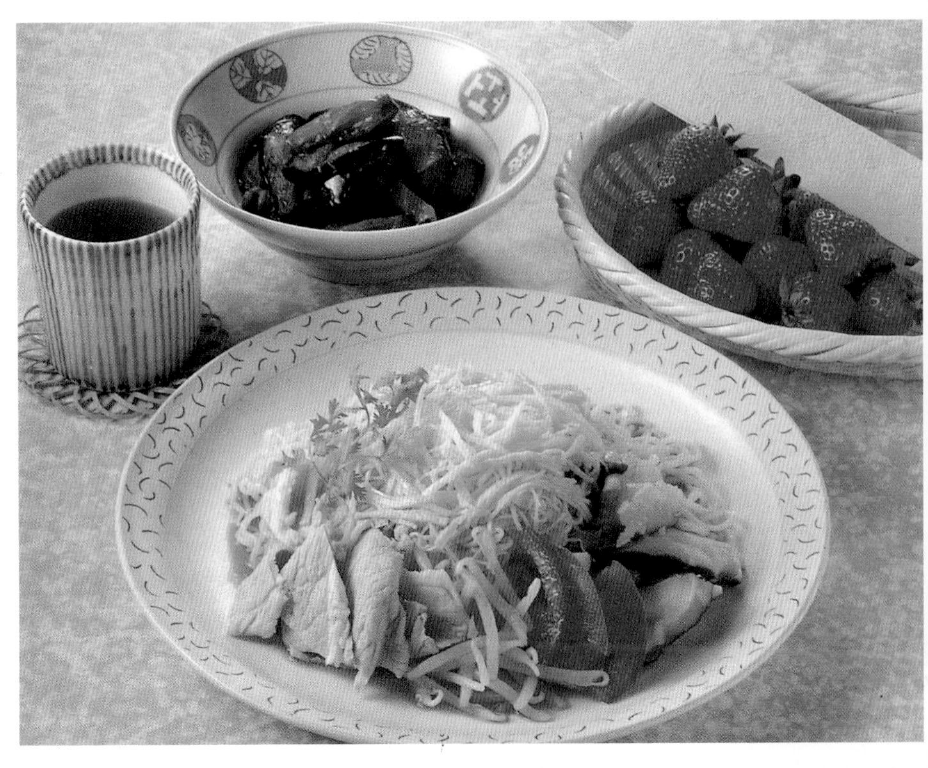

午餐

菜　　單	熱　量
加白煮豬肉的涼麵	397kcal
炒茄子	85kcal
水果（草莓）	70kcal

552 kcal

早餐

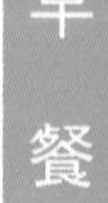

●甘薯粥

①甘薯二百五十克切成一公分的方塊，用水泡過，去除澀味。

②牛奶二杯、水二杯、酒一大匙、鹽少許放入鍋中，加入①的甘薯，用中火加熱。煮至甘薯變軟之後，再加入五百克的飯一起煮滾。最後，撒上適量的罌粟子，以增添香味。

●油菜加梅子醬油

①油菜三百克放入加入少許鹽的充分的滾水中，煮過之後，泡入冷水中，再瀝乾水分，切成三公分長。

②梅乾一又二分之一個去籽，略切。

③①②稍微混合，再淋上用二大匙高湯、一大匙醬油作成的高湯醬油。

●大豆煮昆布

①切絲的昆布二分之一～三分之二袋，用水泡過。瀝乾水分，切成一口大小。

②水煮的大豆一百五十克、①的昆布放入鍋中，加入適量的水、調味料（一又二分之一大匙醬油、二大匙砂糖、二大匙酒），用中火加熱，

去除浮起的泡沫。滾了之後，改用小火，煮至收汁爲止。

●淺漬小黃瓜

①小黃瓜二根切成小塊，撒上少許鹽。變軟之後，去除水分，盛盤。

午餐

●加白煮豬肉的涼麵

①豬腿肉二百克放入加入少許鹽、酒的滾水中，煮過之後，泡入冷水中，切成一口大小。

②豆芽菜二百克去除鬚根，用滾水略煮，泡入冷水中。

③小黃瓜二根置於砧板上，撒上少許鹽。搓揉之後，用刀柄拍過，再用手剝開。番茄一個薄切。

④蛋四個打散，加入少許的鹽。煎成薄的蛋皮之後，細切。

⑤中華麵二百五十克放入充分的沸水中，煮過之後，泡入冷水中。洗去黏液，瀝乾水分，盛盤。

⑥在麵上加入①~④，淋上調味料（醬油四大匙、醋四大匙、麻油一小匙、高湯四分之一杯、砂糖三分之二大匙、胡椒少許）。

●炒茄子

①茄子四條縱切成二半之後，斜切。小青椒十二根，劃上切口。

②在平底鍋中放入一又二分之一大匙沙拉油，加熱。放入①，炒過。

③用強火炒，顏色變得鮮艷之後，淋上調味料（醬油一大匙弱、砂糖一大匙、酒二大匙）。

●水果（草莓八百克）

晚餐

●麵包（小圓麵包四個）

●奶油煮干貝蘑菇

①蘑菇十五個薄切，洋蔥四分之一個切碎。干貝四百克，把厚的切成二半。

②在平底鍋中放入二分之一大匙奶油，加熱。放入洋蔥去炒，要注意不要炒焦。

③加入干貝、蘑菇，整體炒過。

④加入無糖煉乳、牛奶各二分之一杯，以及用奶油、麵粉各一大匙混合的奶油麵粉來勾芡。再撒上少許的鹽、胡椒來調味。

⑤盛盤之後，再撒上少許的百里香。

●紅高麗菜、菊苣沙拉

①紅高麗菜、菊苣共一百五十克，可以依照自己的喜好，加入水田芥，撕成一口大小，稍微混合，盛盤。

②醋、沙拉油各一又二分之一大匙沙拉油，白葡萄酒二分之一大匙、鹽、胡椒各少許，充分混合，作成沙拉醬汁。淋在①的蔬菜上。

★萵苣等生鮮蔬菜用水清洗，瀝乾水分之後，用手撕開。這是秘訣。再配上沙拉醬汁，非常適合。

●焗烤番茄

①番茄四百克圓切，平鋪在蒸鍋上，撒上少許的鹽、胡椒。

②綜合乾酪六十克撒在上面，放入加熱至二百度的烤箱中，烤至乾酪融化。最後，撒上切碎的荷蘭芹。

●白葡萄酒四百ml

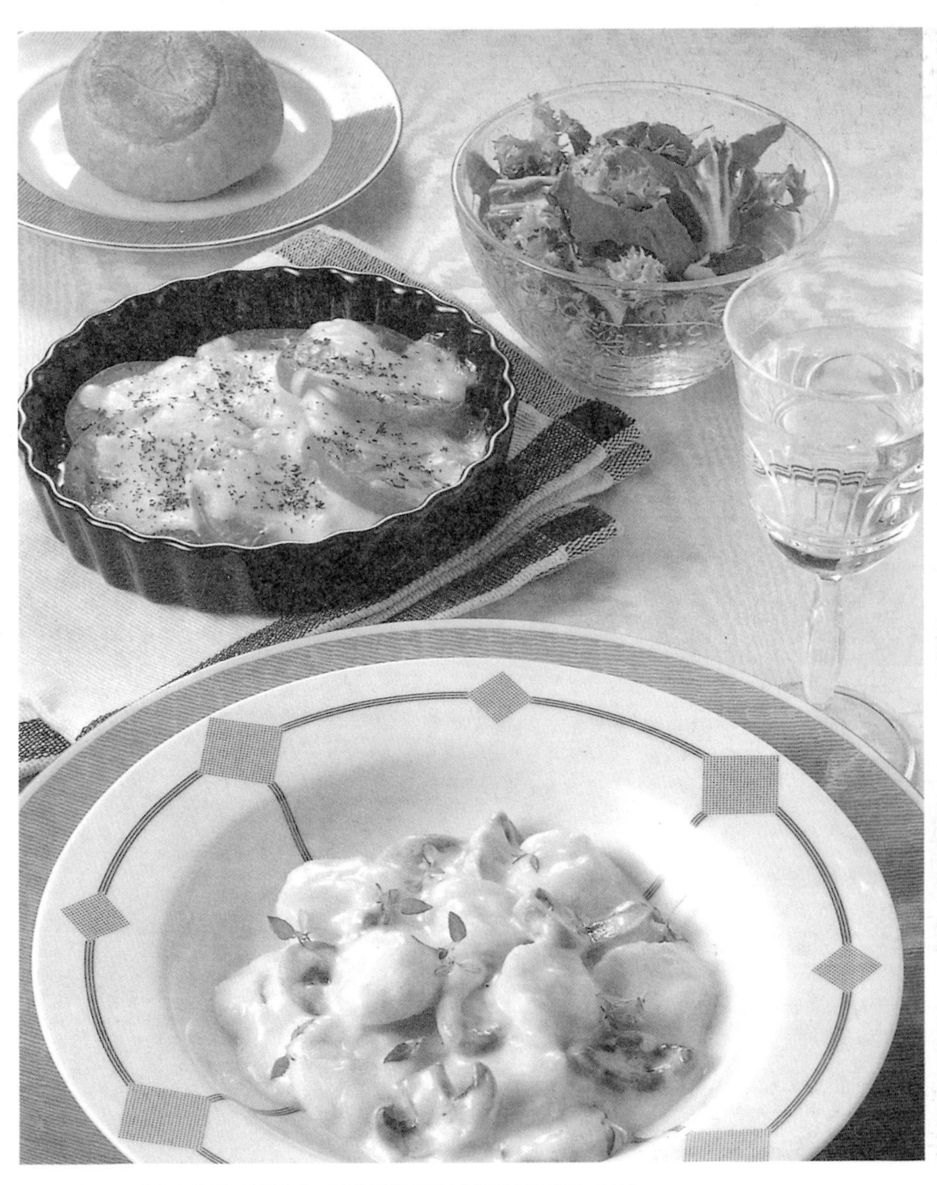

晚餐

菜　單	熱　量
麵包	88kcal
奶油煮干貝、蘑菇	205kcal
紅高麗菜、菊苣沙拉	52kcal
焗烤番茄	76kcal
葡萄酒	75kcal

496 kcal

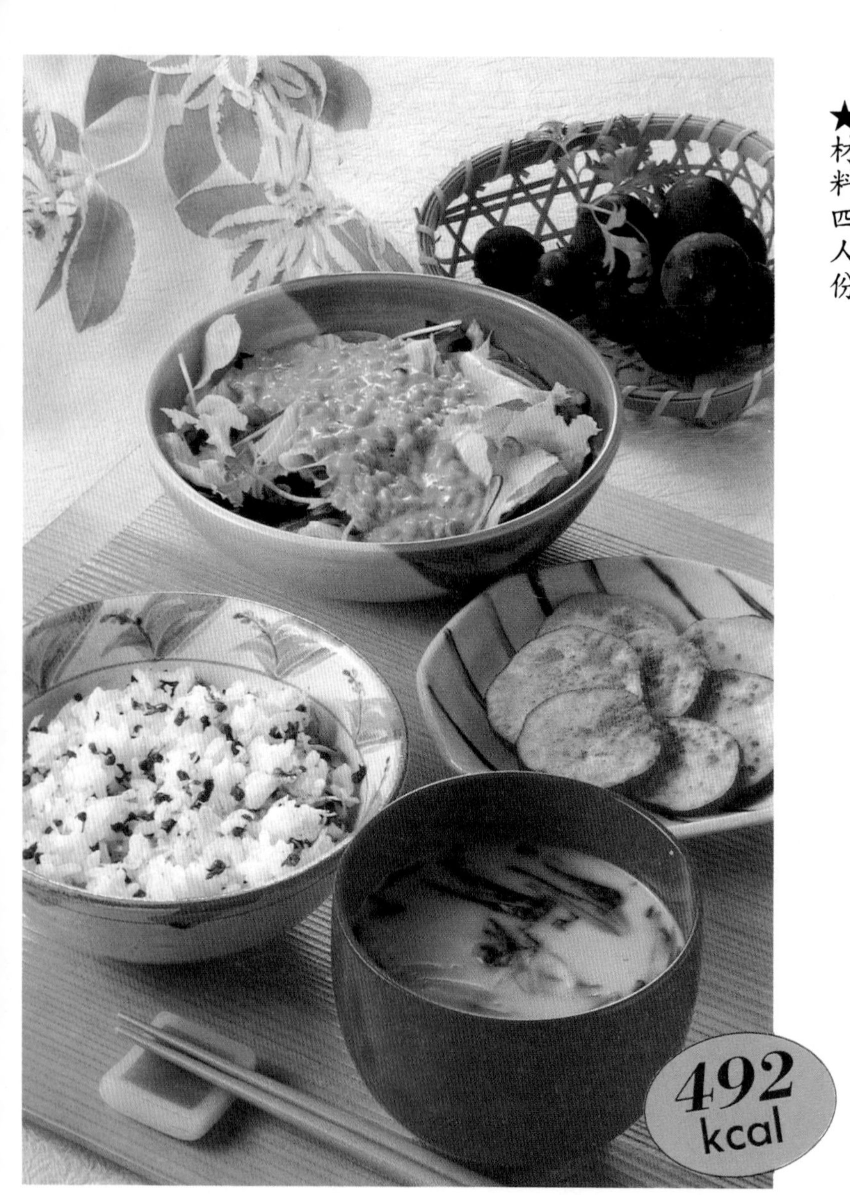

非常適合節食的媽媽風味的料理

★材料四人份

早餐

菜　單	熱　量
魩仔魚丼	192kcal
納豆醬汁沙拉	87kcal
奶油烤甘薯	83kcal
牛奶味噌湯	74kcal
水果（巨峰葡萄）	56kcal

一日合計
1500 kcal

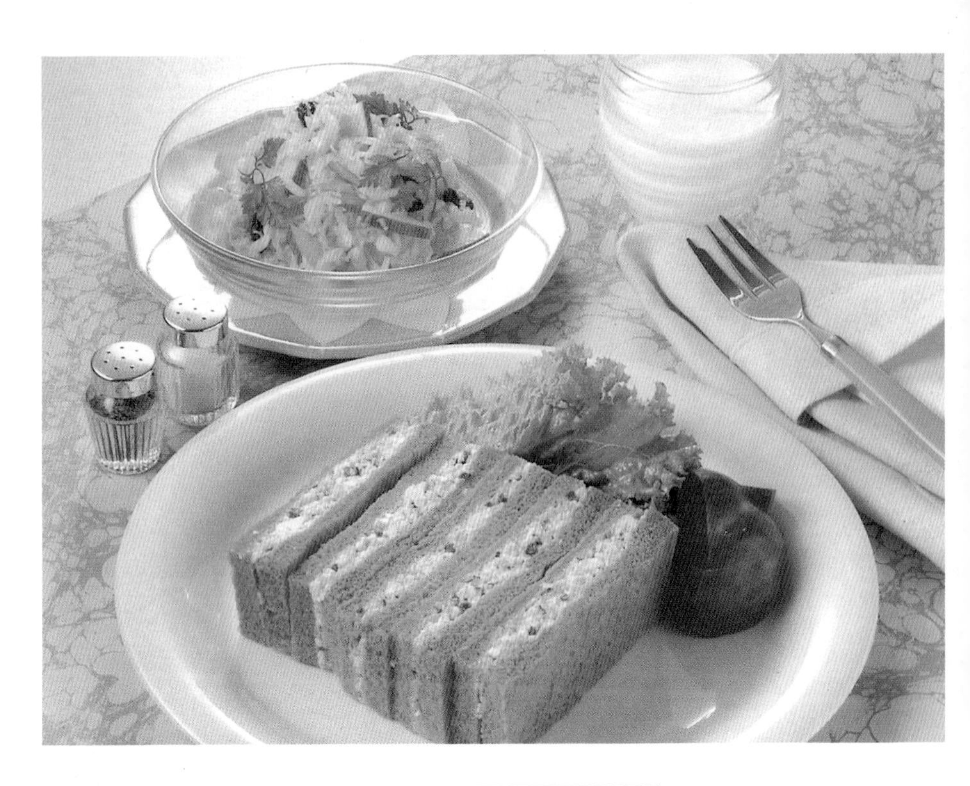

午餐

菜　　單	熱　量
蔬菜三明治	307kcal
加蘋果的沙拉	86kcal
牛奶	93kcal
水果（李子）	14kcal

500 kcal

早餐

●魩仔魚丼

①熱騰騰的飯六百克、魩仔魚三大匙、紫蘇籽的醬菜一又二分之一大匙，充分混合。

●納豆醬汁沙拉

①依照自己所喜好的海帶芽適量，切成一口大小。

②萵苣一百克撕成一口大小。紅皮小蘿蔔四個薄切。蘿蔔嬰一包，切成二半。

③納豆九十克、美乃滋二大匙、醬油一大匙，充分混合，備用。

④①②混合，盛盤。把③淋在上面。

●奶油烤甘薯

①甘薯二百克圓切成五㎜厚。在平底鍋中放入一又二分之一大匙的奶油，把甘薯的二面煎烤至熟爲止。

②最後，再撒上適量的月桂。

●牛奶味噌湯

①洋蔥二分之一個薄切，胡蘿蔔三十克切絲。

②菠菜一百克用沸水煮過以後，切成三公分長。

③高湯二杯加入①，再加熱煮過。洋蔥熟了之後，再加入一杯牛奶。

④煮沸以前，加入三又三分之一大匙味噌。再加入菠菜。

●水果（巨峰葡萄四百克）

午餐

●變化的蔬菜三明治

①蛋二個打散，加入少許的鹽，倒入平底鍋中。用中火加熱，用四～五根筷子攪拌，作爲炒蛋。

②小黃瓜一根、紅青椒一個切碎。

③鬆軟白乾酪二百克加入①②，再加入美乃滋二大匙，用鹽、胡椒調味。

④麵包二百五十克夾③，用毛巾包起，再用輕的東西壓住，切開。最後，用適量的萵苣裝飾。

●加蘋果的沙拉

①高麗菜二百五十克、胡蘿蔔二十克切絲，混合，再撒上鹽。使其變軟之後，擠乾水分。

②蘋果四分之一個帶皮，直接薄切成銀杏葉形。

③在①中加入醋、沙拉油各一又二分之一大匙，再加入②和二大匙葡萄乾，撒上鹽、胡椒調味。盛盤，撒上香葉芹。

●牛奶三杯

●水果（李子一百二十克）

晚餐

●飯四百克

●加入蔬菜的煎豆腐

①木棉豆腐三分之二塊瀝乾水分。

②蔥一根、熟竹筍一百克切碎。

③豬絞肉二百五十克充分攪拌，加入①②、蛋一個、酒一大匙、醬油一大匙、鹽少許，充分混合。分成三等份，做成小的圓餅。

④在平底鍋中放入一又二分之一大匙的沙拉油，加熱，把③的二面用中火煎烤至熟爲止。

⑤淋上醬油、米酒各二大匙，煮至入味。

⑥綠色的蘆荀切除根部硬的部分，放在砧板上，略微搓揉。放入沸水中煮過，切成一口大小。最後，添加四個小番茄。

●煮青芋

①青芋四百克削皮，切成一口大小。

②①放入水中煮，煮過之後，瀝乾。用清水洗去黏液。

③在鍋中放入一杯高湯、一又三分之二大匙醬油、一大匙酒、一又二分之一大匙砂糖，和②一起煮。煮沸之後，用鋁箔紙當作壓蓋，用小火煮至收汁。

④菜豆二～三根略煮之後，切成小段，撒在上面。

●涼拌青椒

①青椒六個切成二半，去籽。用滾水略煮。

②切成長方塊，盛盤。撒上適量的鰹魚屑、三分之二大匙醬油。

●蛋花湯

①高湯三杯加熱，再加入二分之一小匙鹽、三分之二大匙醬油調味。

②煮沸之後，加入少許薑。用一倍的水調溶的一又二分之一大匙芡粉芶芡。

③蛋一個打散，倒入②中，稍微攪拌，即刻熄火。再撒上萬能蔥的蔥花。

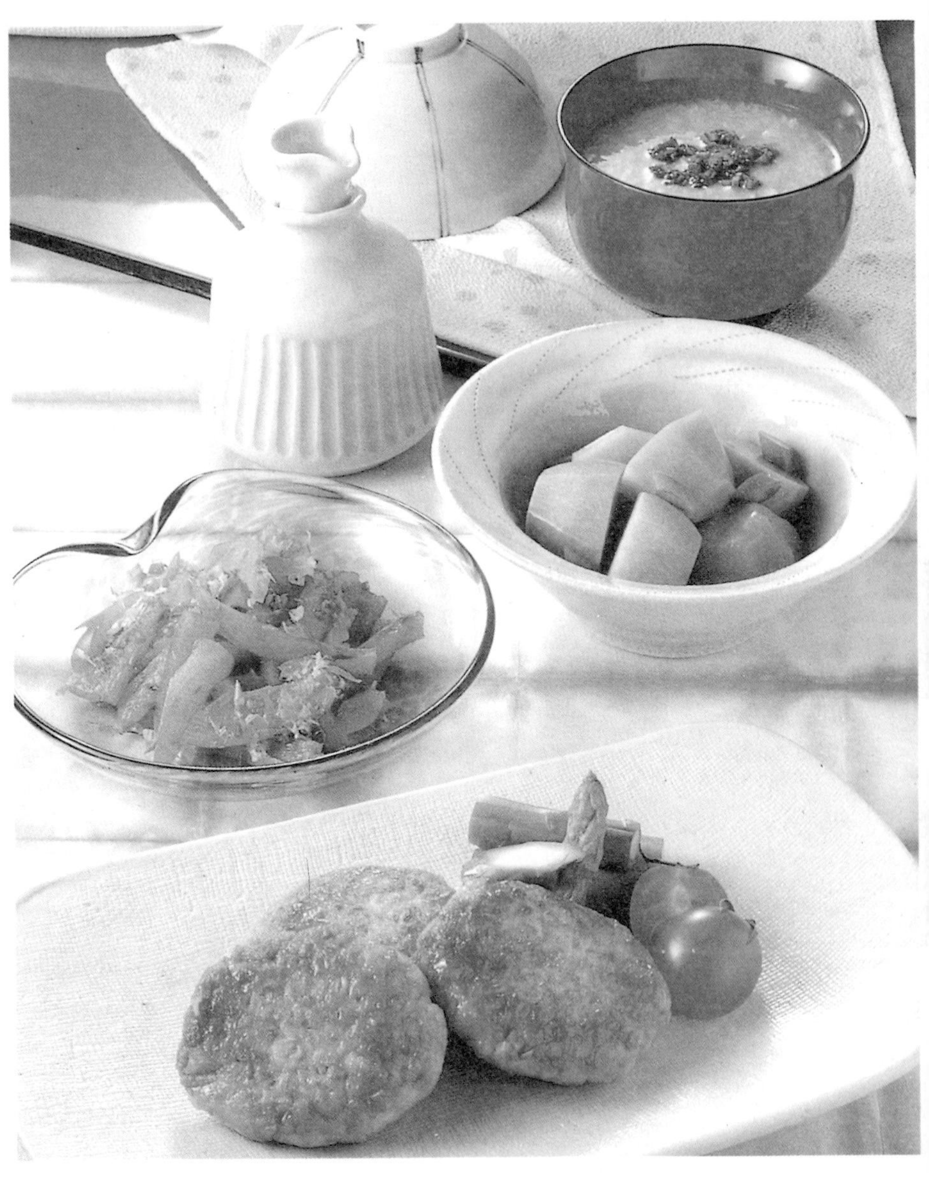

晚餐

菜　　單	熱　量
飯	111kcal
加入蔬菜的煎豆腐餅	262kcal
煮青芋	87kcal
涼拌青椒	14kcal
蛋花湯	34kcal

508 kcal

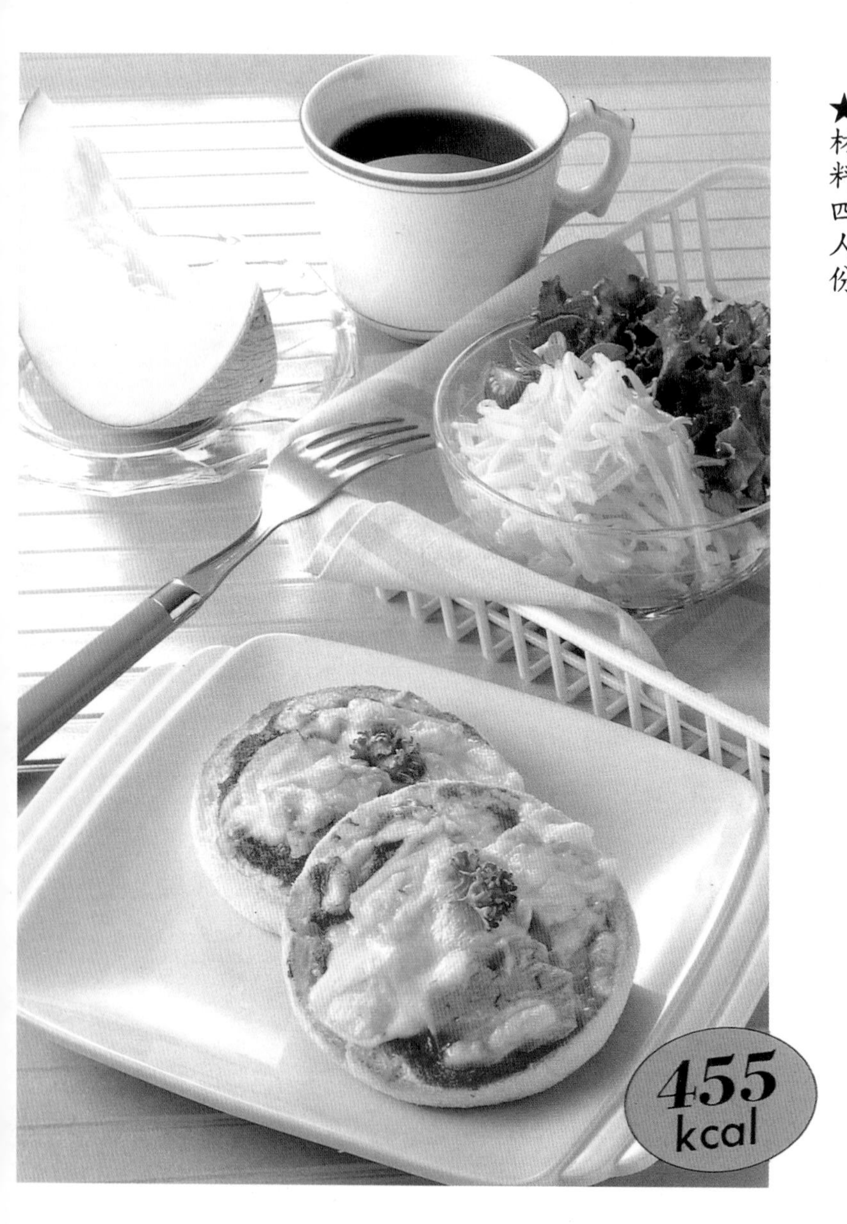

不要忘了麵類也可以當作餐點

★材料四人份

早餐	菜　單	熱　量
	披薩風味的英式鬆餅	334kcal
	咖哩豆芽菜沙拉	78kcal
	水果（哈蜜瓜）	43kcal
	咖啡	0kcal

一日合計

1502 kcal

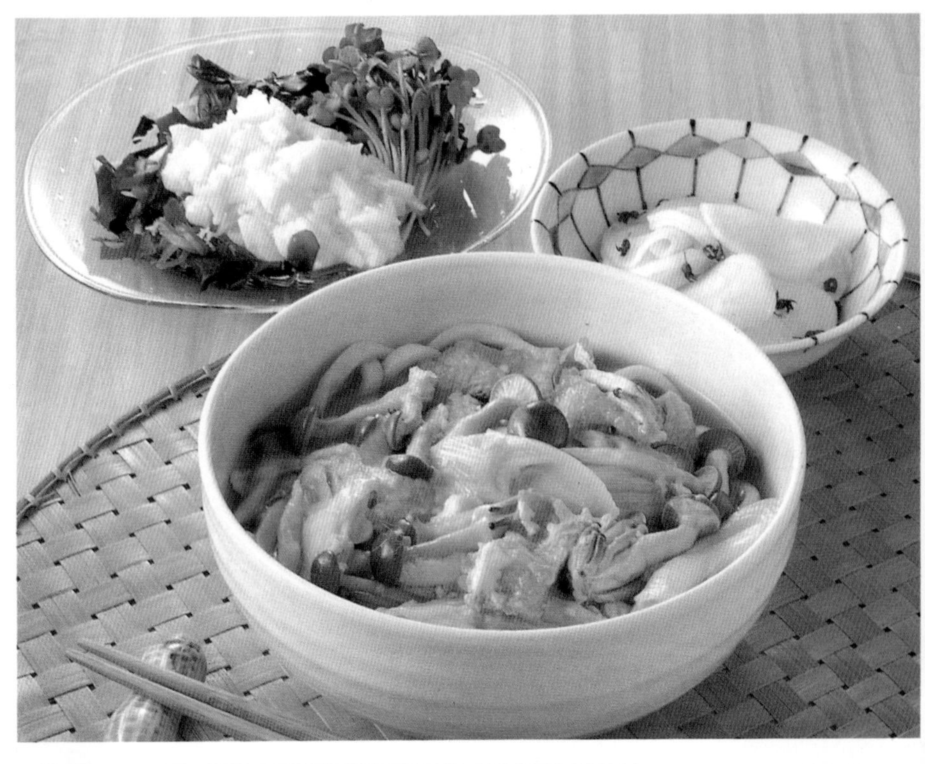

午餐

菜　　單	熱　量
蛋糊烏龍麵	398kcal
海菜、長山芋沙拉	109kcal
淺漬蕪菁	14kcal

521 kcal

早餐

●披薩風味的英式鬆餅

英式鬆餅煎成八分熟，加上材料烤來吃，非常美味。早餐不只是可以吃土司，也可以利用英式鬆餅或蘇打餅來取代。更富於變化。

①英式鬆餅四個，厚的切成二半。塗上四大匙的披薩醬汁，並將壓碎的鮪魚罐頭一百五十克鋪在上面。

②撒上綜合乾酪一百克，放入烤麵包機中，烤至乾酪溶化。盛盤，撒上少許的荷蘭芹。

●咖哩豆芽菜沙拉

①豆芽菜三百五十克去除鬚根，咖哩粉一大匙、鹽少許放入滾水中，加入豆芽菜，略煮。迅速取出，使其冷卻。

②加入醋、沙拉油各二大匙、鹽、胡椒各少許來調味。

③在盤中鋪上適量的荷葉邊萵苣，再添上②，附上四個小番茄。

●水果（哈蜜瓜四百克）

●咖啡

午餐

●蛋糊烏龍麵

①油豆腐皮四片用滾水燙過，去油。備用。

②蔥一根斜切，玉蕈一包撕成小株。

③烏龍麵八百克略煮，盛盤。

④高湯四杯、醬油四大匙、米酒二大匙，放入鍋中煮沸之後，加入①②，再度煮沸。

⑤蛋四個打散，倒入④中，凝固之後，熄火。淋到③的烏龍麵上。

●海菜長山芋沙拉

①海帶芽適量，去除筋，切成一口大小。其他的海菜三～四種準備好，備用。用適量的水充分泡過，瀝乾水分。稍微混合，盛盤。

②長山芋五百克削皮，切成一口大小。用刀背拍打。

③在①中加入②、蘿蔔嬰一包，再淋上沙拉醬汁（醋二大匙、麻油三分之二大匙、醬油一大匙、砂糖一小匙、鹽、胡椒各少許）。

★無熱量的海帶芽不只可以做味噌湯，也可以做清湯。甚至可以用在沙拉中，是非常好的素材。

★長山芋削皮之後，和空氣接觸，因爲具有澀味，而會變色。因此，削皮之後，要泡入醋水，以保持其潔白。

●淺漬蕪菁

①蕪菁三百克削皮，圓切成薄片。再撒上少許的鹽，使其變軟，擠乾水分。

②在①中加入紫蘇籽醬菜一大匙、一根切成小段的紅辣椒，稍微攪拌。

晚餐

●飯五百克

●藥味醬汁的炸鰈魚

如果在一天之中能夠靈巧地調整熱量，也能夠吃油炸的食物。這時候，可以添加油炸食物，來作出有滿足感的菜單。

①鰈魚四條去除鱗、內臟，清洗乾淨。擦乾，再撒上少許的鹽和一大匙酒。

②在①上面撒上二大匙芡粉，放入一百七十度的油中炸至酥脆。

③長蔥二分之一根、薑一塊切碎，混合調味料（豆瓣醬二分之一～一小匙、醬油、醋各一又二分之一大匙、砂糖少許），作成藥味醬汁。

④在②中淋上③的醬汁，撒上適量的香菜。

●牛奶煮白菜

①白菜四百克斜切，火腿一片切碎。

②在鍋中放入二分之一杯的高湯、白菜，煮熟之後，加入一杯無糖煉乳、二分之一小匙鹽、一大匙酒、少量的胡椒調味。

③用一倍水調入一又二分之一大匙的芡粉來勾芡，最後撒上火腿。

●蛤蜊湯

①蛤蜊（帶殼）四百克泡入淡的鹽水中，去沙。

②在鍋中放入三杯高湯，加入蛤蜊，用中火加熱。待蛤蜊的口打開之後，加入少許的鹽、胡椒來調味。最後，撒上萬能蔥的蔥花。

●水果（洋梨三百克）

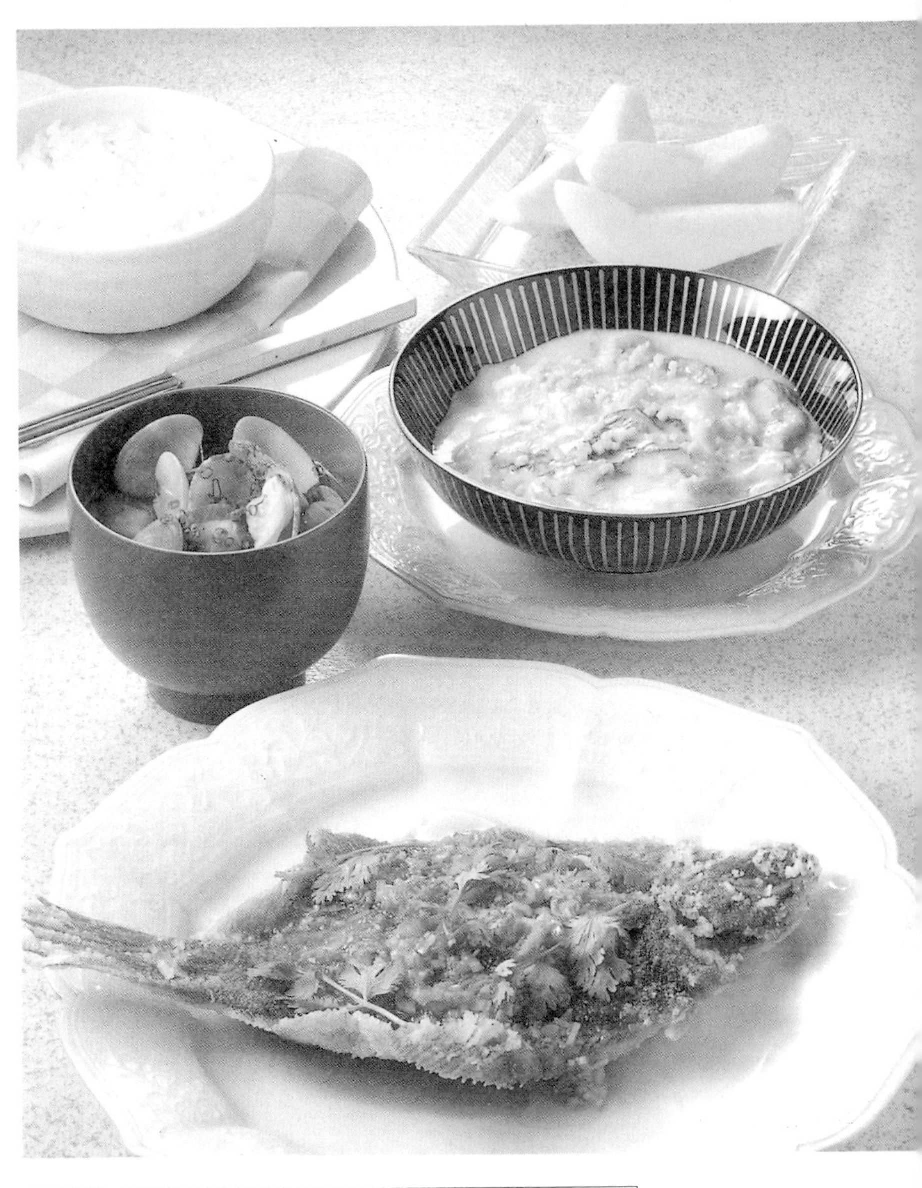

晚餐

菜　單	熱　量
飯	185kcal
藥味醬汁的炸鰈魚	170kcal
牛奶煮白菜	109kcal
蛤蜊湯	20kcal
水果（洋梨）	42kcal

526 kcal

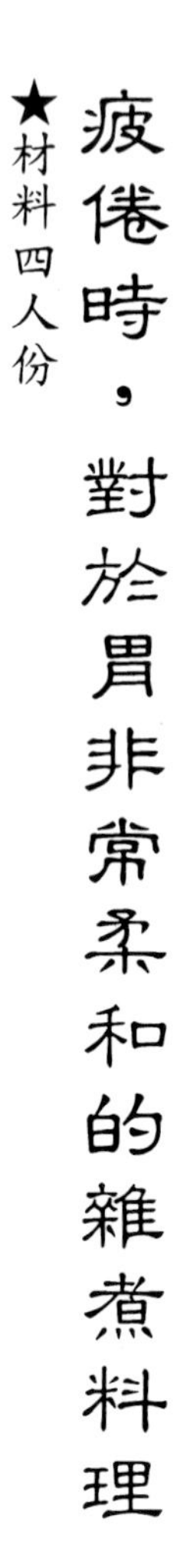

疲倦時，對於胃非常柔和的雜煮料理

★材料四人份

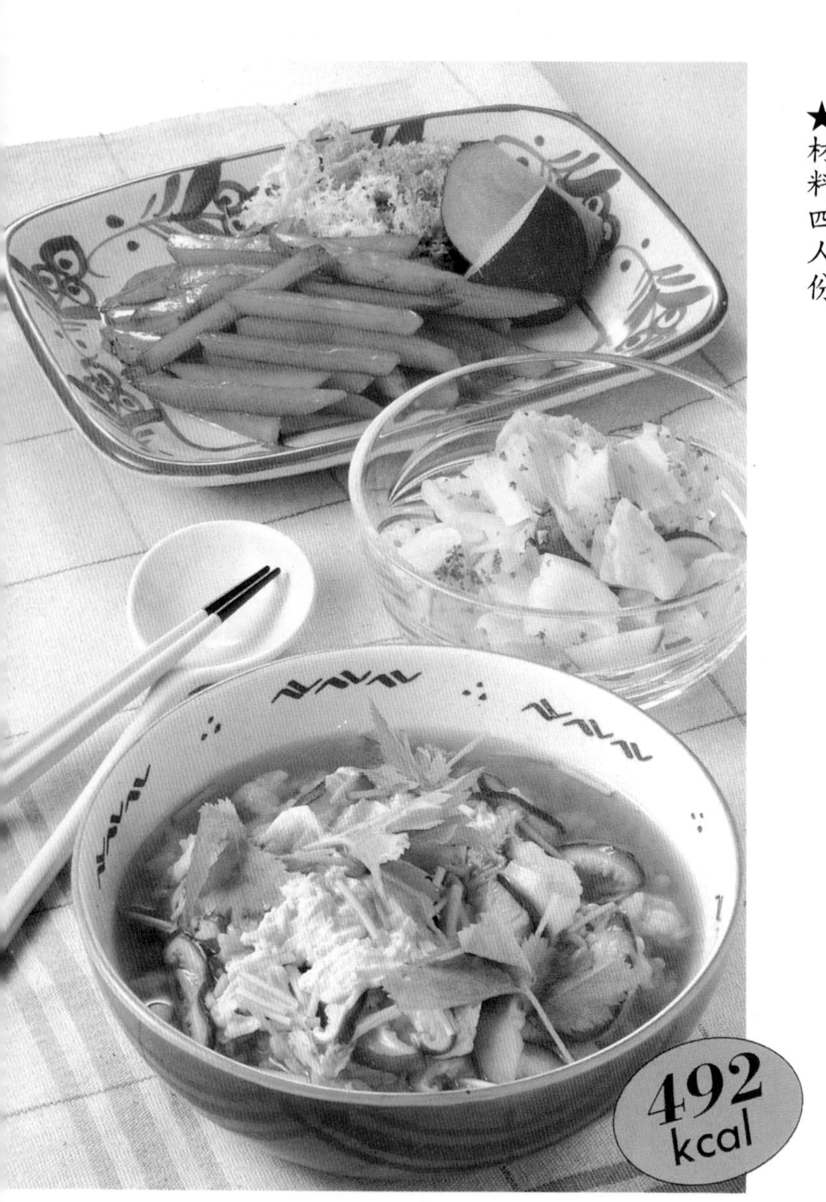

早餐

菜　單	熱　量
雜煮蛋和菇類	271kcal
煮馬鈴薯	163kcal
檸檬醬油高麗菜	27kcal
水果（油桃）	31kcal

一日合計
1497 kcal

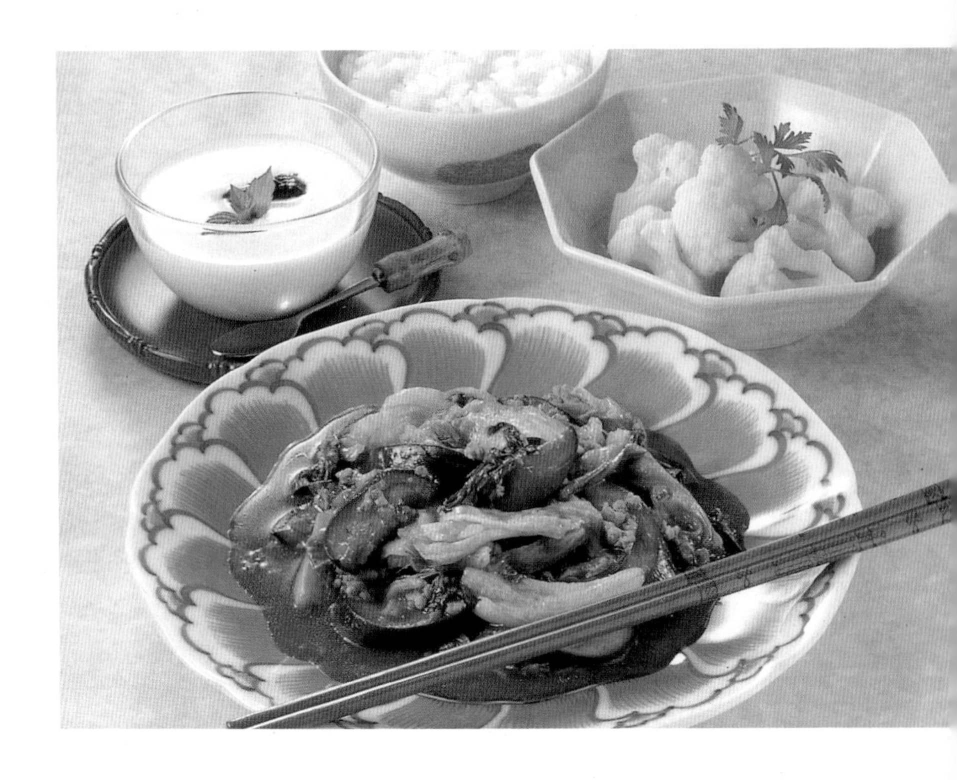

午餐

菜　　單	熱　量
飯	185kcal
麻婆茄子茼苣	179kcal
煮花椰菜	30kcal
藍莓酸乳酪	155kcal

549 kcal

早餐

●雜煮蛋和菇類

①生香菇四朵，去蒂，薄切。金針菇一袋切成二半。少許的鴨兒芹切成二公分長。

②飯四百克洗過，去除黏液，瀝乾水分。

③五杯高湯、一大匙醬油、二分之一小匙鹽，放入鍋中煮沸之後，加入菇類。

④菇類熟了之後，再加入飯。打散四個蛋，倒入。

⑤蛋凝固之後，熄火。最後，撒上鴨兒芹。

●煮馬鈴薯

①馬鈴薯四百克削皮，切成長修形。用水泡過，去除澀味。

②在平底鍋中放入2匙沙拉油，加熱，把①放下去炒。

③馬鈴薯炒至透明，變軟之後，再加入醬油、米酒各二大匙，略炒。

④盛盤，飾以菊苣。

●檸檬醬油高麗菜

①高麗菜三百克煮過，略切，瀝乾水分。

②紅皮小蘿蔔八個切成梳子形。

③①②稍微混合，撒上少許切碎的荷蘭芹。

④檸檬汁一又二分之一大匙、醬油一大匙混合之後，淋在③上。

●**水果（油桃二百五十克）**

午餐

●**飯六百克**

●**麻婆茄子萵苣**

①茄子四個縱切成二半，再斜切。

②萵苣三百克撕成一口大小。

③在平底鍋中放入二大匙沙拉油，加熱，把豬絞肉一百五十克放下去炒。炒至肉變色之後，再依序加入茄子、萵苣，用強火炒過。

④整體炒過，使其變軟，再淋上四人份麻婆豆腐的調味料，略炒。

●**煮花椰菜**

①花椰菜三百五十克分成小株。

②在鍋中放入一杯高湯、一又二分之一大匙酒、少許鹽、花椰菜，加熱，煮沸之後，改成小火。用鋁箔紙當作壓蓋，煮到收汁為止。

●**藍莓酸乳酪**

①在容器中放入四杯原味酸乳酪，再加上二大匙藍莓果醬，飾以薄荷葉。

②充分攪拌來吃。

晚餐

●**麵包（煎的麵餅一百八十克）**

●**東北歐式的煮雞肉**

①洋蔥一個薄切。番茄一個燙過，去皮、去籽，然後略切。

②羅望子（東北歐式料理的調味料）五克，用三杯水調溶。

③雞腿肉（帶骨）六百克略切，去皮，再撒上鹽、胡椒。

④在鍋中加入二大匙沙拉油，加熱，再依序放入洋蔥、雞肉炒過。

⑤等到雞肉炒至變色之後，加入①的番茄、②和調味料（黑砂糖四克、高湯素一小匙、醬油一大匙、鹽三分之二小匙、肉桂、肉豆蔻、丁香、胡椒各少許）、二根紅辣椒。

⑥用中火煮沸之後，去除浮起的澀液，再改成小火，煮至收汁。

⑦用鹽、胡椒調味，最後撒上香菜。

●**醋漬蔬菜**

①胡蘿蔔五十克切成長條形。芹菜一根、小黃瓜一根略切。

②紫色洋蔥一百五十克圓切，浸泡在少量的醋中。

③調和醋（四分之一杯的醋、白葡萄酒一又二分之一大匙、鹽二分之一小匙、砂糖二分之一大匙、月桂葉少許）放入小鍋中，煮沸之後，加入①的蔬菜，然後熄火，使其冷卻。

④紫色的洋蔥汁液的顏色，會轉移到醋中。接著，混合③來浸漬。

●**乾酪湯**

①洋蔥二分之一個切成梳子形。青椒、紅青椒各一個，和洋蔥一樣，切成相同的大小。

②在鍋中放入三又三分之二杯的高湯，加入洋蔥，加熱。當洋蔥變軟之後，加入其餘的蔬菜，並撒上少許的鹽、胡椒來調味。最後，再加入五十克的綜合乾酪。

●**水果（荔枝二百五十克）**

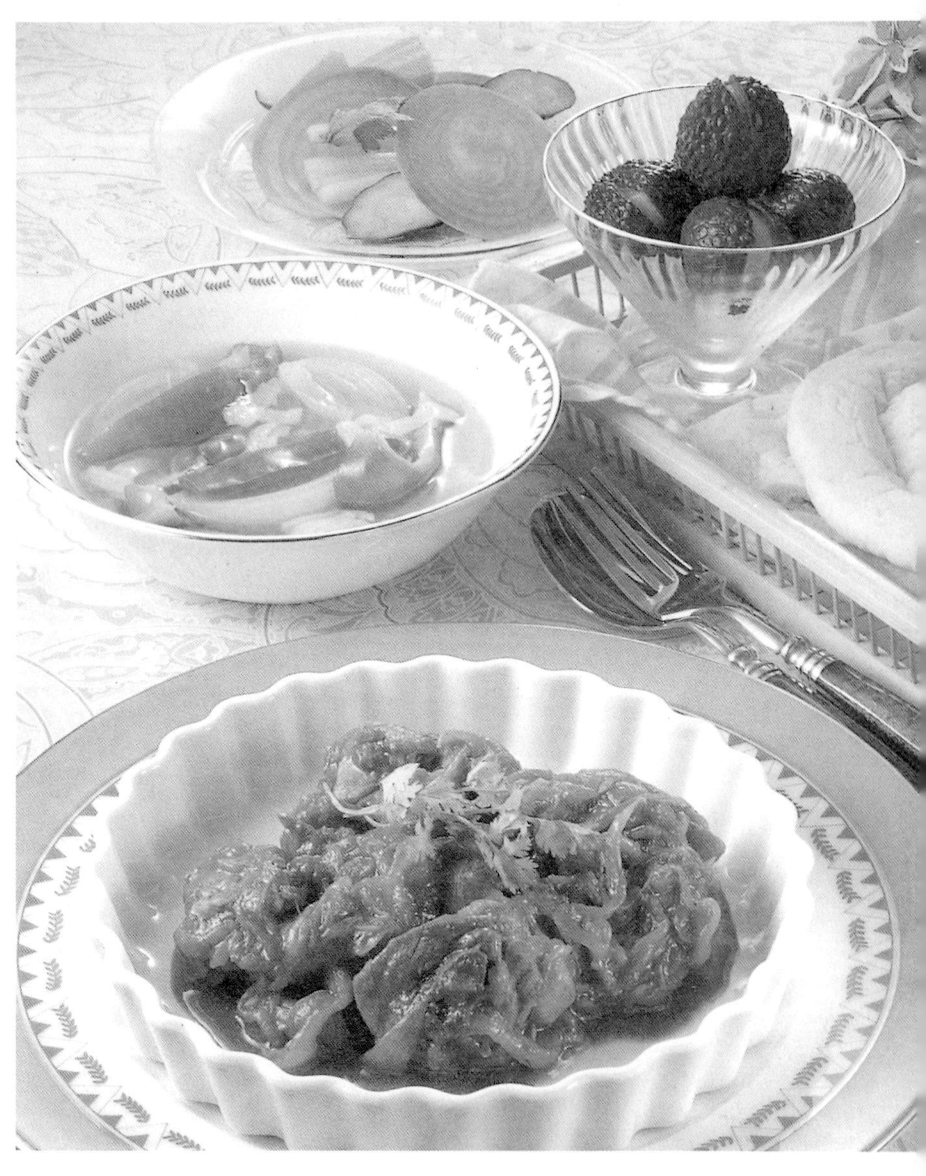

晚餐

菜　單	熱　量
麵包	117kcal
東北歐式的煮雞肉	203kcal
醋漬蔬菜	34kcal
乾酪湯	59kcal
水果（荔枝）	43kcal

456 kcal

靈巧地使用便利的蘇打餅

★材料四人份

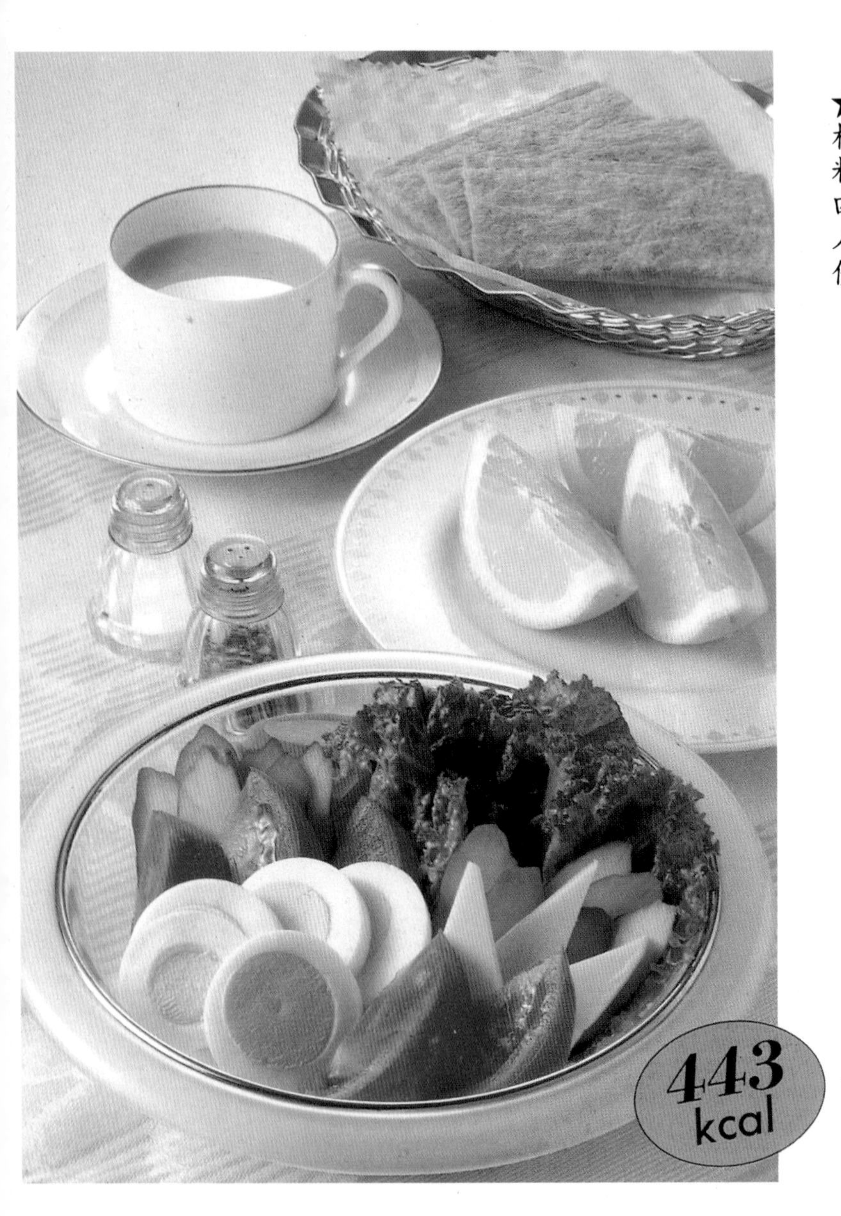

早餐	菜單	熱量
	蘇打餅	95kcal
	水煮蛋和乾酪沙拉	272kcal
	水果（葡萄柚）	45kcal
	奶茶	31kcal

一日合計
1499 kcal

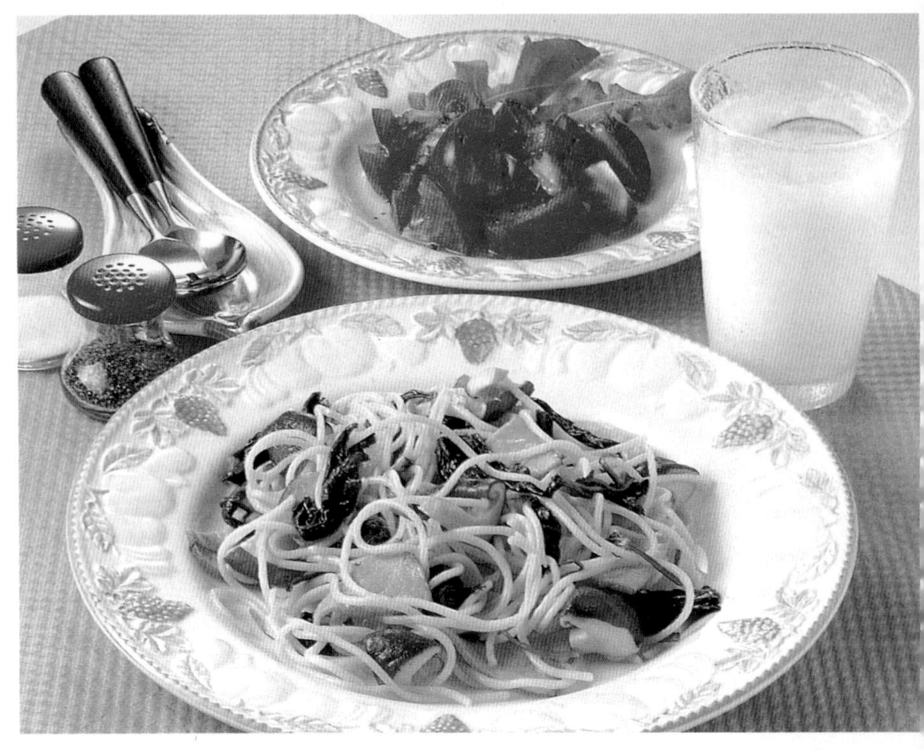

521 kcal

午餐

菜　　單	熱　量
香菇菠菜義大利麵	343kcal
番茄羅勒沙拉	71kcal
酸乳酪飲料	107kcal

早餐

●蘇打餅二十片

●水煮蛋和乾酪沙拉

①蛋四個水煮之後，剝殼。圓切。

②小黃瓜二根薄切。番茄二個切成梳子形。甜的小胡蘿蔔六根略切。

③在容器中鋪上八片荷葉邊萵苣，再添加①②。

④沙拉醬汁（醋、沙拉油各三大匙、鹽、胡椒各少許、洋蔥八分之一個切碎），作好之後，淋在③上。

★沙拉醬汁中，加入切碎的洋蔥，可使味道更加鮮美，以增添風味。可以一次切許多的洋蔥，再用水漂過。放入密閉容器中，置於冰箱的冷藏庫或冷凍庫中保存。以備緊急時使用，比較方便。

●水果（葡萄柚大二個）

●奶茶

熱紅茶加入熱牛奶。

午餐

●香菇菠菜義大利麵

①菠菜三百克放入加入少許鹽的

充分滾水中煮過，泡入冷水中，再擠乾水分，切成三公分長。

②生香菇六朵切成四等份。火腿四片切成一口大小。

③義大利麵三百克放入加入鹽的充分滾水中，煮過。再放在簍子中，瀝乾水分。

④在平底鍋中放入二大匙橄欖油，加熱。爆香一塊大蒜之後，加入①②炒過。香菇熟了之後，加入③。

⑤整體炒過之後，加入鹽、胡椒調味。

★以蔬菜爲主的義大利麵，利用橄欖油、大蒜來增添風味。重點是蔬菜不要煮得太熟。玉蕈、蘑菇、金針菇等，也非常適合。

●番茄羅勒沙拉

①大蒜四分之一片、羅勒適量切碎，和醋、橄欖油各一大匙、鹽、胡椒各少許，混合作成沙拉醬汁。

②番茄六百克略切，淋上①。如果可以，添加八片西洋蔬菜。

●酸乳酪飲料

①酸乳酪二大杯加上二大匙檸檬汁，調溶。

②加入二杯蘇打水，添加四片薄切的萊姆片。

晚餐

●飯三百克

●添加蘿蔔泥的烤鯖魚

①調味料（醬油一又二分之一大匙、酒一大匙、薑汁一小匙、砂糖一小匙混合）淋在四片鯖魚片上，擱置三十分鐘以上。

②蘿蔔三百克磨成泥之後，瀝乾水分。

③把擦乾水氣的鯖魚，放在充分烤熱的鐵網上，烤至熟爲止。

④把縱切成二半的紅皮小蘿蔔四個、蘿蔔泥，添加在魚片邊，並用紅皮小蘿蔔的葉子來裝飾。

★富含油脂的鯖魚，控制其熱量的方法，就是烤掉多餘的油脂。

●辣魚子拌蓮藕

①蓮藕四百克削皮，薄切。

②混合醋一又二分之一大匙、鹽三分之一小匙、高湯一又二分之一大匙，作成調和醋，備用。

③蓮藕用沸水煮過，瀝乾水分，泡在②中。

④辣魚子一片，去除薄皮。

⑤③冷卻之後，瀝乾水分，涼拌辣魚子。

●油豆腐皮拌油菜

①油豆腐皮三片燙過，去油。切成二公分方塊。

②油菜三百克切成三公分長。

③在鍋中放入一杯高湯、一大匙醬油、一大匙米酒，煮沸之後，加入①②。

④一邊煮一邊上下翻動，變軟之後，即可熄火。

●滑子菇鴨兒芹味噌湯

①滑子菇適量用水清洗，去除黏液。鴨兒芹適量，切成二～三mm長。

②高湯三杯放入鍋中煮滾之後，調入三又三分之一大匙味噌。最後，加入滑子菇和鴨兒芹。

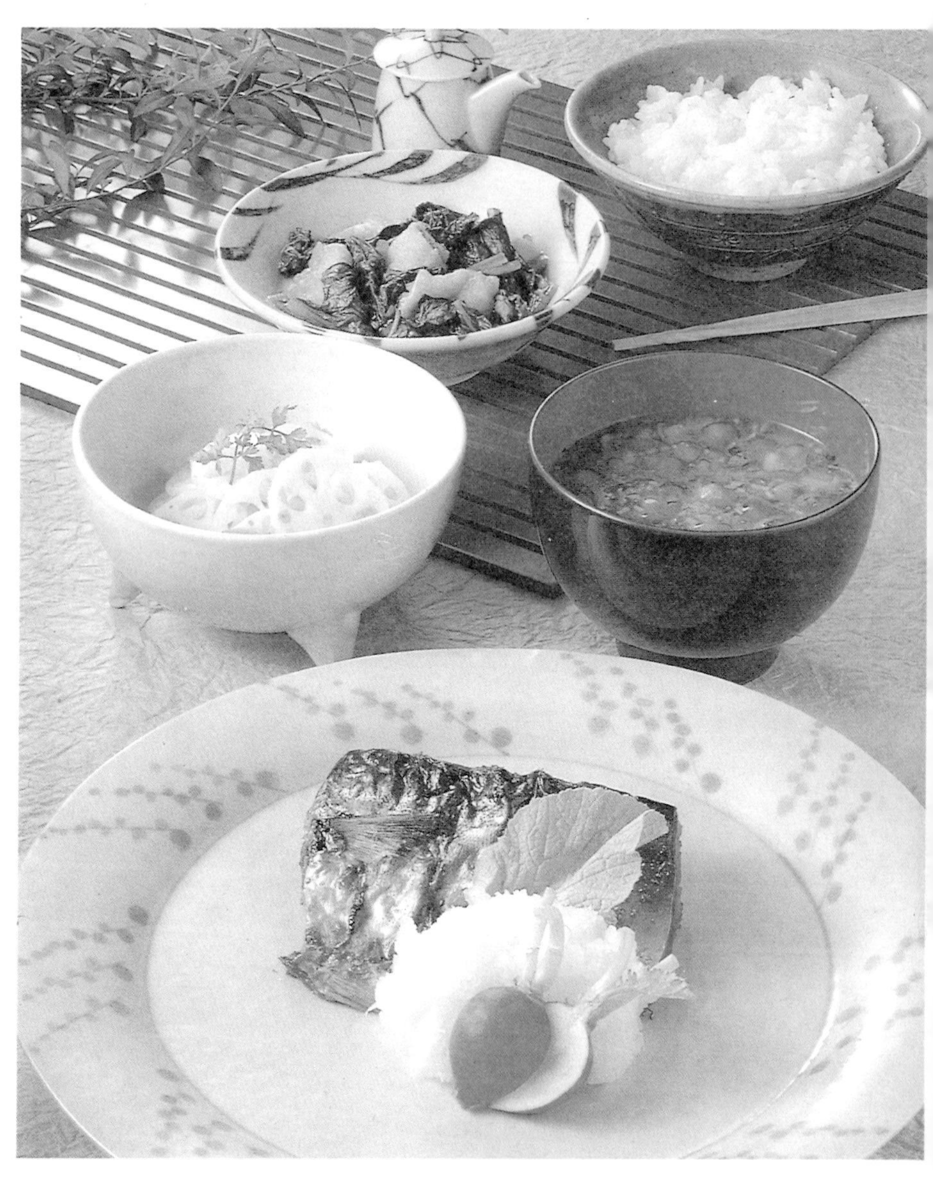

晚餐

菜　　單	熱　量
飯	111kcal
添加蘿蔔泥的烤鯖魚	219kcal
辣魚子拌蓮藕	90kcal
油豆腐皮拌油菜	87kcal
滑子菇鴨兒芹味噌湯	28kcal

535 kcal

簡單的蛋料理一定要添加蔬菜

★材料四人份

早餐

●麵包（裸麥麵包一百六十克）

●火腿蛋加蔬菜

①菠菜二百克煮過之後，切成二公分長。

②高麗菜二百克略煮，略切，再擠乾水分。

③①②稍微混合，撒上少許的鹽、胡椒。

④在平底鍋中放入二大匙沙拉油、加熱，放入四片火腿去煎。

⑤火腿煎熟之後，打入四個蛋，作成荷包蛋。

⑥把⑤添加在③上，再附上裸麥麵包一百六十克、乾酪六十克。

552 kcal

菜　　單	熱　量
麵包	157kcal
火腿蛋加蔬菜	190kcal
胡蘿蔔拌堅果美乃滋	93kcal
牛奶咖啡	61kcal
水果（麝香葡萄、巨峰葡萄）	51kcal

一日合計

1561 kcal

早餐

●胡蘿蔔拌堅果美乃滋

①胡蘿蔔三百克薄薄地刨切成長條。

②①放入沸水中煮過，瀝乾水分。

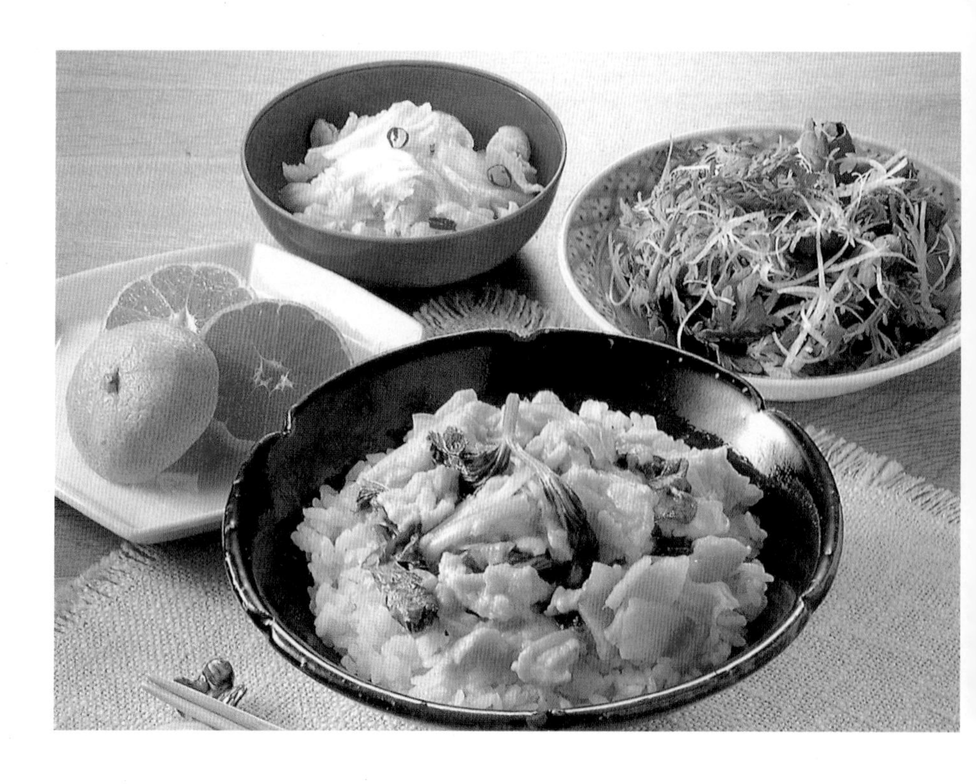

午餐

菜　　單	熱　量
芹菜蛋丼	422kcal
茼苣加蔥白芝麻醬油	23kcal
淺漬白菜	9kcal
水果（柑橘）	33kcal

487 kcal

③花生醬一又三分之一大匙、美乃滋一又二分之一大匙充分混合，和②涼拌。

④撒上切碎的荷蘭芹。

●牛奶咖啡

熱咖啡和牛奶各二杯。

●水果（麝香葡萄、巨峰葡萄三百六十克）

午餐

●芹菜蛋丼

①芹菜二根削皮，切成長方塊。葉的部分切成一口大小。

②蛋三個打散，加入三分之一杯高湯、一大匙醬油、一大匙砂糖、少許的鹽。

③在平底鍋中放入一又二分之一大匙沙拉油，加熱，把芹菜炒香。變軟之後，淋上蛋液。蛋呈半熟狀態之後，稍微攪拌，作成炒蛋。

④在大碗中盛入六百克的飯，把③添加於其上，最後添加櫻花醬菜二十克。

●茼蒿加蔥白芝麻醬油

①茼蒿一百五十克摘下葉片。蔥一根蔥白的部分細切成絲，用水漂過。

②①瀝乾水分，盛盤，再淋上

用二分之一大匙的白芝麻、混合醬油（醋一大匙、醬油一大匙）的醬汁。

●淺漬白菜

（白菜三百克、紅辣椒一根、鹽少許）。

●水果（柑橘四個）

晚餐

522 kcal

晚餐

菜　　單	熱　量
麵包	104kcal
芥末豬排	240kcal
牛奶煮馬鈴薯	87kcal
番茄味的蔬菜湯	35kcal
葡萄酒	56kcal

●麵包（胚芽麵包一百六十克）

●芥末豬排

①麵包粉二分之一杯放入平底鍋中，炒成金黃色。

②豬腿肉三百克撒上適量的顆粒芥末醬、三分之一小匙的鹽、少許的胡椒。

③依序裹上二大匙麵粉、一個蛋的蛋汁、①的麵包粉。

④在烤盤上塗上少許的沙拉油，再放上③。接著，放入加熱至二百度的烤箱中，烤十～十二分鐘。

⑤把五十克的菊苣、一把水田芥用手撕開。放在盤子裡，再放上豬排，淋上沙拉醬汁（醋、沙拉油各一又三分之一大匙、鹽、胡椒各少許、白葡萄酒二分之一大匙）。

⑥飾以四個小番茄。

●牛奶煮馬鈴薯

①馬鈴薯四個削皮，圓切，放入鍋中。加入二杯牛奶、一大匙奶油、少量的肉豆蔻、二分之一小匙的鹽，用中火加熱。

②煮沸以後，改成小火。煮至收汁爲止，再盛盤。用少許的香葉芹裝飾。

●番茄味的蔬菜湯

①洋蔥二分之一個薄切。蕪菁二個削皮，圓切。

②在鍋中放入番茄汁三杯，加入①去煮，最後用鹽、胡椒來調味。

●玫瑰葡萄酒三百ml

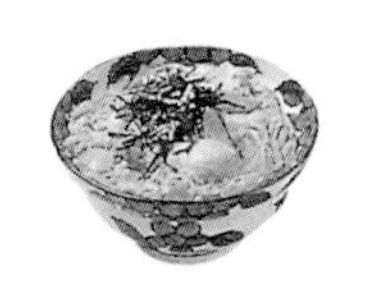

午餐外食時

爲了攝取1500kcal 的早餐、晚餐

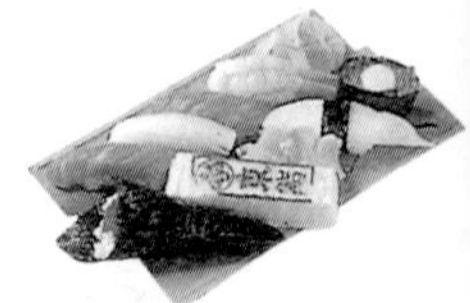

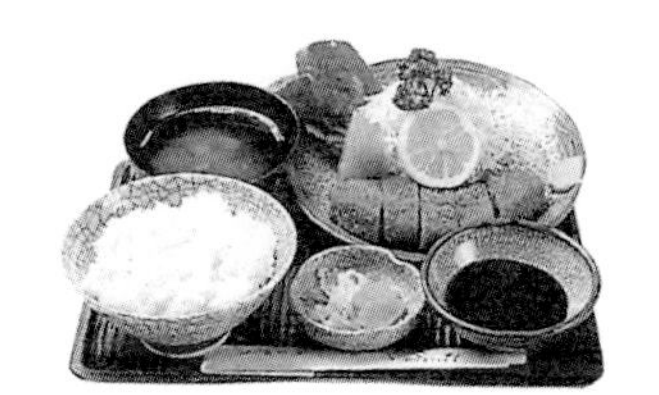

節食時，最成問題的就是外食。雖然在家中可以確實地計算熱量，可是，一旦到外面攝食時，會很容易就吃得過多。在此，介紹午餐外食菜單。在這時候，要如何攝取早餐和晚餐，才能保持1500kcal。

（材料都是四人份，熱量是一人份）

午餐吃親子丼時

★親子丼留下二分之一的飯，是六四一大卡

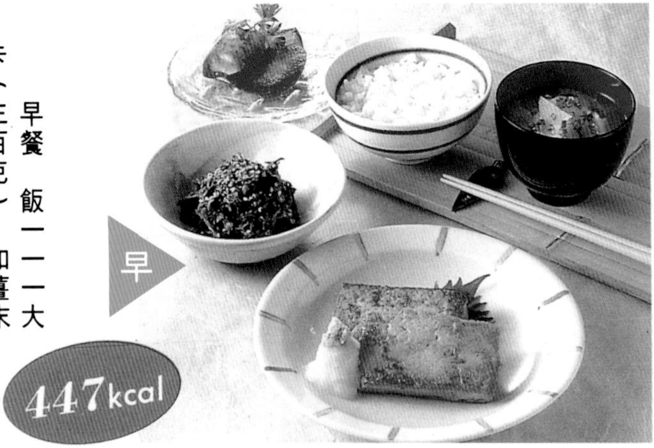

早

447kcal

早餐　飯一一一大卡（三百克），和薑末豆腐二二一大卡①豆腐二塊瀝乾水分。厚的切成二半。用二大匙沙拉油煎烤二面。②蘿蔔二五〇克、薑一塊磨成泥，添加在旁邊。**茼蒿拌芝麻三十大卡**（茼蒿二五〇克、白芝麻一小匙、醬油一大匙、砂糖一小匙、芝麻醬二分之一大匙）　**馬鈴薯洋蔥味噌湯五十六大卡**（馬鈴薯大一個、洋蔥小二分之一個、高湯三杯、味噌二又三分之二大匙、萬能蔥）　**水果二十九大卡**（李子四個）

晚餐　法國麵包一四六大卡（二百克）　醬汁奶油煎干貝二一五大卡　①沙拉油一大匙加熱，爆香二分之一塊大蒜之後，加入四分之一杯的麵包粉。炒至呈金黃色之後，撒上鹽、胡椒。②厚的干貝切成二半，撒上鹽、胡椒。在平底鍋放入一大匙沙拉油，加熱。干貝二面煎過。③波菜二百克用滾水煮過，切成三公分長。玉蕈一包切成小株，燙過。④在❷中撒上❶和切碎的荷蘭芹，添加❸和薄切的番茄、檸檬。　**煮芹菜十八大卡**①芹菜三根去筋，略切，再加入一小匙高湯素、二大匙白葡萄酒、香菜、鹽、胡椒各少許，一起煮。　**紅青椒、小黃瓜沙拉三十三大卡**①小黃瓜二根削部分皮，略切。切成適當大小的紅青椒二個，菊苣五十克，一起盛盤。②原味酸乳酪三大匙、醋一大匙、鹽、胡椒各少許、沙拉油二分之一大匙，混合

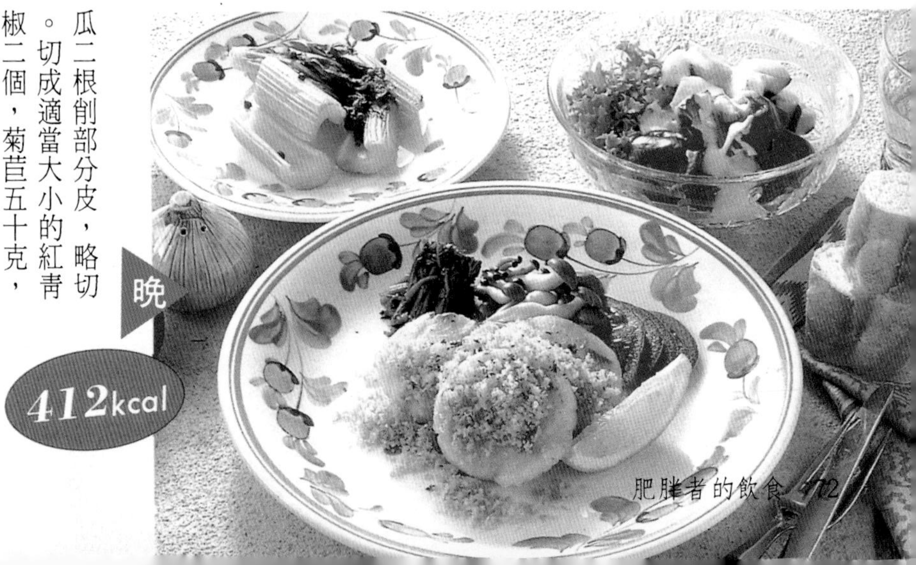

晚

412kcal

午餐吃燒烤魚定食時

★烤魚定食爲四五九大卡

早

530kcal

早餐　火腿乾酪土司二九一大卡英式麵包二五〇克切成二半。火腿、乾酪各四片鋪在麵包上，放入烤麵包機中烤。接著，添加水田芥。　**半熟蛋八十一大卡**（蛋四個）**肉桂高麗菜沙拉九十六大卡**①高麗菜二五〇克切成一公分方塊，撒上少許鹽，變軟之後，擠乾水分。②加入醋、沙拉油各二大匙、鹽、肉桂各少許、砂糖一小匙、葡萄乾二大匙調味，再撒上切碎的荷蘭芹。　**牛奶咖啡六十二大卡**（牛奶和咖啡各二杯）

晚餐　飯一四八大卡（四百克）**中式煎豬排二一二大卡**①豬腿肉三五〇克用一大匙酒、三分之一小匙發粉、一大匙芡粉來醃漬，擱置一會兒。②青椒、紅青椒各二個去籽，切成一口大小。在鍋中放入二分之一大匙沙拉油，青椒炒過之後，撒上鹽、胡椒各少許來調味。③在鍋中加入一大匙沙拉油，加熱，放入❶煎過。變色之後，再放入一塊大蒜、蠔油醬汁、醬油各二分之一大匙，煮至入味。④盛盤。添上❷。　**涼拌青江菜三十一大卡**青江菜四百克放入加入少許鹽、沙拉油的熱水中煮過。　**豆腐木耳湯三十二大卡**適量的木耳用水泡過，蔥二分之一根細切。嫩豆腐二百克切成骰子一般大小，在鍋中放入三杯高湯，和豆腐一起煮。最後，用鹽、胡椒和少量的薑汁調味。然後，加入木耳和蔥，即可熄火

水果五十大卡（梨四個）

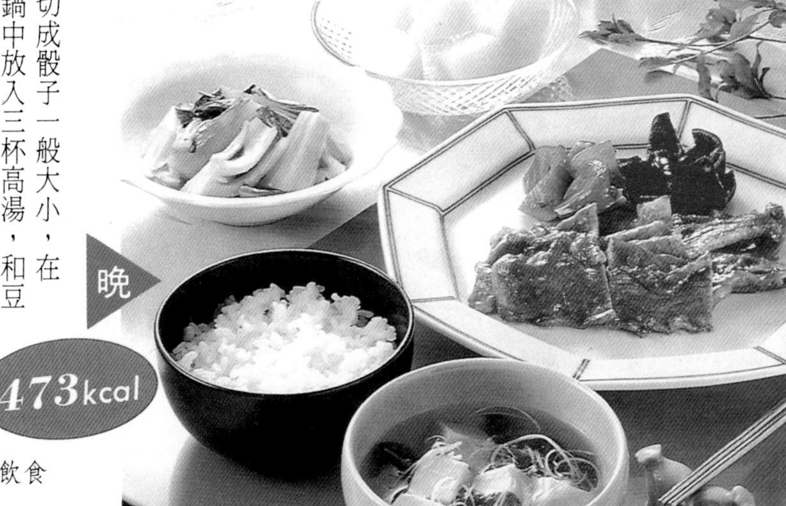

午餐是烤肉定食時

★烤肉定食為六三四大卡

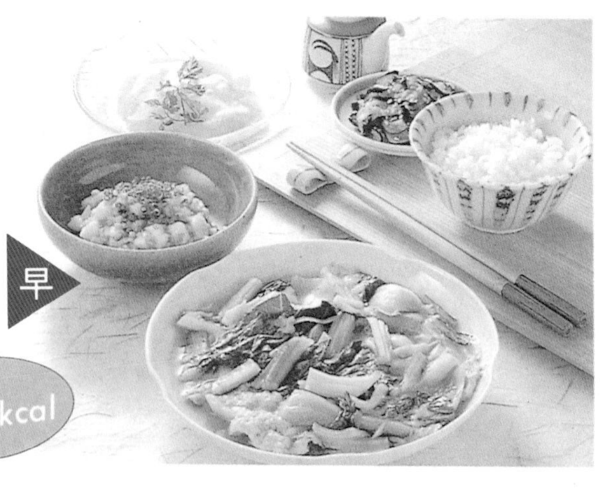

早餐　**飯一四八大卡**（四百克）**蛋糊青江菜蟹肉棒一三〇大卡**①青江菜二五〇克切成二～三公分長。蟹肉棒六根撕成二半。②高湯一杯、醬油二大匙、砂糖、酒各一大匙，放入鍋中煮沸，加入❶。③青江菜變軟之後，淋上三個蛋的蛋汁，蛋呈半熟狀態即可。　**山芋拌納豆九十九大卡**山芋三百克削皮，用刀背拍打。再切成小塊。納豆九十克加入一又三分之二大匙醬油、少許的芥末醬，充分混合之後，加在山芋上。最後，撒上萬能蔥的蔥花。　**淺漬茄子一一大卡**（茄子二個、鹽少許、白芝麻一小匙）**加酸乳酪的柳橙二十二大卡**（柳橙五百克、原味酸乳酪二杯、香葉芹）

晚餐　**麵包捲一四〇大卡**（小八個）　**油煮蛤蜊菇類七十二大卡**①帶殼的蛤蜊五百克充分洗過，去沙。金②針菇、玉蕈、生香菇三百～四百克，去除根部，切成適當的大小。③在鍋中加入❶❷、少量的鹽、四分之一杯白葡萄酒，煮過。④在小鍋中取出湯汁，加入二分之一杯無糖煉乳，煮至只剩下半量之後，再加入鹽、胡椒和❸。最後，撒上切碎的荷蘭芹。　**菜豆、杏仁果沙拉六十五大卡**菜豆三百克煮過，略切，再淋上用二分之一大匙美乃滋、一大匙牛奶調成的醬汁。最後，撒上杏仁果片一大匙。　**迷你小番茄湯九大卡**（高湯三杯、小番茄十五～二十個、鹽、胡椒各少許）**葡萄酒六十六大卡**（白酒三五〇ml）

晚　352kcal

午餐是里脊豬排定食時

★里脊豬排定食爲七九〇大卡

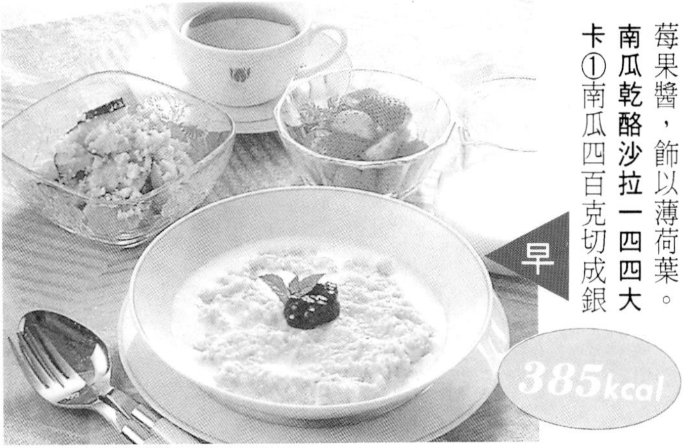

早餐　牛奶燕麥二一五大卡水三又四分之一杯煮沸之後加入一百克的燕麥，一邊混合一邊煮。再加入加熱的三杯牛奶。添加二大匙藍莓果醬，飾以薄荷葉。

南瓜乾酪沙拉一四四大卡①南瓜四百克切成銀杏葉形，用保鮮膜包起，放入微波爐中加熱（一百克加熱二～三分鐘）。②胡蘿蔔一五〇克磨碎，瀝乾水分，加入一大匙蜂蜜、鬆軟白乾酪五十克、鹽少許、二分之一大匙檸檬汁、沙拉油一大匙，混合在一起，和❶涼拌。　**水果二十六大卡**（草莓三百克）　紅茶。

晚餐　飯七十四大卡（二百克）

豆腐蝦仁燴菠菜一九二大卡①波菜三百克放入加入少許鹽和二分之一大匙沙拉油的熱水中，煮過之後，切成三公分長，盛盤。②蔥二分之一根、薑、大蒜各二分之一塊，切碎。③一又二分之一大匙番茄醬、二分之一大匙醬油、一大匙酒、四分之一杯高湯，混合在一起。④蝦子二百克去殼，去除背部的沙腸。從腹側切開，撒上鹽、酒。⑤豆腐一塊切成一口大小。⑥在鍋中放入一大匙沙拉油，加熱。放入❷，爆香之後，再加入❹。⑦當蝦子變色之後，加入❺❸一起煮滾。

再加入用一倍的水調溶的二分之一大匙芡粉勾芡。　**豆苗、榨菜沙拉三十四大卡**（豆苗二百克、榨菜五十克、醬油少許、麻油一小匙）　**中式的蛋花湯二十九大卡**（蛋一個、生香菇四片、豌豆莢四片、高湯三杯、鹽、胡椒各少許。芡粉一大匙）

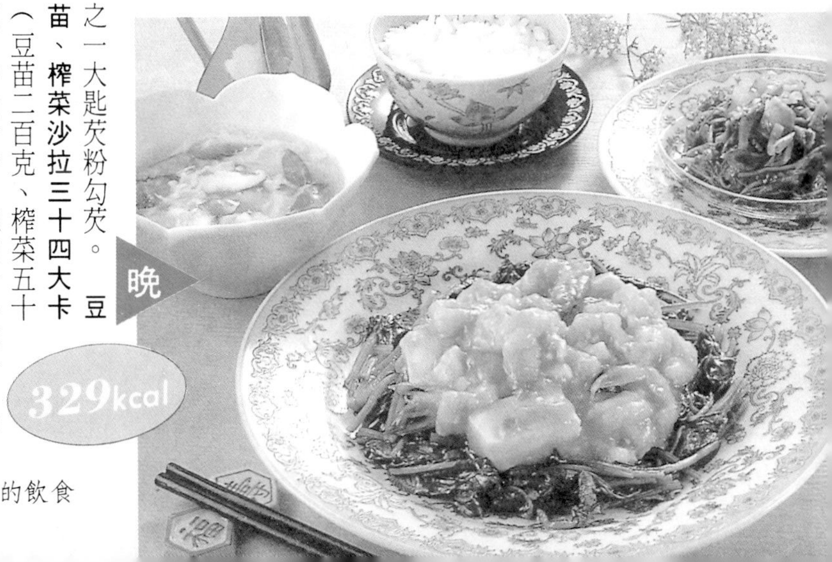

午餐是咖哩飯時

★咖哩飯的飯留下三分之一的量時，爲七五六大卡

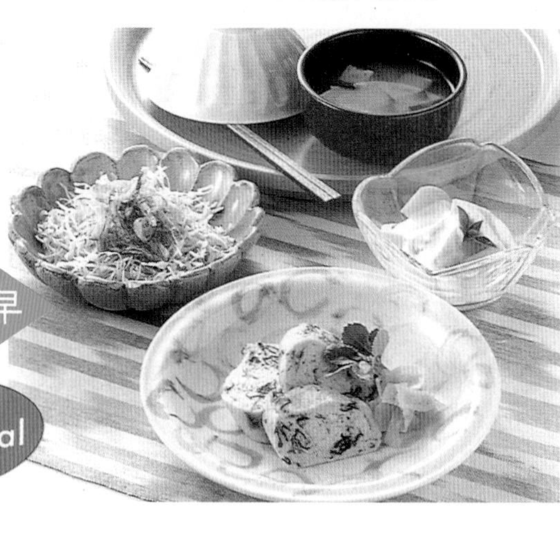

早

397kcal

早餐　飯七十四大卡（二百克）**加海苔的煎蛋一二七大卡**①蛋四個、鹽少許、酒二大匙、砂糖一大匙、高湯一大匙、醬油一小匙、攪拌。把二分之一片的五香海苔撕成小片，再加入切成蔥花的萬能蔥少許。用一大匙沙拉油煎過。再添加蘿蔔的櫻花醬菜。**高麗菜油豆腐皮沙拉四十四大卡**　①高麗菜一五〇克、紅皮小蘿蔔四個切絲，用水漂過。②油豆腐皮一片放在鐵網上烤過之後，切絲。③瀝乾水分的❶放在❷上，加上用醋、醬油各一大匙、麻油一小匙、四分之一塊磨成泥的薑末混合而成的醬汁。**豆腐、海帶芽味噌湯五十一大卡**　（豆腐二分之一塊、海帶芽適量、高湯三杯、味噌二又三分之二大匙）　**加酸乳酪的木瓜一〇一大卡**（木瓜五百克、原味酸乳酪一又三分之一杯）

晚餐　飯七十四大卡（二百克）**鹽烤雞魚一〇六大卡**①雞魚四條去除魚鱗和頭部、內臟之後，剖成三片。撒上鹽，在表皮劃上切口。捲起之後，用牙籤固定。烤過。②蕪菁四個切成菊花形，放入淡的鹽水中，浸泡至軟爲止。再放入二大匙醋、一又四分之一小匙鹽、一小匙砂糖、少量紅辣椒調成的醬汁。浸泡一個小時以上。　**甜的南瓜煮紅豆一四九大卡**　①南瓜五百克切成大塊，部分削皮。放入鍋中，加入一杯水、二分之一小匙鹽、一又二分之一大匙砂糖、酒、醬油各一大匙。加熱，煮過，最後再放入煮過的紅豆七十克。　**加檸檬醬油的烤綠蘆筍二十大卡**（綠蘆筍三百克、高湯一又二分之一大

晚

349kcal

午餐是炒飯時

★炒飯留下八分之一時，爲六七六大卡

早餐　土司七十八大卡（土司一百二十克）**加乾酪的蛋包一七五大卡**①加工乾酪六十克切成一公分方塊，荷蘭芹適量切碎。②蛋四個加入三大匙牛奶，鹽、胡椒各少許。

早

386kcal

再和❶混合。③用一又三分之一大匙的奶油來煎，再添加小番茄四個。**蔬菜湯二十三大卡**①洋蔥四分之一個薄切、高麗菜一百克、胡蘿蔔二十克、火腿二片切絲。②三杯高湯和❶放入鍋中煮，再用鹽、胡椒來調味。**葡萄柚水田芥沙拉四十八大卡**葡萄柚一百五十克剝除皮和薄皮，取下果肉。菊苣五十克、水田芥一把，撕成一口大小。再淋上用沙拉油、醋一又二分之一大匙、鹽、胡椒各少許混合而成的醬汁。牛奶咖啡六十二大卡（牛奶、咖啡各二杯）

晚餐　飯一一一大卡（三百克）**加大豆的煎豆腐餅二六八大卡**①蔥二分之一根、薑一塊切碎，水煮大豆一百五十克壓碎。②雞絞肉一百五十克混入❶、蛋一個、三分之一小匙鹽、一大匙酒、一小匙醬油、三大匙麵粉，混合作成小的圓餅。③在鍋中放入一大匙沙拉油，放入圓餅去煎烤。④捨棄油，再加入醬油、米酒各一又二分之一大匙來調味。⑤生香菇六個、小的青椒二十條，用油煎過。添加在旁邊。再添上四個紅皮小蘿蔔。**略煮的烤茄子三十五大卡**（茄子八個、高湯四大匙、醬油一又三分之一大匙、鰹魚屑、薑少許）。**醋漬小黃瓜涼粉七大卡**（小黃瓜一根、涼粉、調味料）。**清湯十八大卡**（麩十五克、秋葵十五克等）。

晚

439kcal

午餐是飯糰時

★飯糰是五六七大卡

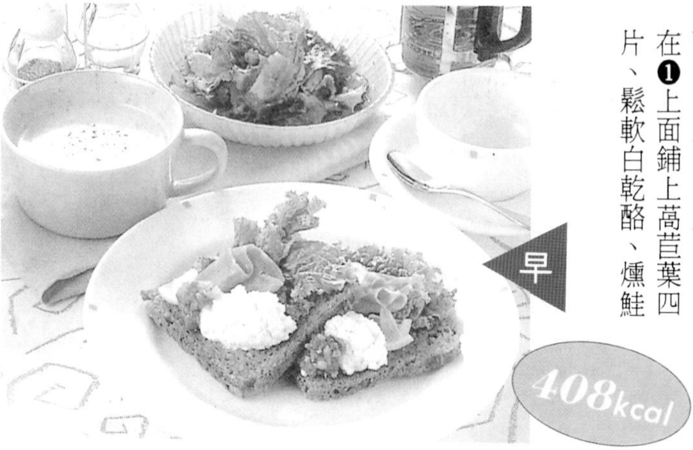

早餐　開放式三明治二四九大卡①泡菜少許切碎，檸檬圓切成四片，切成銀杏葉形。②裸麥麵包二百克塗上二大匙奶油，在❶上面鋪上萵苣葉四片、鬆軟白乾酪、燻鮭魚一百克。　**加檸檬醬油的荷葉邊萵苣三十九大卡**（萵苣一五〇克、檸檬汁、醬油、沙拉油各一小匙、胡椒少許）。　**奶油胡蘿蔔湯一二〇大卡**胡蘿蔔二百克磨碎，牛奶三杯、高湯素二分之一大匙，放入鍋中煮。再用少許的鹽、胡椒來調味。用加入一倍量的水一又二分之一大匙的芡粉來勾芡，再盛入湯碗中，撒上切碎的荷蘭芹。**紅茶**

晚餐　飯二二二大卡（六百克）　**辣炒牛肉蘿蔔二〇九大卡**①蘿蔔三百克切成長方塊。牛腿肉三百克切成一口大小。再加入三分之二大匙醬油、一小匙酒煮過。②蘿蔔葉少許，用滾水燙過之後，切成二～三公分長。③沙拉油二大匙加熱，放下牛肉去炒過。再放入蘿蔔，變軟之後，加入一又二分之一大匙醬油、一大匙酒、二分之一大匙砂糖來調味。最後，淋上一小匙麻油、撒上❷。　**涼拌豆芽菜和韭菜四十七大卡**，豆芽菜三百克去除鬚根，用滾水燙過。韭菜一百克煮過之後，切成三公分長。兩者混合，再撒上二分之一小匙鹽、各二分之一大匙的麻油和沙拉油，加上切絲的紅辣椒。　**鵪鶉蛋湯四十九大卡**，菜豆二根煮過之後，斜切。三杯高湯加熱，在煮沸之前，加入煮過的菜豆和十二個鵪鶉蛋，用少許的鹽、胡椒來調味。

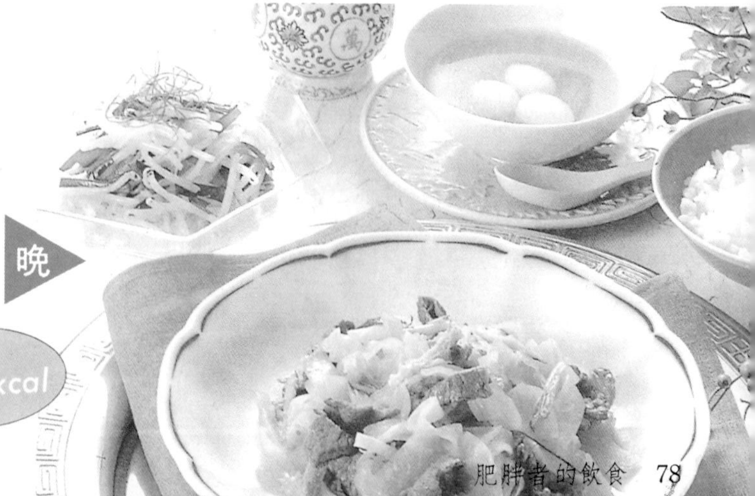

午餐是天婦羅時

★天婦羅定食飯留下三分之一的飯時，為七八一大卡

早

385kcal

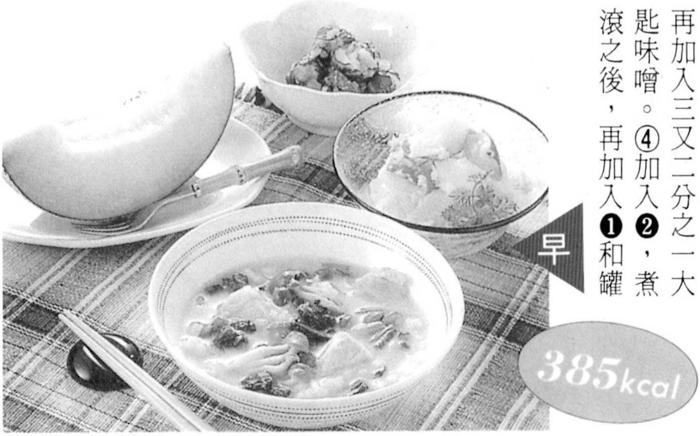

早餐　味噌雜煮的菇類鮪魚一四四大卡①油菜二百克切早成三公分長。玉蕈一包撕成小株。②飯二百克用水洗過。③高湯四杯煮滾，再加入三又二分之一大匙味噌。④加入②，煮滾之後，再加入❶和罐頭鮪魚一百克。**牛奶煮甘薯一六〇大卡**①甘薯三百克略切，去除澀味。②在鍋中放入牛奶一又二分之一杯、鹽三分之一小匙、砂糖二大匙、酒一大匙，和番薯一起煮到收汁。　**辣魚子拌小黃瓜十六大卡**（小黃瓜三根、鹽少許、辣魚子四分之一片、酒二分之一大匙）。**水果六十五大卡**（哈蜜瓜六百克）

晚餐　麵包六十六大卡（麵包捲或裸麥麵包一百克）　**芥末醬汁的水煮雞肉一五二大卡**①去皮的雞翅膀肉三百克、洋蔥一個薄切、水、鹽各少許、白葡萄酒二大匙，一起放入鍋中煮。②在煮過的湯汁中，加入四分之一杯的無糖煉乳。一直煮到只剩下半量，再加入少量的鹽、胡椒、顆粒芥末醬。③❶切過，盛盤，淋上❷。④菜豆一百克煮過之後，略切。胡蘿蔔一五〇克切成適當大小，用二分之一大匙的奶油、鹽、胡椒、水各少許、二分之一小匙高湯素、二分之一大匙砂糖煮過。　**乾酪烤茄子番茄一一八大卡**茄子三個圓切，用一大匙沙拉油煎過，切成半月形的番茄一又二分之一個，盛盤。乾酪六十克撒在上面，放入烤箱中烤過。最後，撒上荷蘭芹。　**水田芥湯三大卡**（高湯三杯、胡椒各少許、水田芥二分之一束、紅青椒一個）

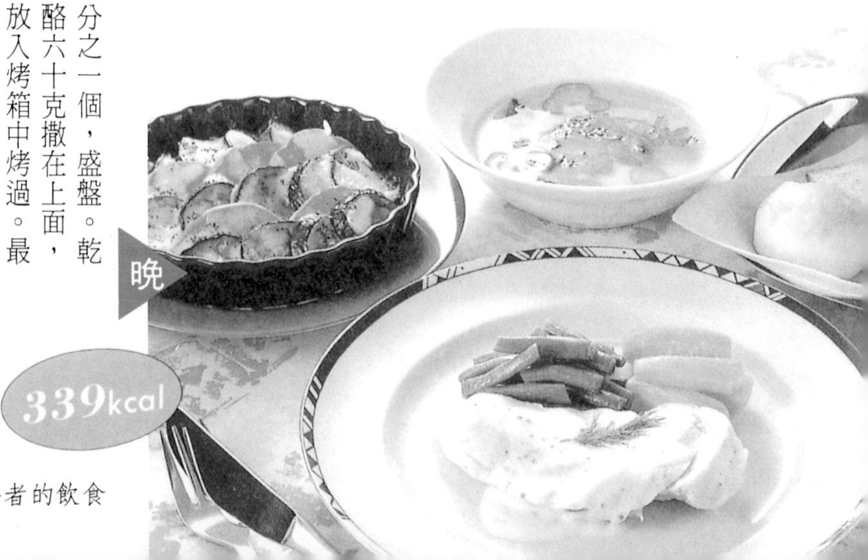

晚

339kcal

午餐是三明治時

★綜合三明治五五三大卡

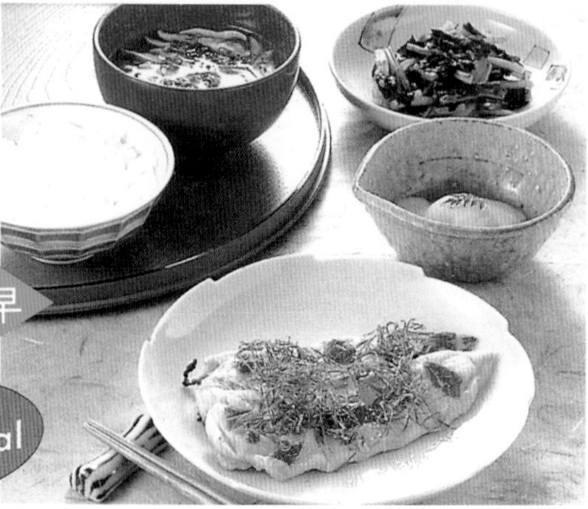

早

443kcal

早餐　飯二二二大卡（六百克）　**梅子紫蘇烤雞肉八十六大卡**①雞胸肉三百克去筋，鹽三分之一小匙、酒一大匙，撒在上面，擱置一會兒。②紫蘇葉八片，切絲。梅乾二個去籽，略切。③在❶上撒上梅乾，放在鐵網上烤。再撒上紫蘇葉。**溫泉蛋九十大卡**（蛋四個、高湯三分之二杯、醬油、米酒各三分之二大匙、秦椒芽四片）　**青菜拌海苔二十二大卡**、油菜三五〇克煮過，切成三公分長。五香海苔一片，撕碎，和菜混在一起。再淋上用二大匙高湯、一又三分之一大匙醬油調成的醬汁。　**生香菇味噌湯二十三大卡**（生香菇六～八個、萬能蔥少許、高湯三杯、味噌二又三分之二大匙）

晚餐　飯一四八大卡（四百克）
蔬菜燴沙丁魚二八三大卡①沙丁魚小的八條，去頭和內臟。再從背部剖開。②蔥一根、胡蘿蔔二十克切絲。豌豆莢六片，用沸水略煮，斜切。③❶撒上少許的鹽、一大匙酒，擱置一會兒，再撒上三大匙麵粉。放入一又二分之一大匙的沙拉油中煎過。④一杯高湯、一大匙酒、鹽少許、醬油、砂糖各一小匙，煮沸之後，再把蔥、胡蘿蔔放下去略煮。⑤用一倍量的水調溶的二分之一大匙的芡粉勾芡。然後，再淋上一又二分之一大匙的醋和切絲的豌豆莢。最後，淋在❸　**沾拌芹菜四十一大卡**（芹菜三百克、鹽少許、醬油、麻油各二分之一大匙、切碎的辣椒少許）
甜煮香菇竹筍二十八大卡（乾香菇五～六個、泡香菇的湯汁、熟的竹筍二百克、醬油三分之二大匙、酒一大匙、砂糖二分之一大匙、香菜）　**海帶牙湯**（海帶芽、芹菜葉適量、高湯三

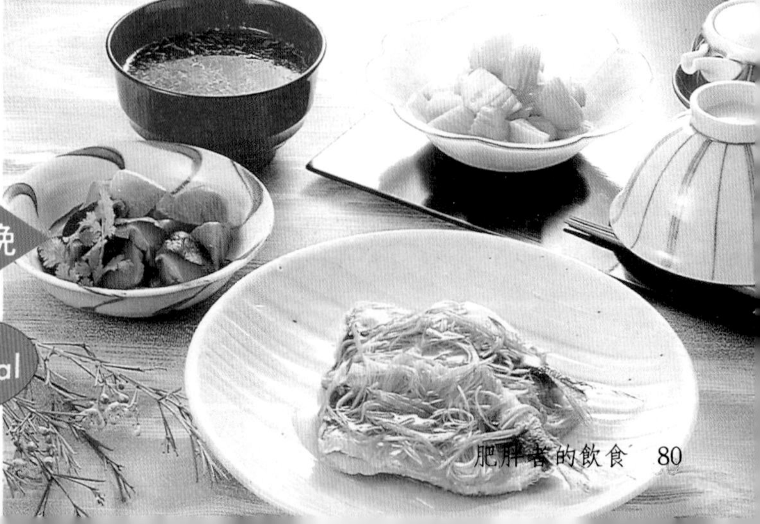

晚

500kcal

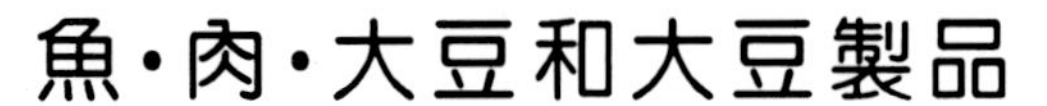

主要材料別的健康料理

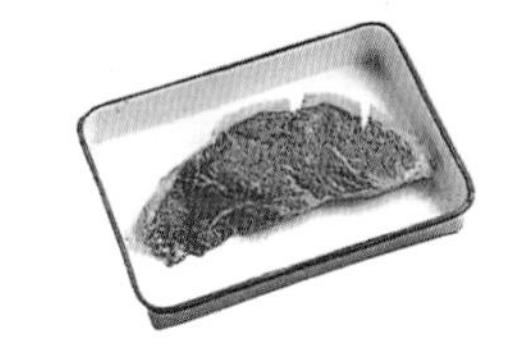

主要的蛋白質來源，是魚、肉、大豆和大豆製品。由於材料的選擇方法和調理方式的不同，熱量也會有所差異。在此，要介紹的主菜是低熱量的料理。秘訣在於和蔬菜的組合方法、調味，不妨作爲參考，有助於使料理更富於變化。

（熱量爲一人份，作法見133～144頁）

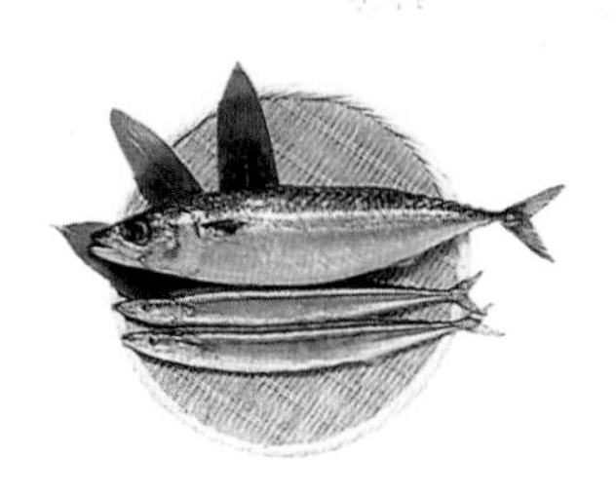

魚・貝

低熱量的白肉魚和貝類等。油脂較多的種類，可以作成烤魚，藉此去除多餘的油脂，這也是一種方法。

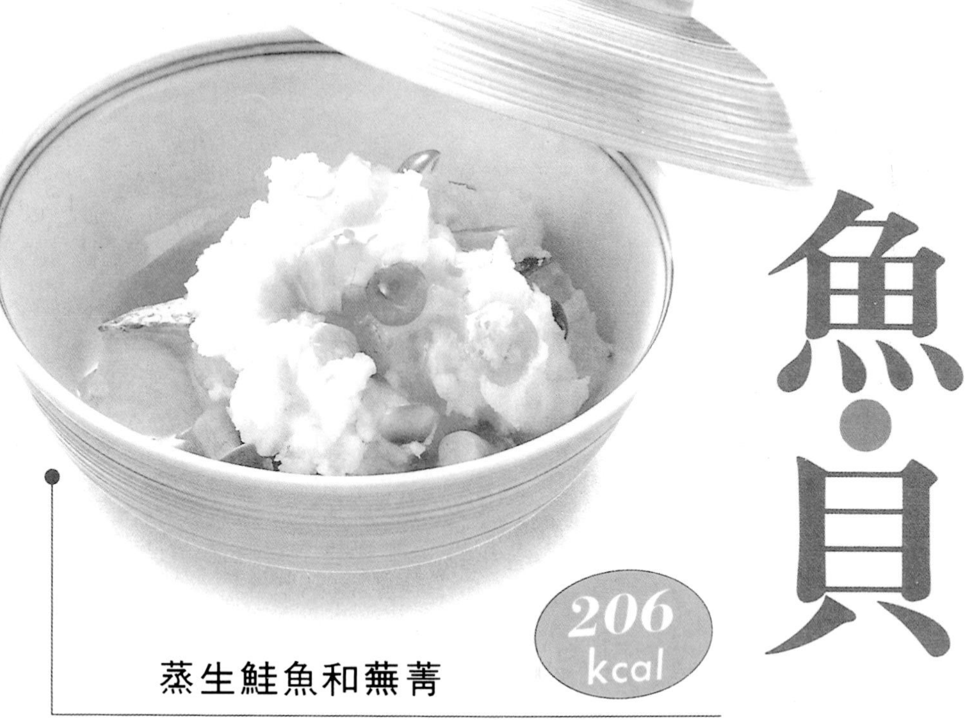

206 kcal

蒸生鮭魚和蕪菁

259 kcal

南蠻燒秋刀魚

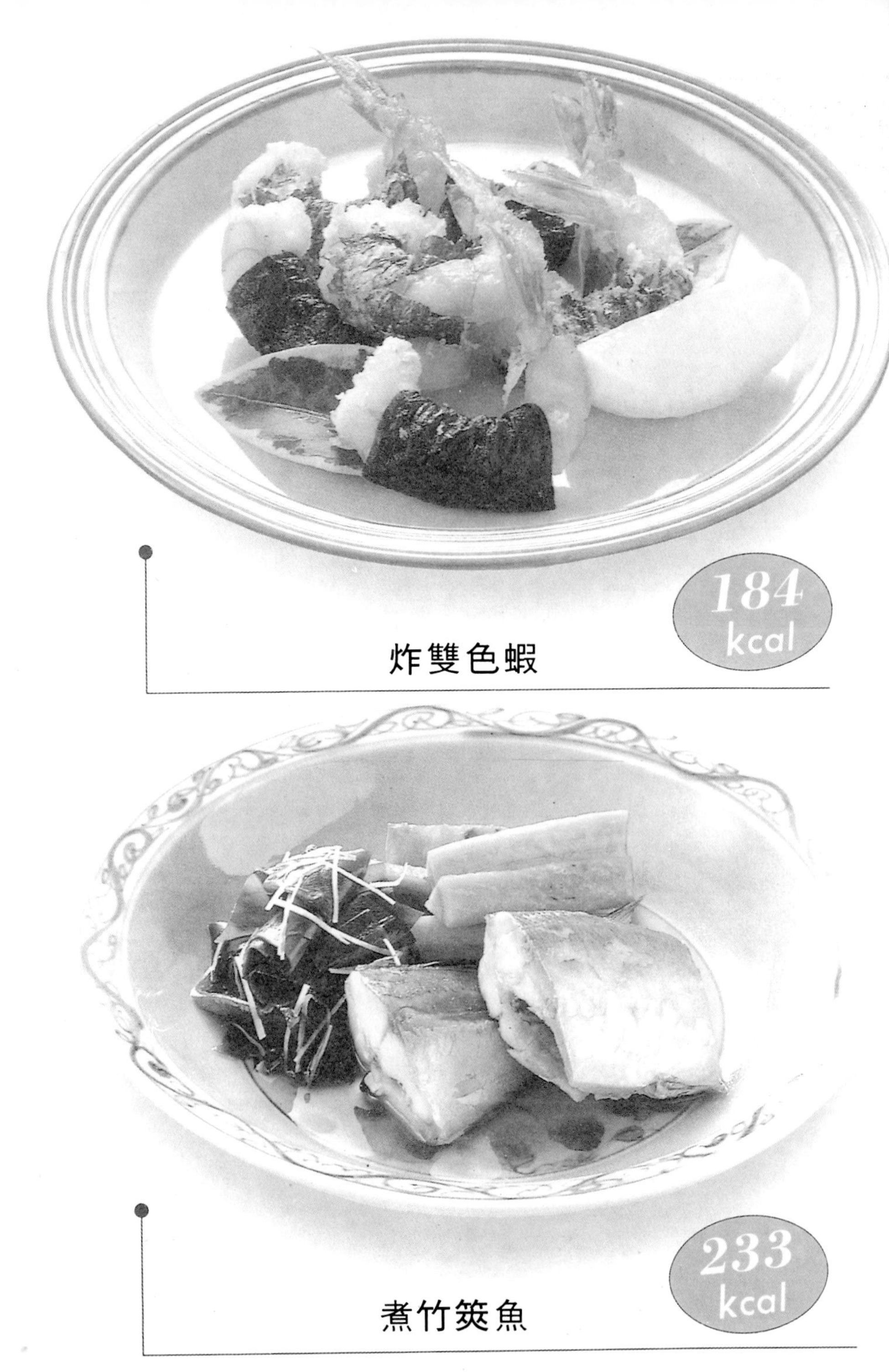

炸雙色蝦

煮竹筴魚

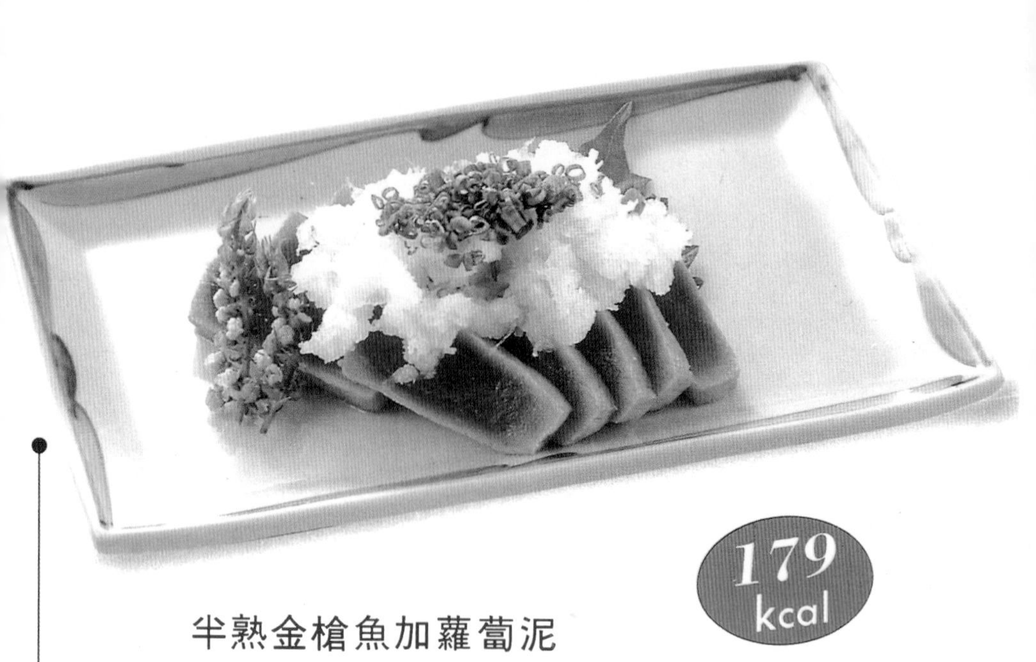

半熟金槍魚加蘿蔔泥

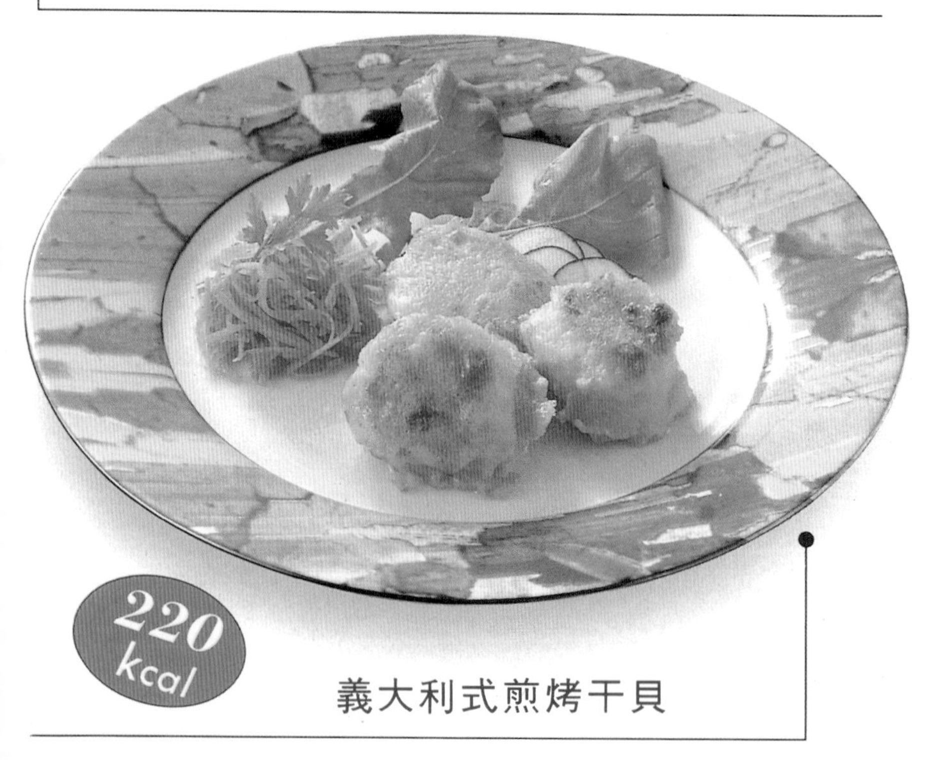

義大利式煎烤干貝

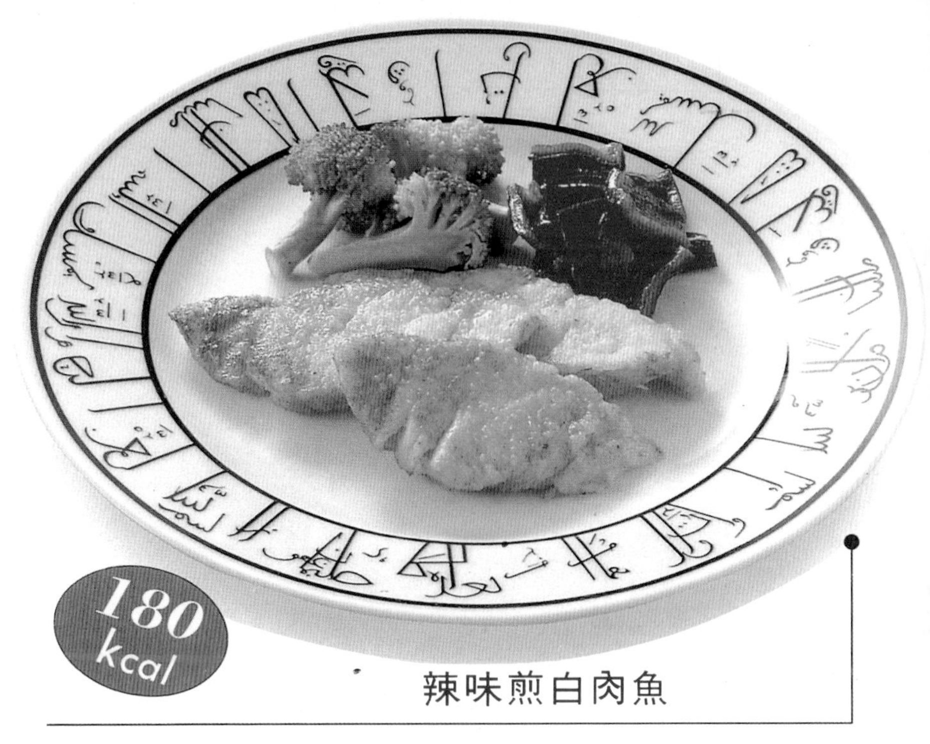

辣味煎白肉魚

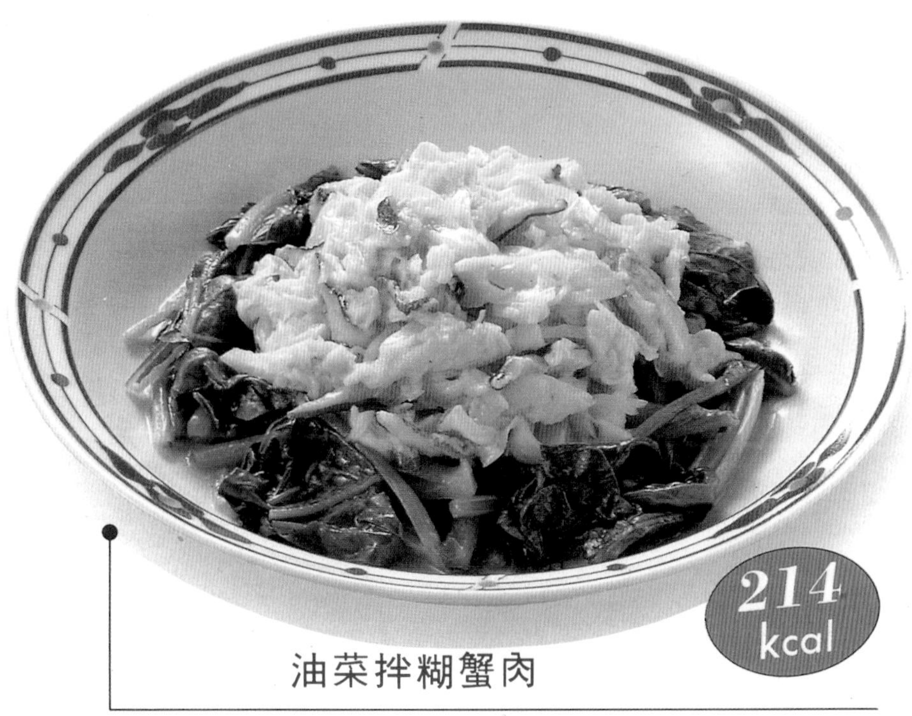

油菜拌糊蟹肉

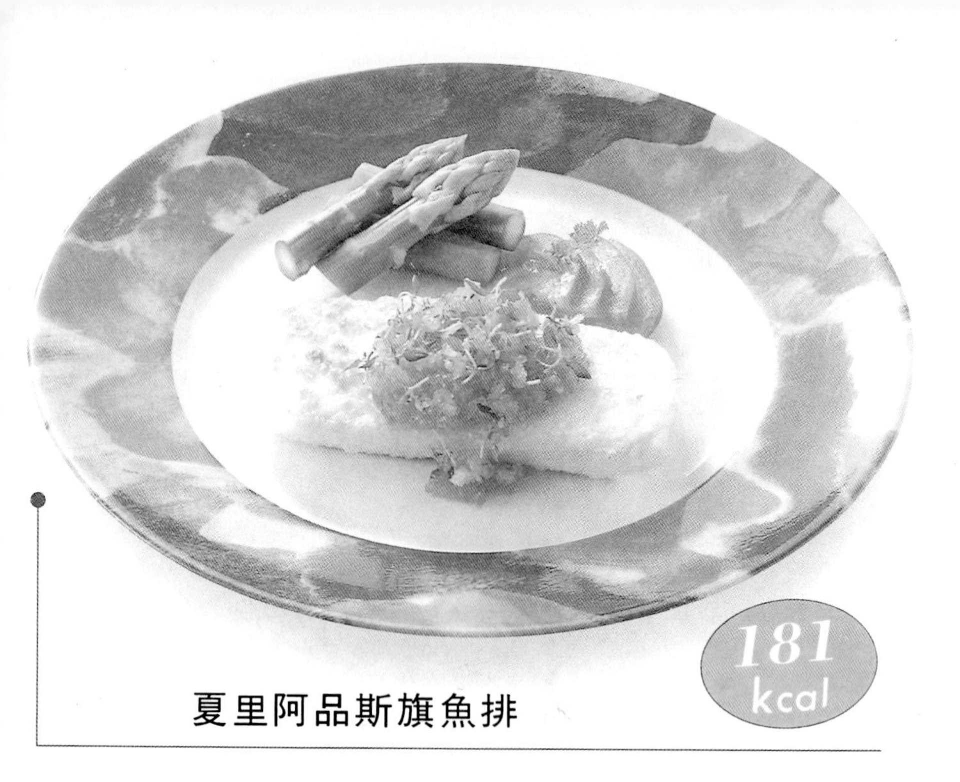

181 kcal

夏里阿品斯旗魚排

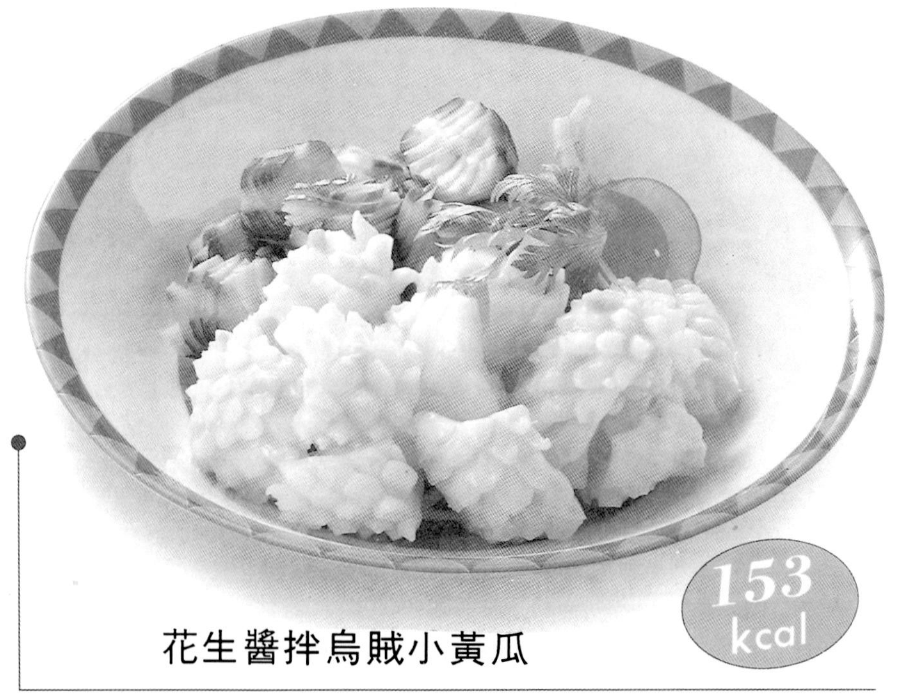

153 kcal

花生醬拌烏賊小黃瓜

肉

豬肉和牛肉依部位的不同，
雞肉也會因是否帶皮，
而造成熱量的差異。

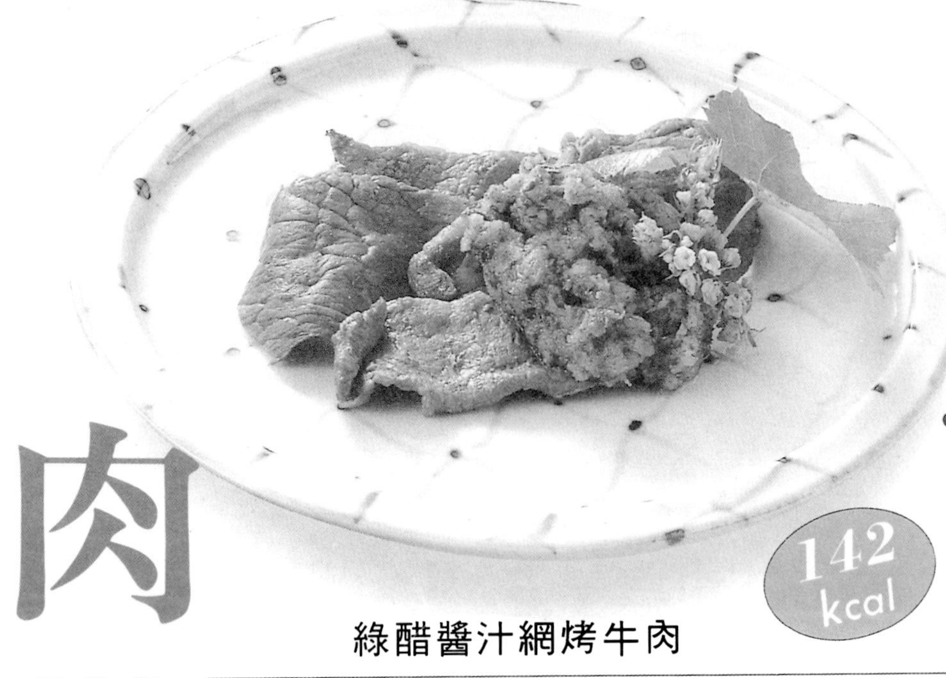

142 kcal

綠醋醬汁網烤牛肉

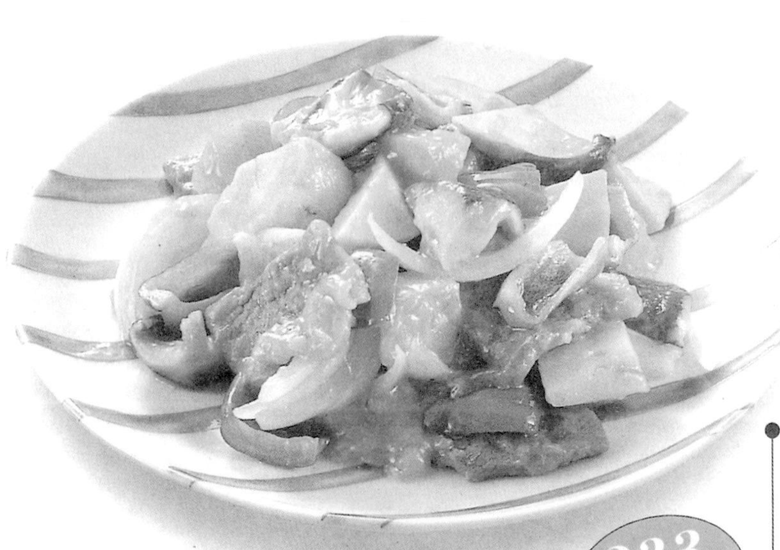

233 kcal

無油的醋漬豬肉

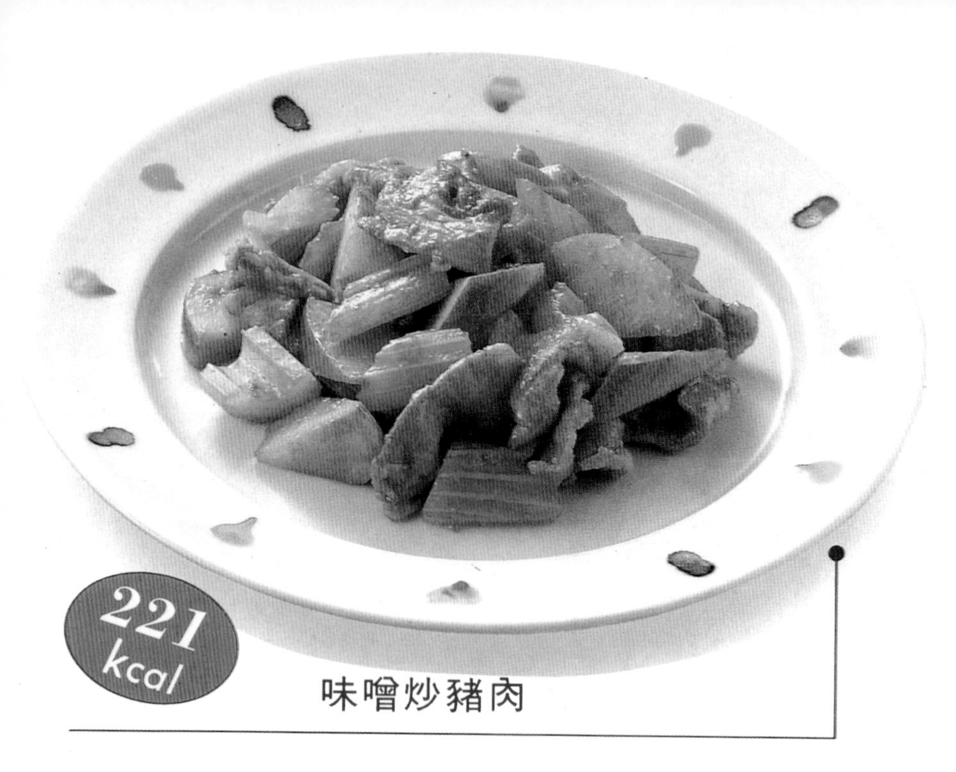

味噌炒豬肉

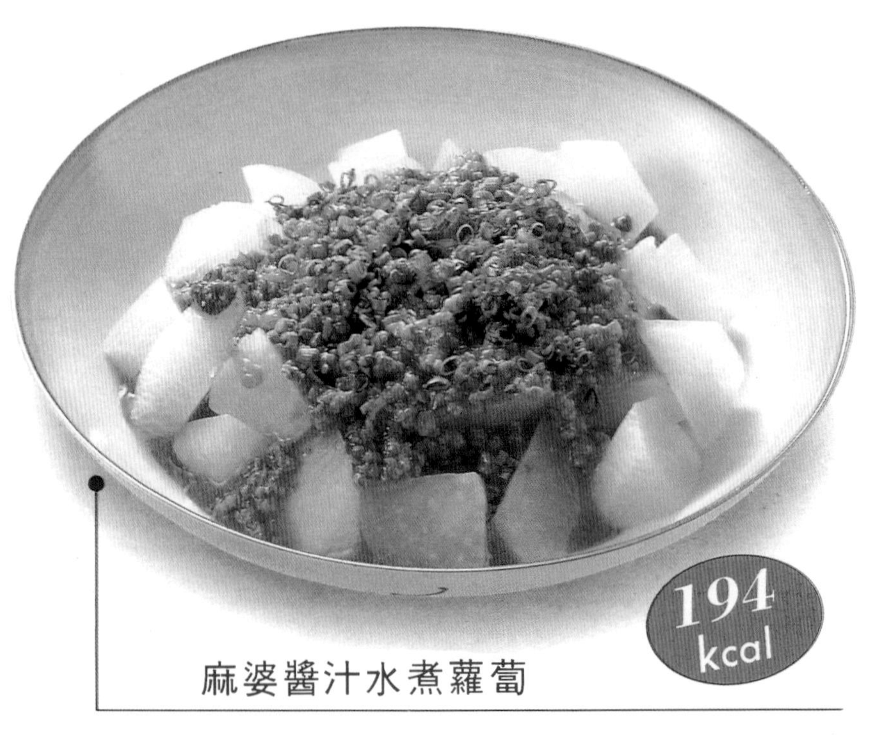

麻婆醬汁水煮蘿蔔

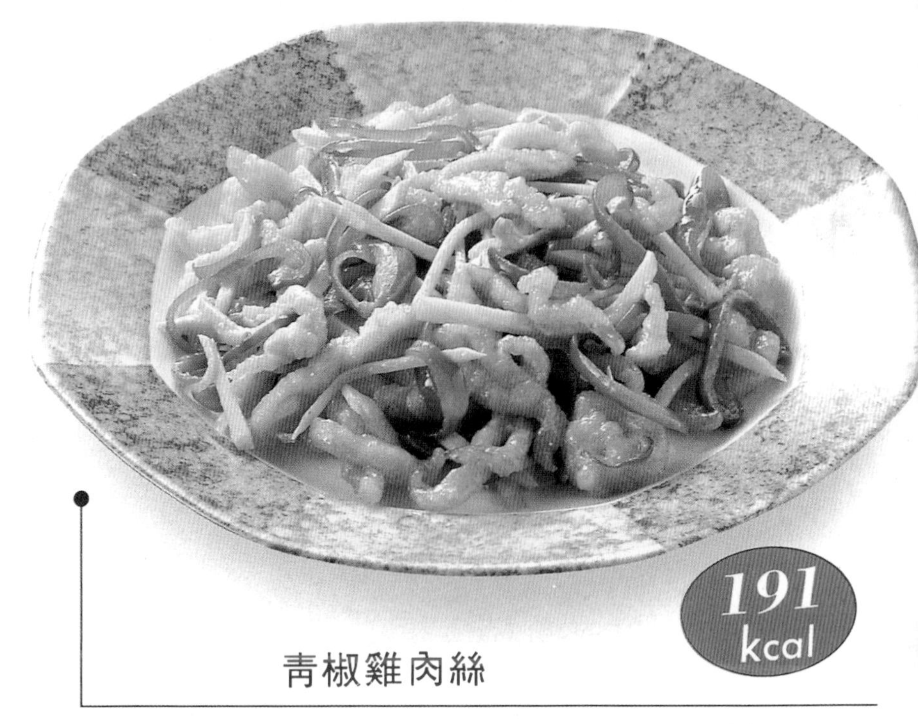

青椒雞肉絲

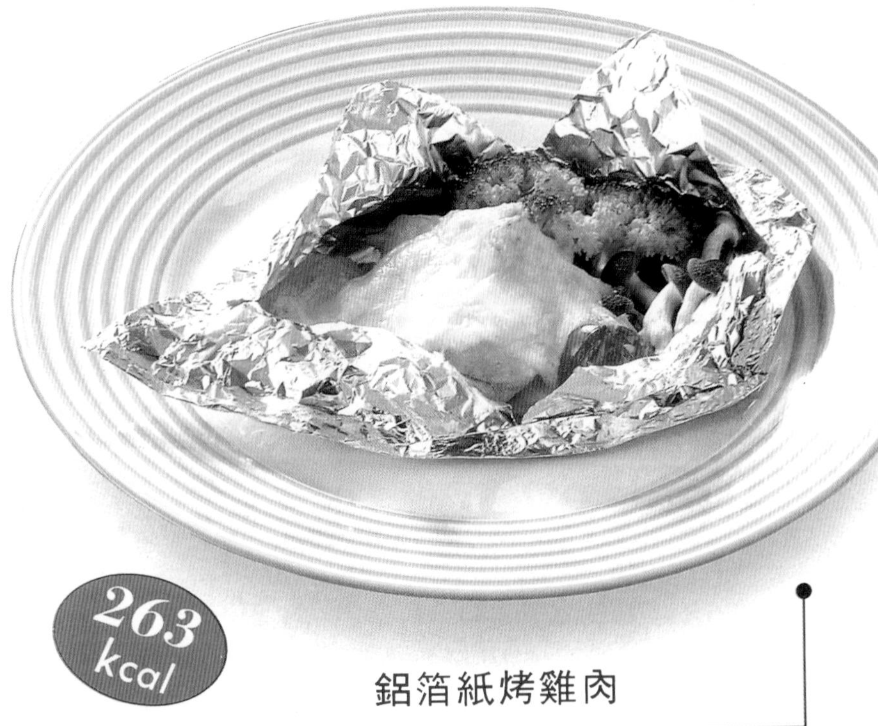

鋁箔紙烤雞肉

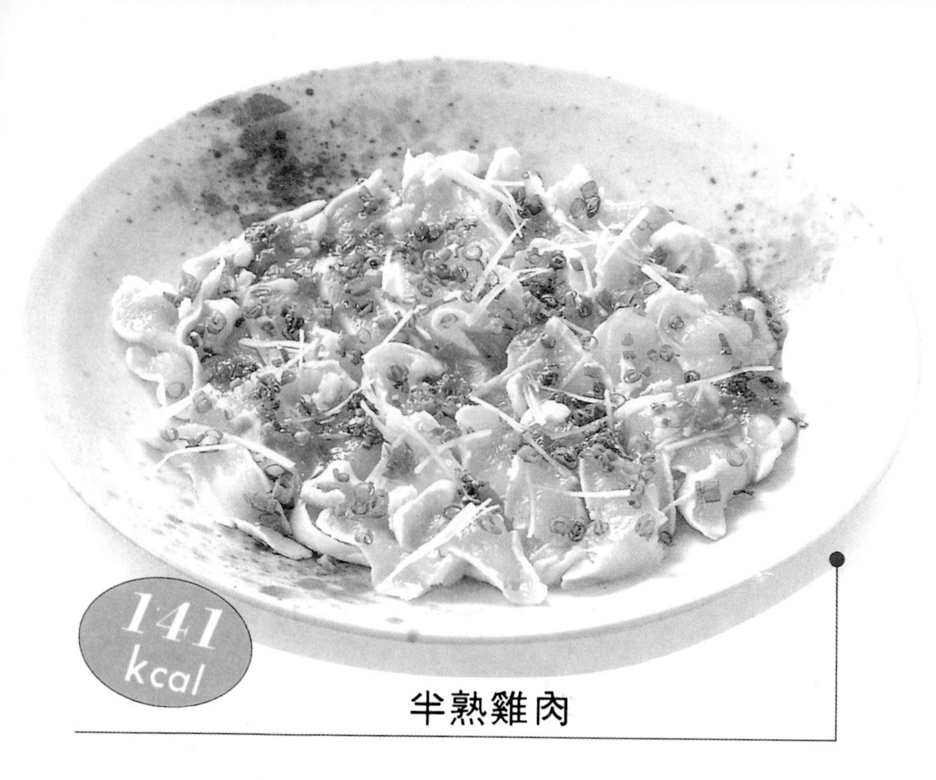

半熟雞肉

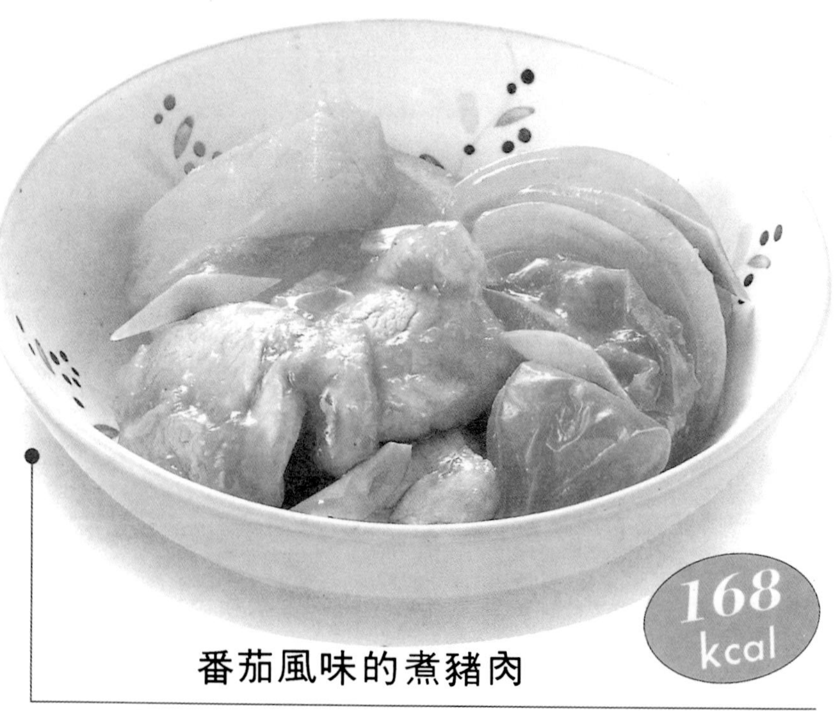

番茄風味的煮豬肉

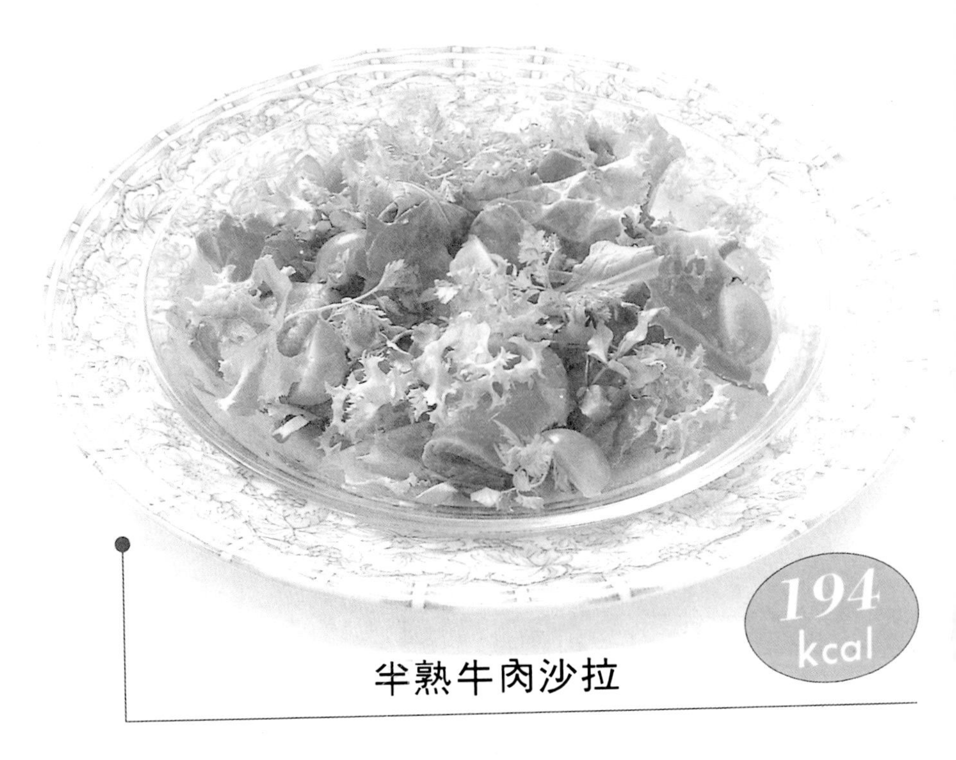

194 kcal

半熟牛肉沙拉

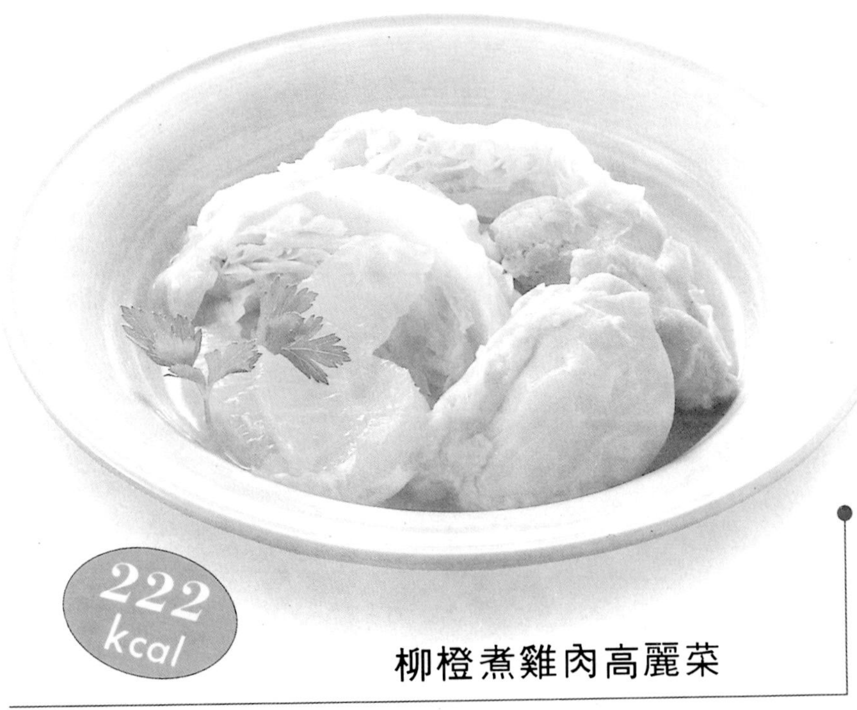

222 kcal

柳橙煮雞肉高麗菜

大豆・大豆製品

低熱量的健康大豆、豆腐、油豆腐等，是非常容易使用，而便利的素材。

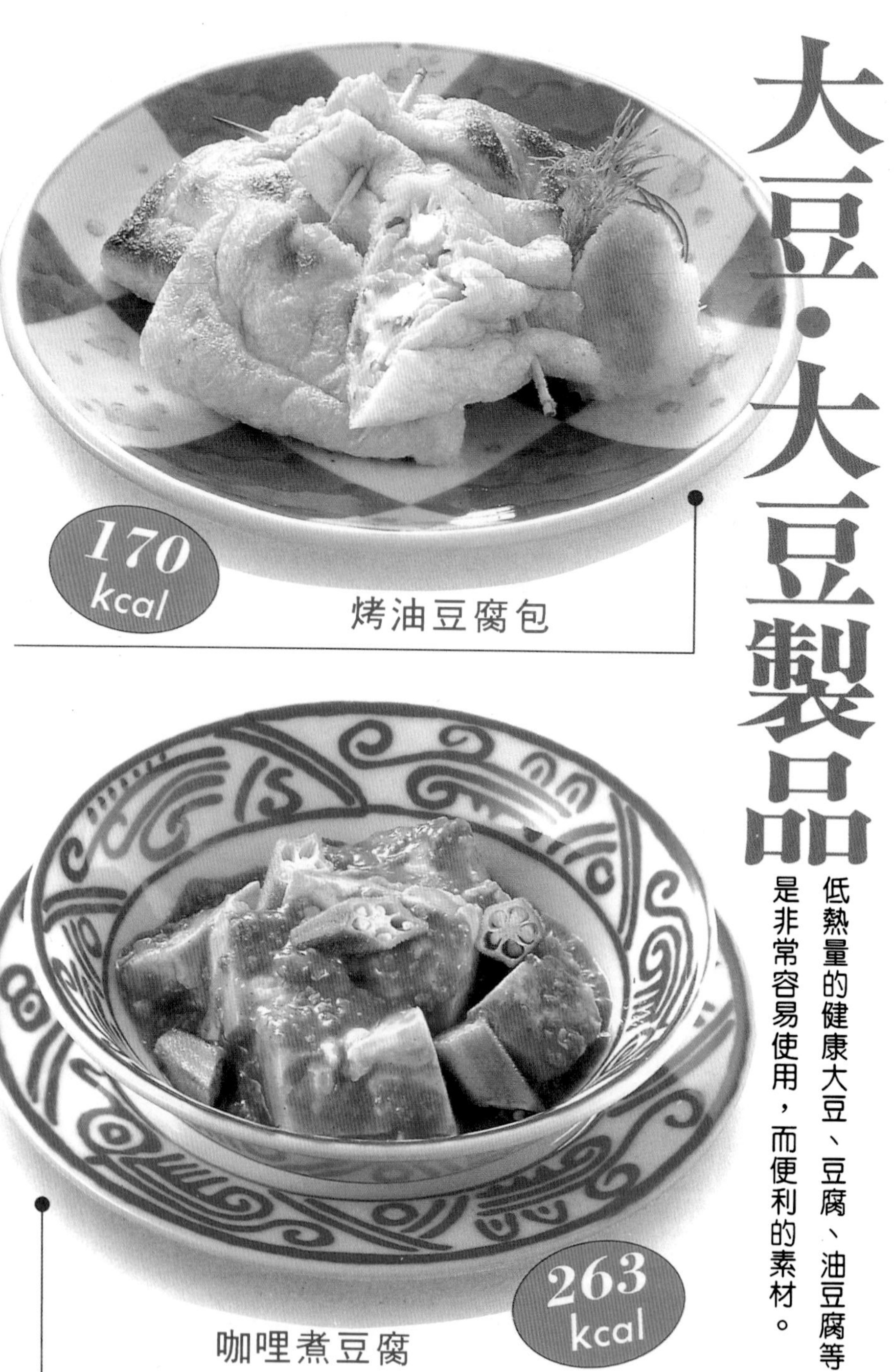

170 kcal
烤油豆腐包

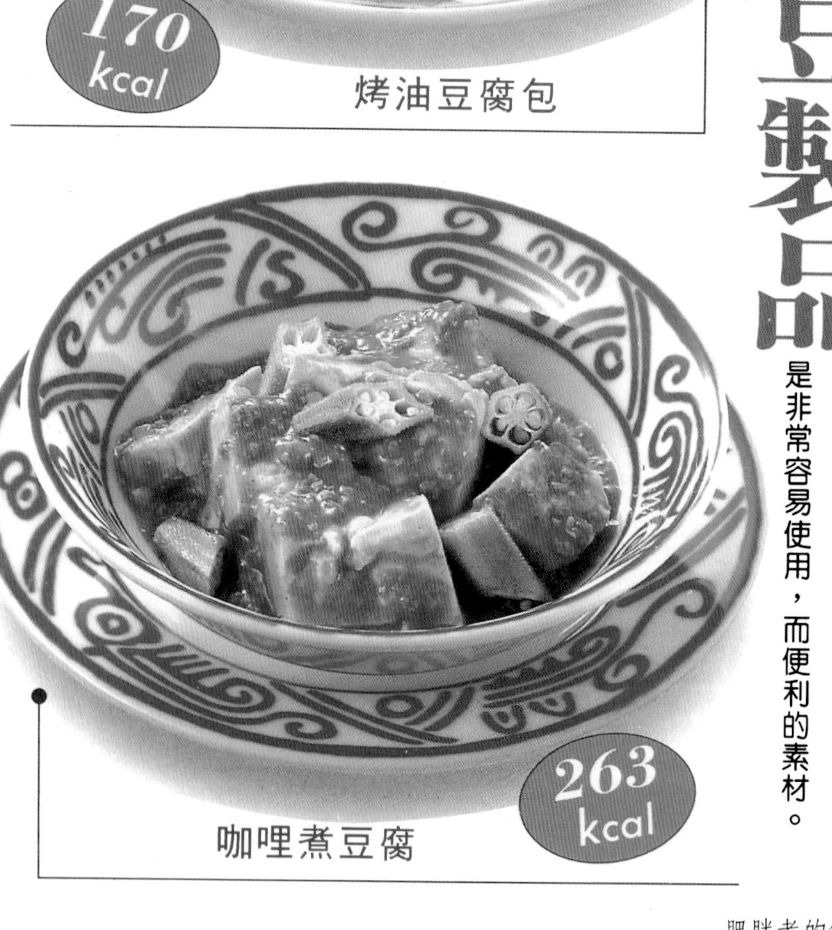

263 kcal
咖哩煮豆腐

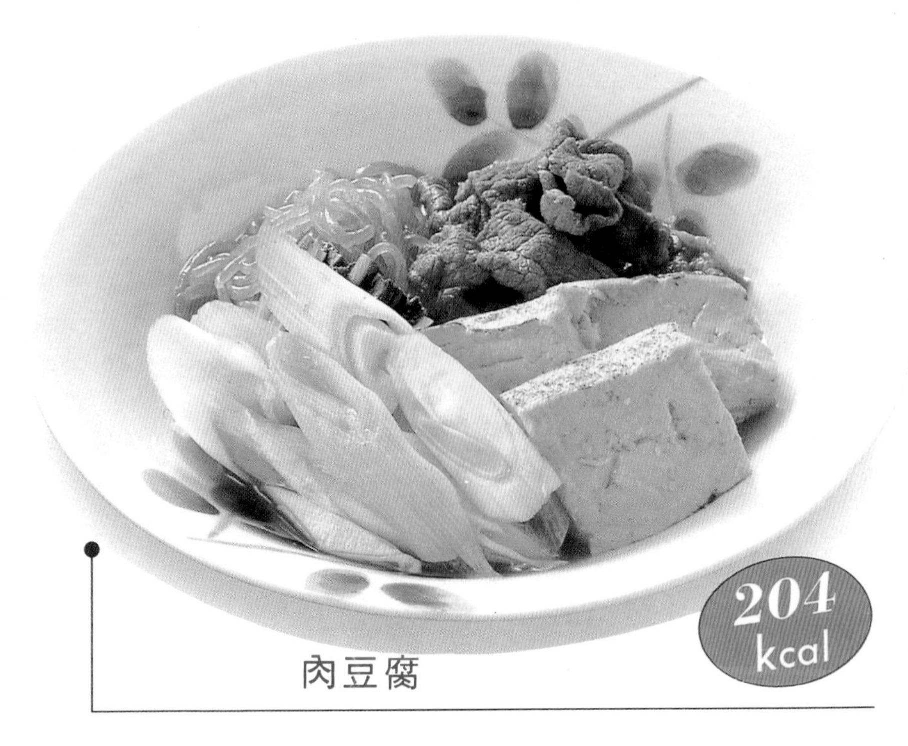

肉豆腐

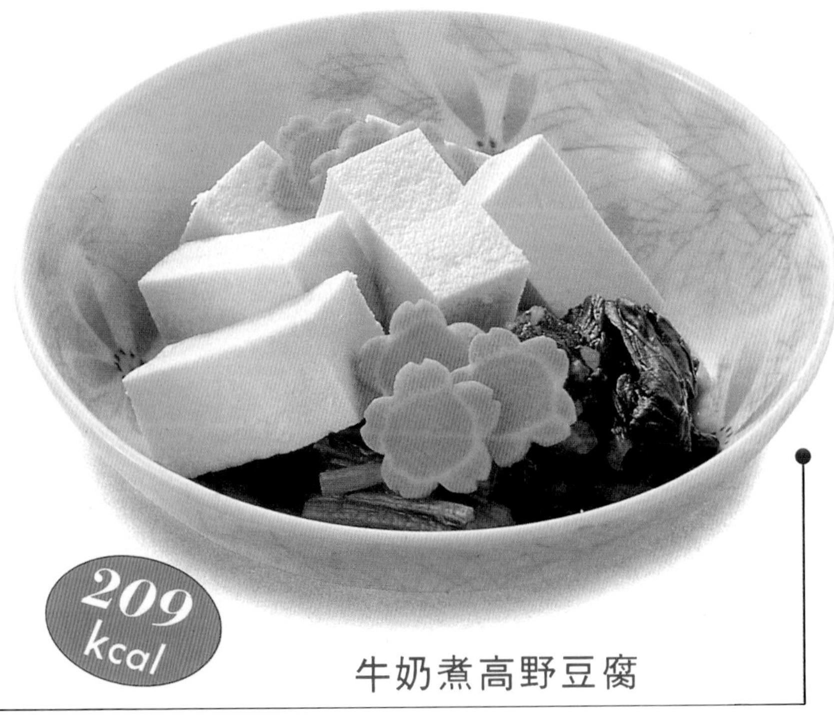

牛奶煮高野豆腐

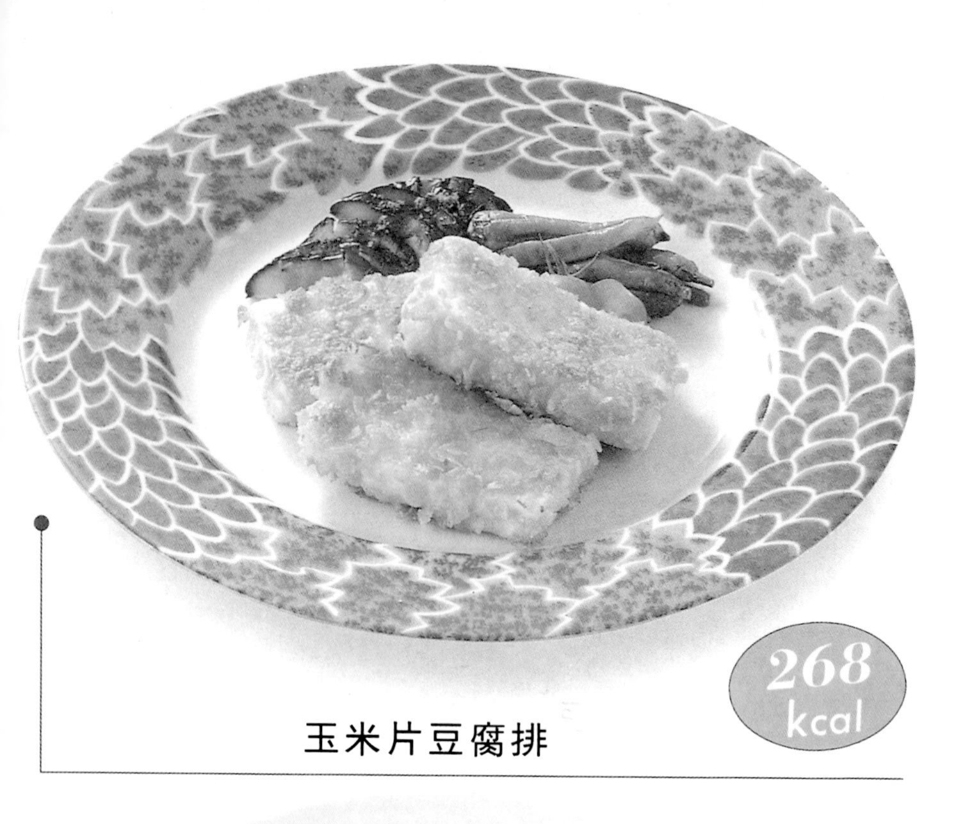

268 kcal

玉米片豆腐排

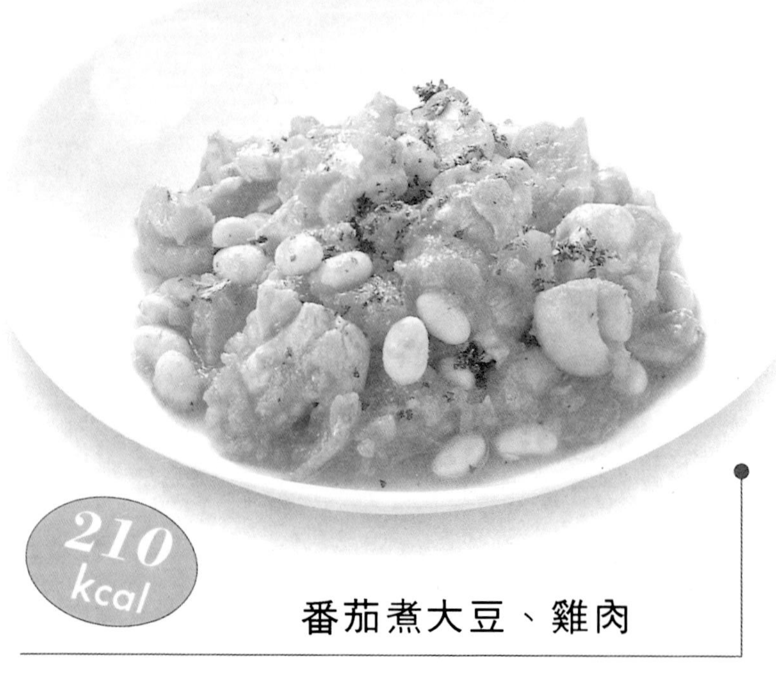

210 kcal

番茄煮大豆、雞肉

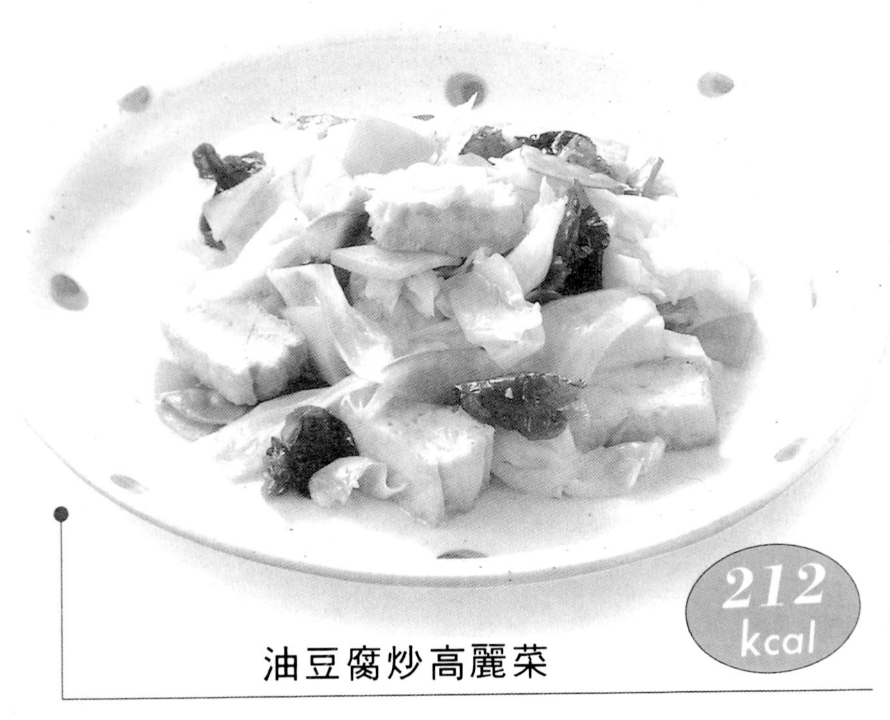

油豆腐炒高麗菜

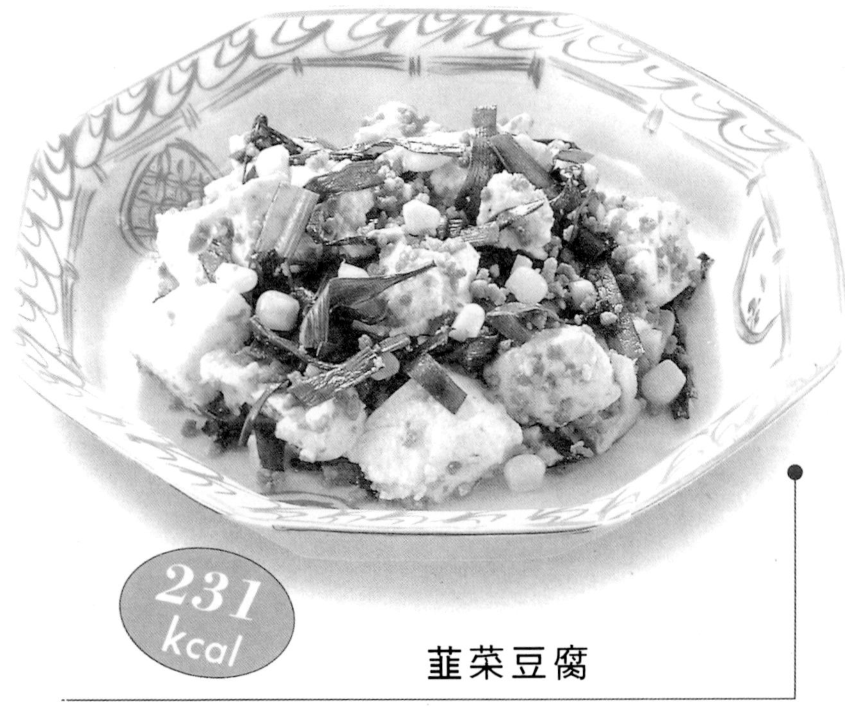

韮菜豆腐

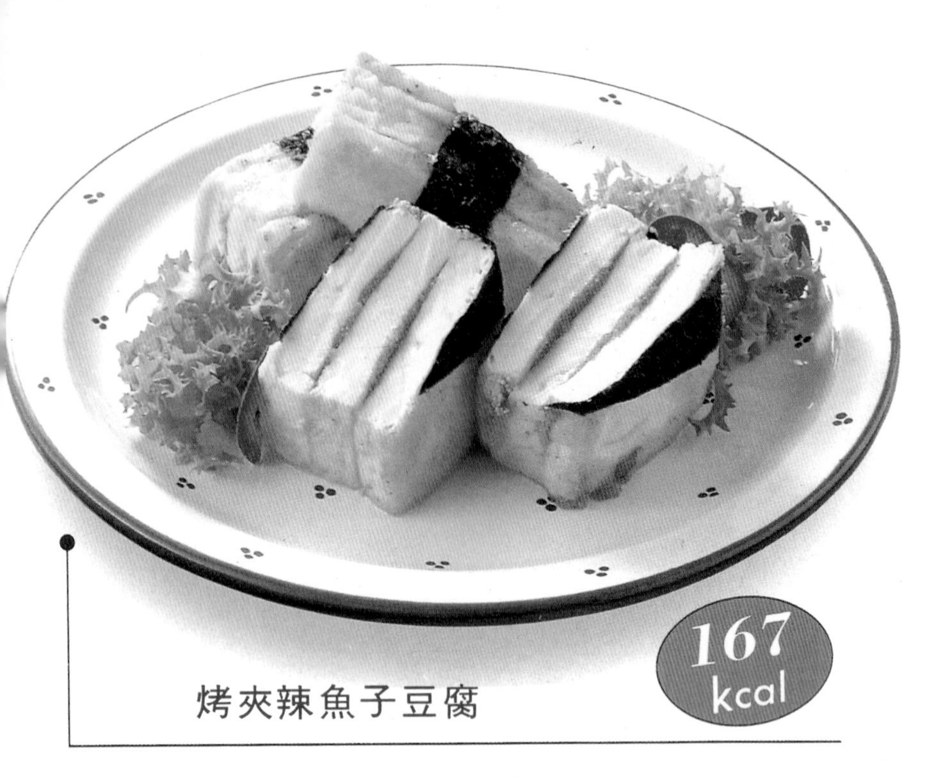

167 kcal

烤夾辣魚子豆腐

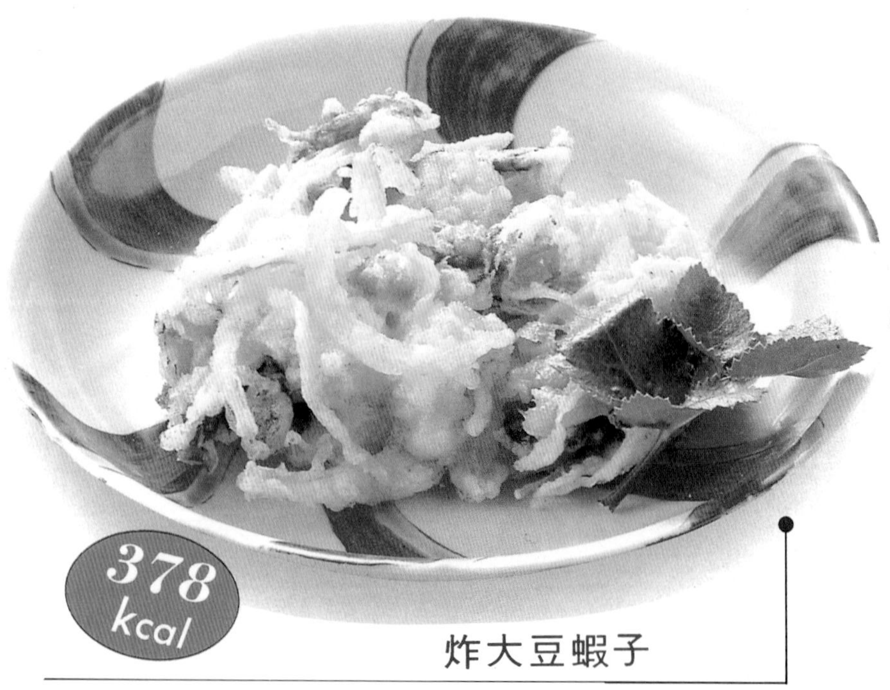

378 kcal

炸大豆蝦子

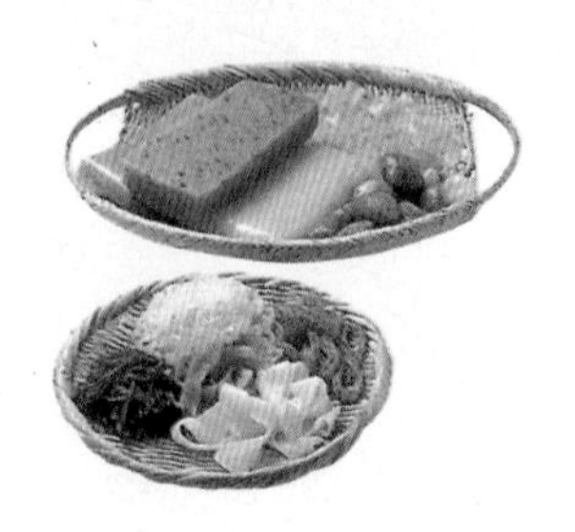

有滿腹感

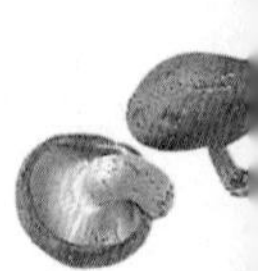

可以馬上完成的簡單料理

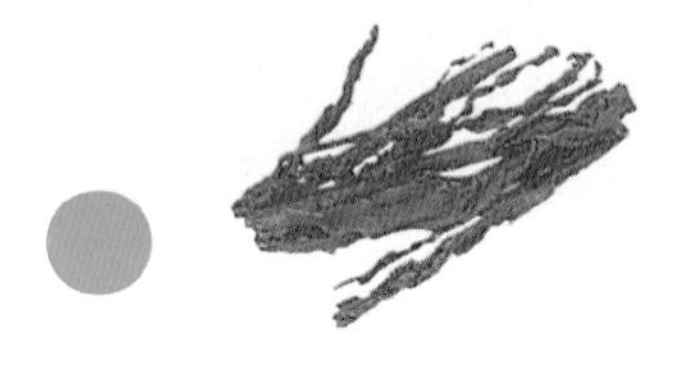

已經決定主要的料理時，還想要再增加一道菜，或者在外面已經稍微吃過，回家以後，還想要再吃一點時，可以靈巧使用發揮效用的各種料理。例如海菜類、蒟蒻、菇類等無熱量的食品。這也是節食成功的秘訣之一。（熱量爲一人份）

無熱量、低熱量的食品，是節食時的最佳伴侶。最具代表性的有蒟蒻、涼粉、海帶芽、菇類等。不過，不可以因爲無熱量，就只使用這些材料。如此一來，無助於健康地瘦身。考慮到菜單，

而想要再增加一道料理時，或是爲了抑制空腹感，想要攝食時，可以產生效用。大都是含有食物纖維的食品。對於消除便秘，也能夠產生效用。

無熱量食品

（菇類）
香菇
玉蕈
金針菇
滑子菇
蘑菇
木耳
松茸

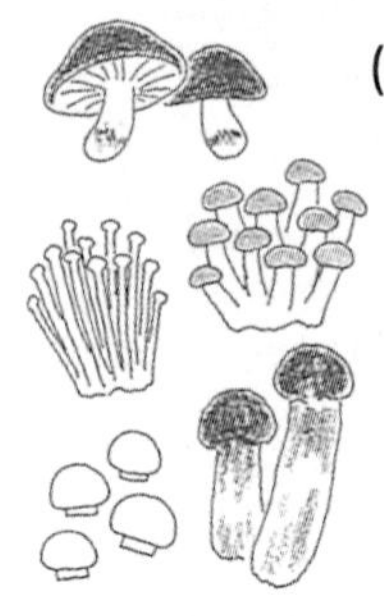

（海菜類）
海帶芽
昆布
海苔
羊栖菜
涼粉
洋菜

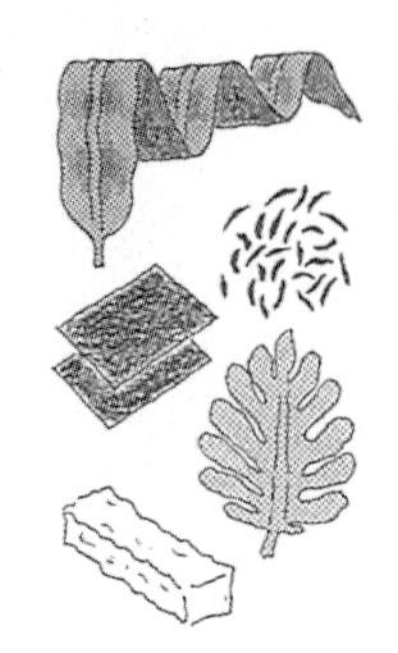

（蒟蒻類）
蒟蒻
粉絲

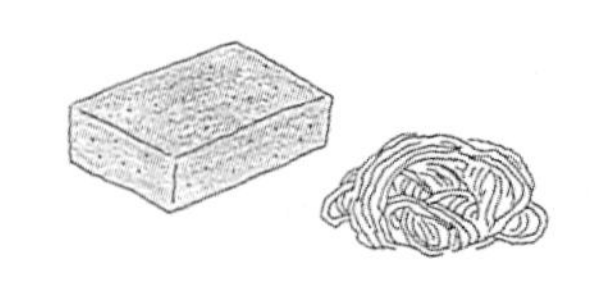

低熱量食品

（魚貝類）
白肉魚（鰈魚、鱈魚等）
蝦子
烏賊
章魚
蛤蜊
金槍魚（紅肉）
旗魚（紅肉）
鮭

（蔬菜類）
小黃瓜
萵苣
沙拉菜
青江菜
番茄
豆芽
茄子

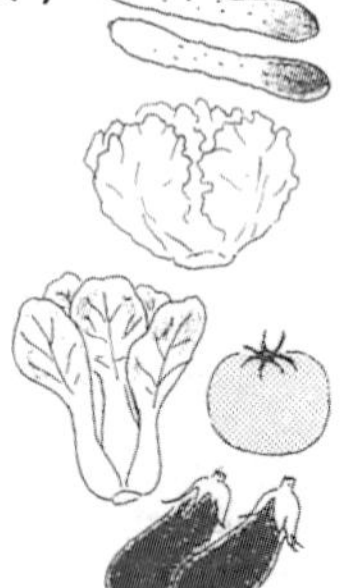

（肉類）
雞肉
雞胸肉（無皮）
牛里脊肉
牛腿肉
豬里脊肉
豬腿肉

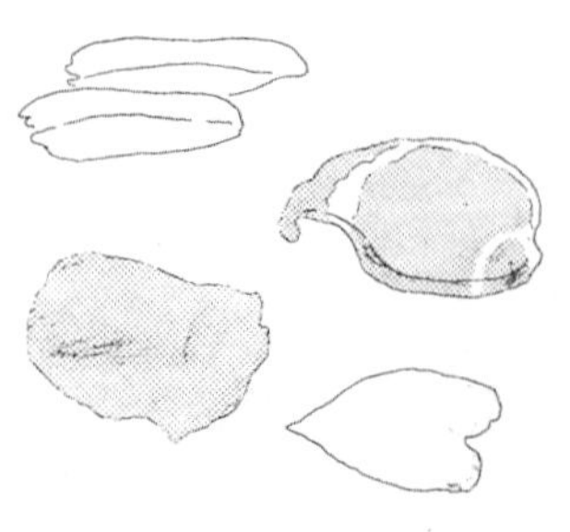

一〇〇頁作法

蒿苣捲涼粉沙拉

材料（四人份）涼粉條一袋　小黃瓜二根　火腿四片　A（醋二大匙　砂糖二小匙　鹽少許）　蒿苣一個　番茄一個　B（甜麵醬一又二分之一大匙　豆瓣醬少許　酒、醬油各一小匙　麻油少許）

作法　①涼粉條用剪刀剪成三～四公分長，然後泡水。②小黃瓜、火腿切絲。③❶瀝乾水分，混合❷，再淋上A的甜醋。④混合B的材料，作成醬汁。

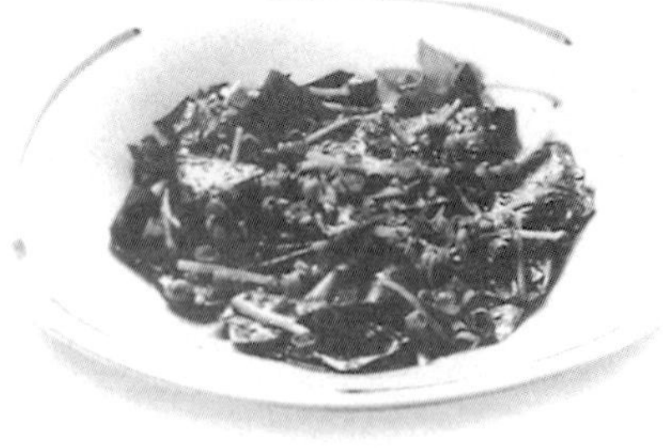

⑤蒿苣撕成大塊，番茄薄切。⑥❸、❺盛盤，再淋上❹的醬汁。

薑炒海帶芽

材料（四人份）生海帶芽二百克　薑一塊　萬能蔥四根　沙拉油一又三分之一大匙　醬油二小匙　酒少許

作法　①海帶芽去筋，切成一口大小。②薑切絲，蔥切成蔥花。③在平底鍋中放入油、加熱，把薑爆香之後，加入❶的海帶芽。④海帶芽變綠之後，加入醬油、醋來調味。最後，撒上蔥花。

媽媽醬汁煮蒟蒻

材料（四人份）　蒟蒻二片　A（水一杯　醬油、米酒各一又三分之二大匙）鰹魚屑少許。

作法　①蒟蒻煮過之後，用湯匙切成一口大小。②在鍋中放入❶，用中火加熱。一直炒到不會發出聲音爲止。③加入A，用中火煮至收汁。最後，撒上鰹魚屑。

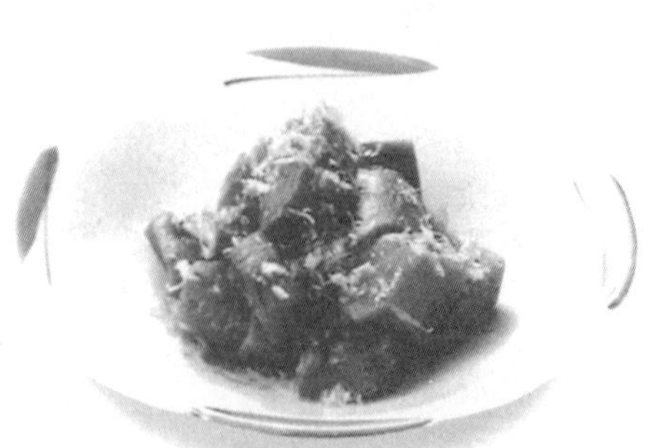

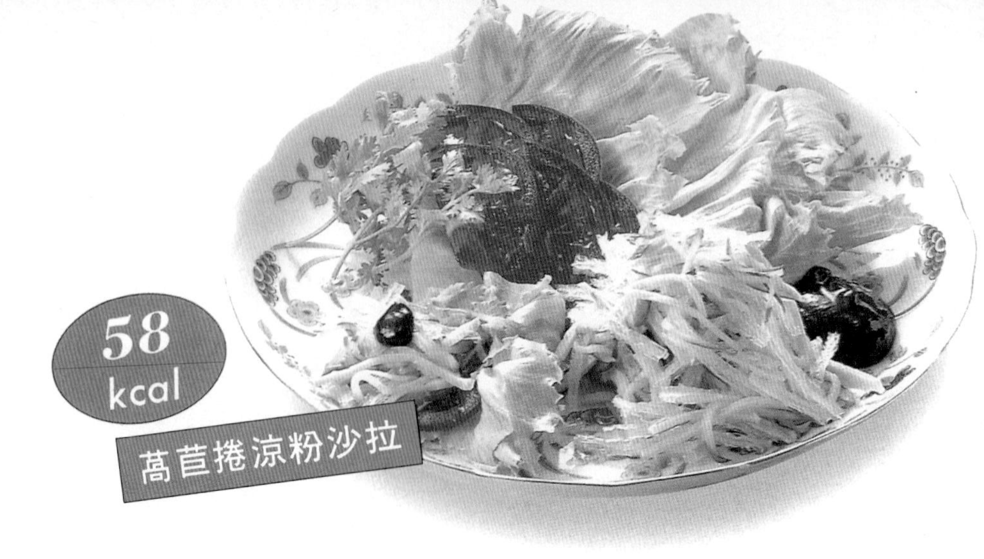
58
kcal
萵苣捲涼粉沙拉

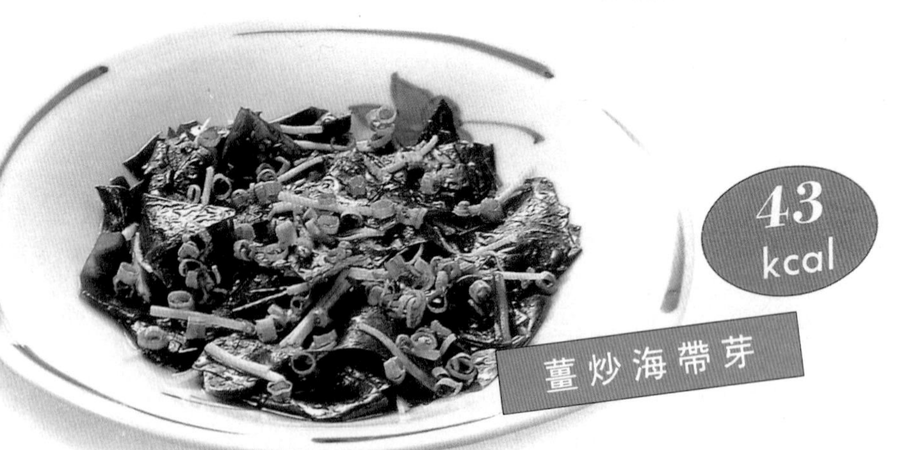
43
kcal
薑炒海帶芽

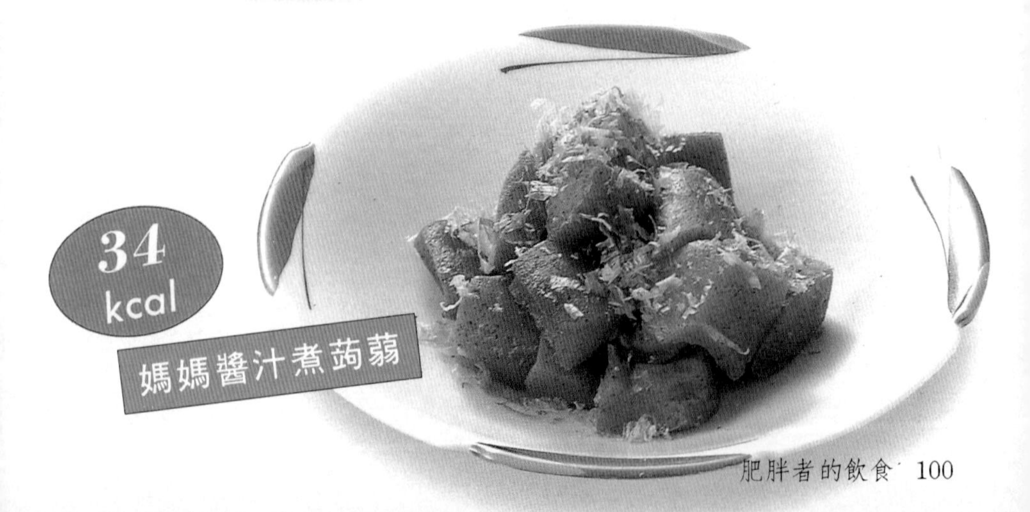
34
kcal
媽媽醬汁煮蒟蒻

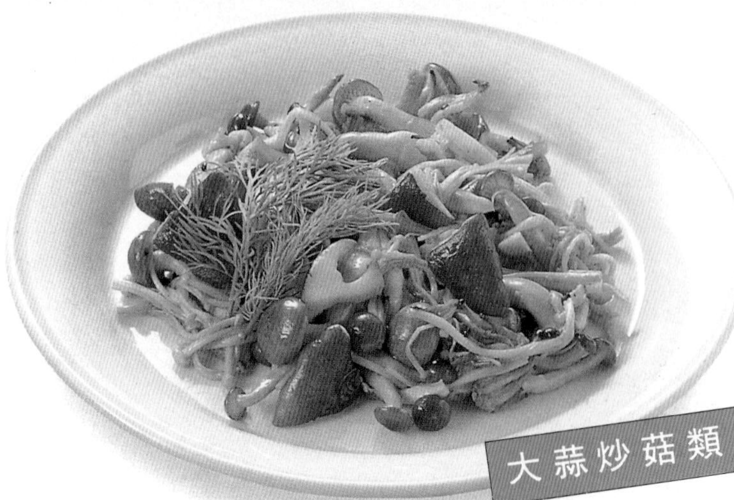
64
kcal
大蒜炒菇類

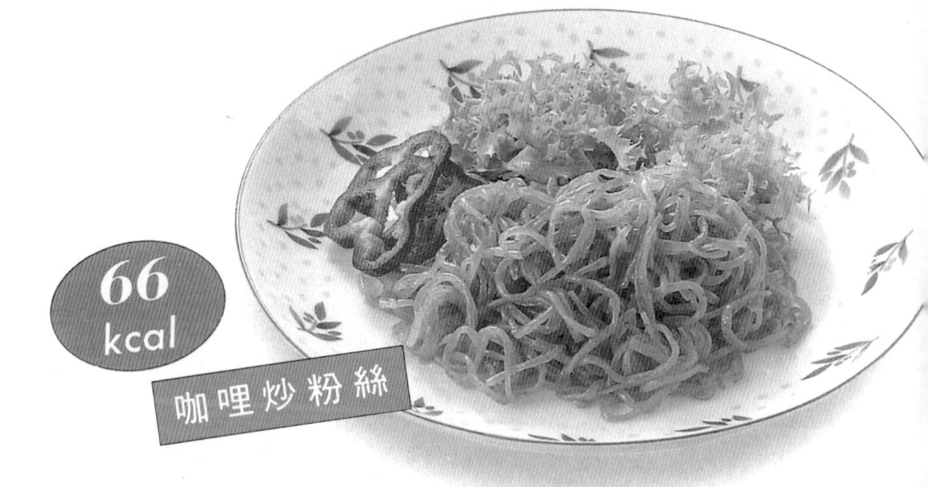
66
kcal
咖哩炒粉絲

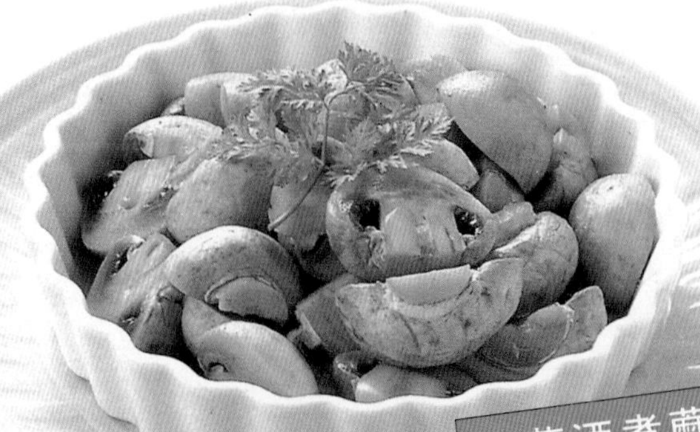
11
kcal
葡萄酒煮蘑菇

大蒜炒菇類

材料（四人份） 生香菇十朵 玉蕈二包 金針菇二袋 大蒜一塊 白葡萄酒少許 沙拉油二大匙 鹽、胡椒各少許 蒔蘿

作法：①香菇切成四等份。玉蕈撕成小株。大蒜切碎。

②在平底鍋中放入油，加熱。大蒜爆香之後，再放入菇類去炒。

③整體炒過之後，淋上葡萄酒，撒上鹽、胡椒來調味。

④盛盤，飾以蒔蘿。

咖哩炒粉絲

材料（四人份） 粉絲二把— 沙拉油一又三分之一大匙 咖哩粉一小匙 醬油、米酒、番茄醬各一又三分之一大匙 鹽、胡椒各少許 菊苣、紅青椒各少許

作法 ①粉絲燙過，切成易吃的長度。

②在平底鍋中放入油，加熱。用強火把粉絲炒過。

③加入咖哩粉、醬油、米酒、番茄醬來調味。再撒上鹽、胡椒。

④盛盤，周邊飾以菊苣和紅青椒。

葡萄酒煮蘑菇

材料（四人份） 蘑菇四十個 A（鹽三分之二小匙 白葡萄酒四大匙 高湯三分之二杯 胡椒少許 月桂葉一片）香葉芹少許

作法 ①蘑菇切成二半，混合A，放入鍋中。

②蓋上蓋子，用中火加熱。煮沸之後，改成小火。煮二~三分鐘之後，熄火。使其冷卻。

③盛盤，用香葉芹裝飾。

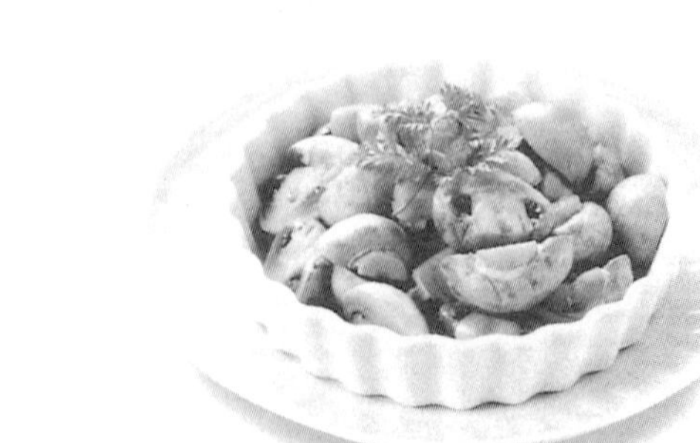

涼拌香菇

材料（四人份） 生香菇十五個 蘿蔔四百克 A（醬油、酒各一又三分之一大匙） 紫蘇花穗 醬油

作法：①香菇去除根部，置於鐵網上烤。趁熱淋上A。

②蘿蔔磨成泥，瀝乾水分。

③❶的香菇切成四等份，和❷涼拌，盛盤。依照自己的喜好，淋上醬油。用紫蘇花穗點綴。

醋漬海蘊滑子菇

材料（四人份） 海蘊三百克 滑子菇一袋 A（醋二又二分之一大匙 高湯二大匙 砂糖二分之一大匙 鹽少許 醬油一大匙）防風葉適量

作法 ①滑子菇燙過之後，略切。備用。②海蘊洗過，瀝乾水分，和A混合盛盤。淋上❶，飾以防風葉。

中式羊栖菜沙拉

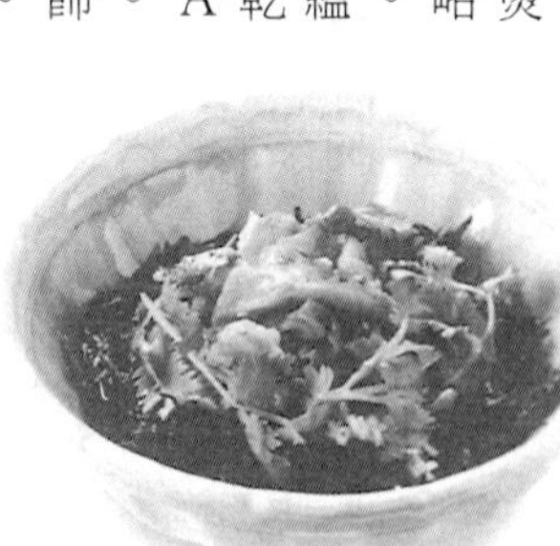

材料（四人份） 生羊栖菜四百克 薑二分之一塊 蔥二分之一根 榨菜五十克 香草、小番茄各少量 A（醬油一又二分之一大匙 醋一又三分之一大匙 麻油二小匙）

作法 ①生羊栖菜洗過，瀝乾水分。②蔥、薑切碎，榨菜薄切。③羊栖菜盛盤，撒上❷的薑、蔥，再淋上A的醬汁。④撒上榨菜和香草、番茄。

涼拌金針菇

材料（四人份） 金針菇三包 （高湯、醬油各一又三分之一大匙） 萬態蔥一～二根 五香海苔少量

作法 ①金針菇燙過，泡入冷水中。瀝乾水分，再切成二半。淋上A。②蔥切成蔥花。海苔撕成碎片。③金針菇盛入碗中，撒上❷。

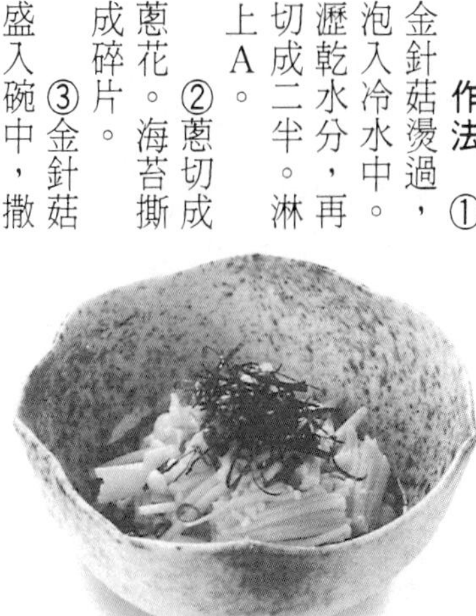

29 kcal

涼拌香菇

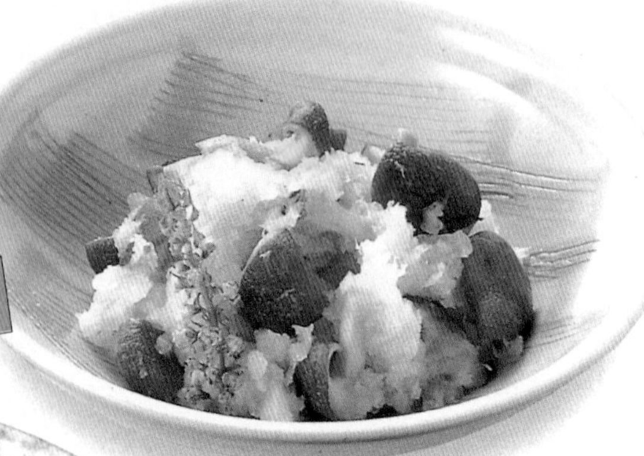

9 kcal

醋漬海蘊滑子菇

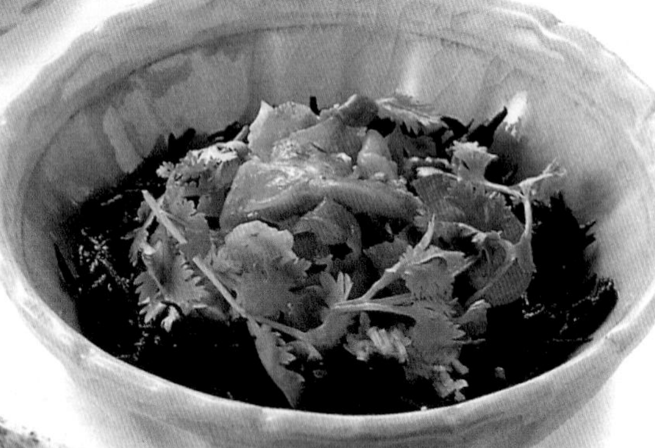

31 kcal

中式羊栖菜沙拉

4 kcal

涼拌金針菇

節食中的

低熱量的
點心、酒菜

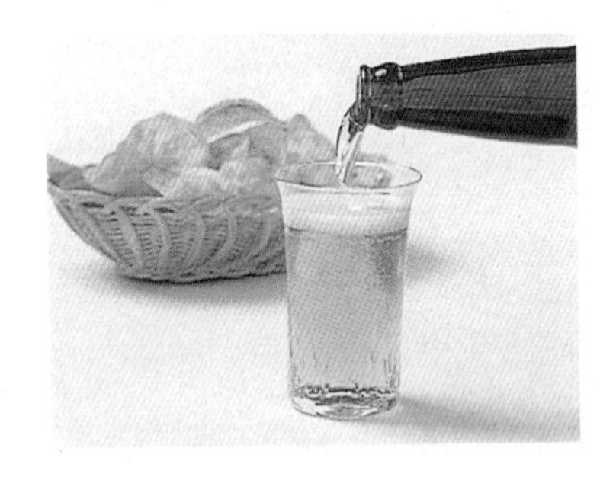

當然，節食中要減少酒精和甜食的攝取。如果無法做到時，就要減少主食的分量，而進行調節。在此，特別爲這些人提供熱量少的點心和酒菜。不過，要注意的是，不要因爲是低熱量，就放心地大吃特吃。（熱量約一人份）

自製的點心

啤酒、日本酒、威士忌等酒精類，一邊喝酒一邊配酒菜，會在不知不覺中，攝取過高的熱量。例如：一般的酒菜是奶油花生，再加上一杯酒，大約會攝取一百八十大卡。一人份的炸薯條大約二百～二百五十大卡。

同樣的薯條，如果採用無油薯條（一一二頁），那麽就只有八十一大卡。

這些酒的分量相當於1碗飯的熱量
日本酒
2/3 壺
(133ml)
燒酒
1/2 杯
(106ml)
大麥
燒酒
啤酒
三杯弱
(385ml)
Beer
飯一碗
葡萄酒
三杯强
(205ml)
Wine
威士忌
一杯强
(60ml)
WHISKY
SCOTCH
白蘭地
淺玻璃
杯二杯
(60ml)
COGNAC

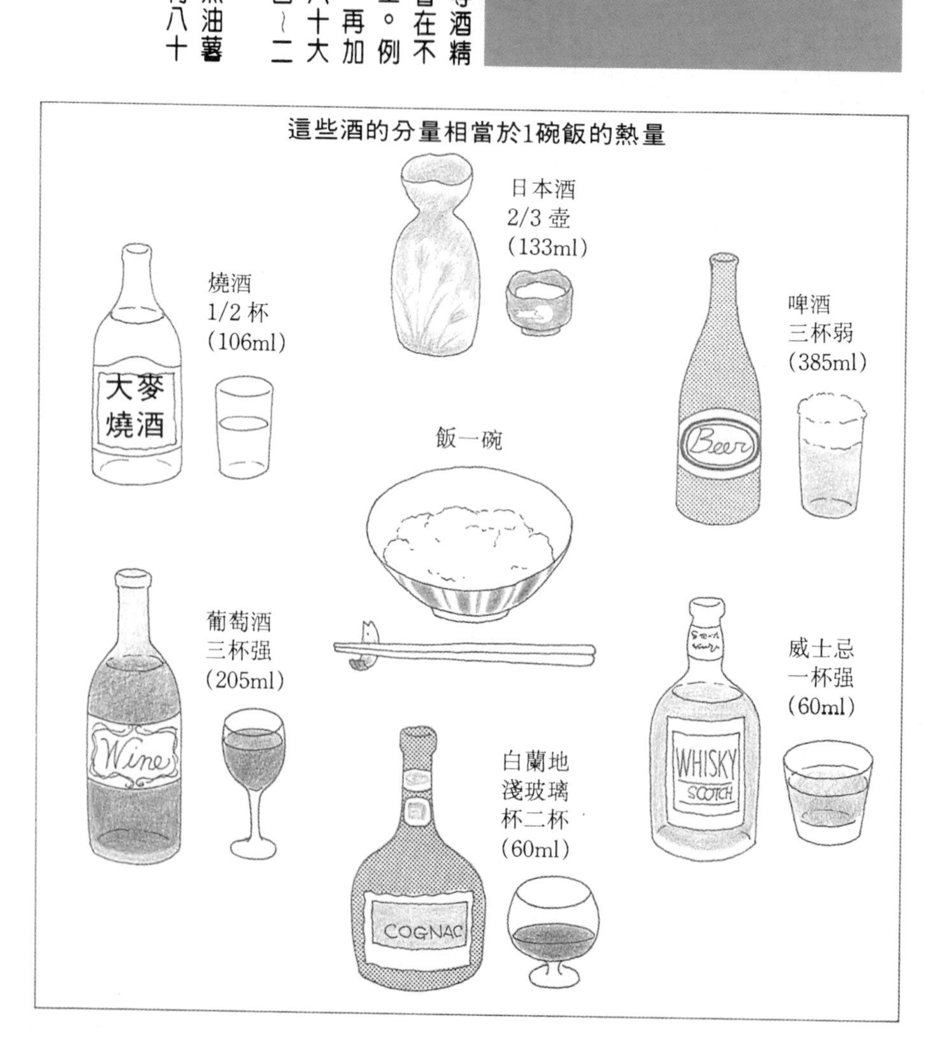

加梅子美乃滋的山芋

材料（四人份） 長山芋三百克 A（美乃滋二大匙 梅肉二小匙醬油一小匙 酒一大匙）秦椒芽少許

作法 ①長山芋切絲，盛盤。

②A的梅肉切碎，混合美乃滋、醬油、酒。

③❶盛入盤中，再淋上❷，用秦椒芽裝飾。

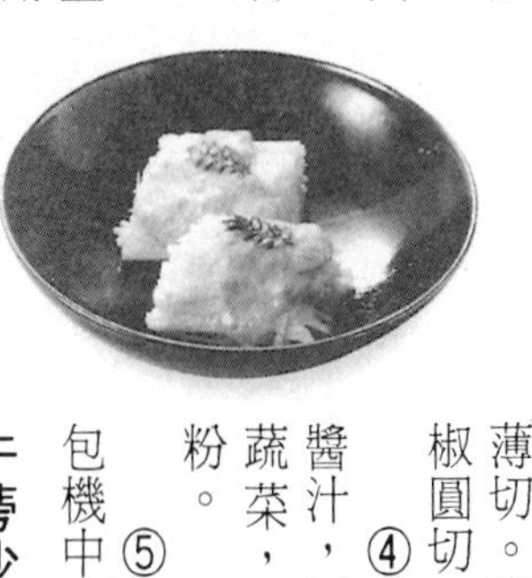

烏賊披薩

材料（四人份） 烏賊五百克 洋蔥二分之一個 生香菇四朵 披薩醬汁四大匙 青椒、紅青椒各一個 綜合乾酪八十克 鹽、胡椒、油各少許

作法 ①作一張直徑十五～十八公分的圓形鋁箔紙，上面塗上油。

②烏賊切成二半，再斜切，鋪在❶上，撒上鹽、胡椒。

③洋蔥、香菇薄切。青椒、紅青椒圓切。

④❷塗上披薩醬汁，再鋪上❸的蔬菜，撒上乾酪粉。

⑤放入二百度的烤箱中或烤麵包機中，烤至乾酪融化爲止。

牛蒡沙拉

材料（四人份） 牛蒡三百克 A（醬油二大匙 醋一大匙 麻油一小匙 切成小段的紅辣椒少許）

作法 ①牛蒡用刀背刮除皮，再用刀柄拍打。用手撕開，泡水，以去除澀味。

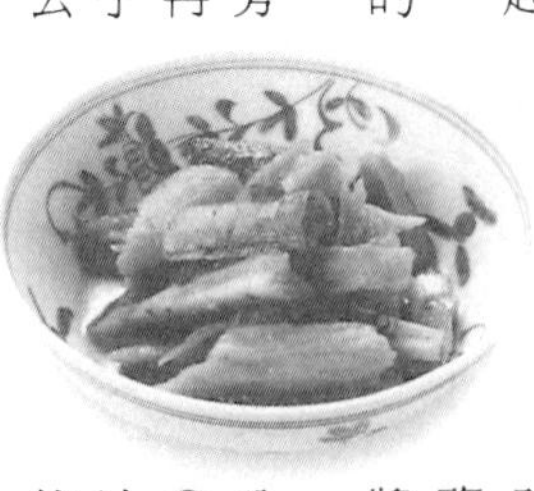

②A混合備用。

③❶放入沸水中，煮過。趁熱泡入❷中。

④冷卻之後，再吃。

加魩仔魚醬汁的洋蔥

材料（四人份） 洋蔥一個 紫色洋蔥二分之一個 魩仔魚二大匙 沙拉油二大匙 醋二又二分之一大匙 醬油、鹽各少許 荷蘭芹少許

作法 ①洋蔥、紫色洋蔥，泡入冷水中，使其變得清脆。

②在平底鍋中放入油、加熱，把魩仔魚炒至金黃色。

③取出，加入醋、醬油、鹽，作成魩仔魚醬汁。

④❶瀝乾水分，盛盤。淋上❸的魩仔魚醬汁，再撒上切碎的荷蘭芹。

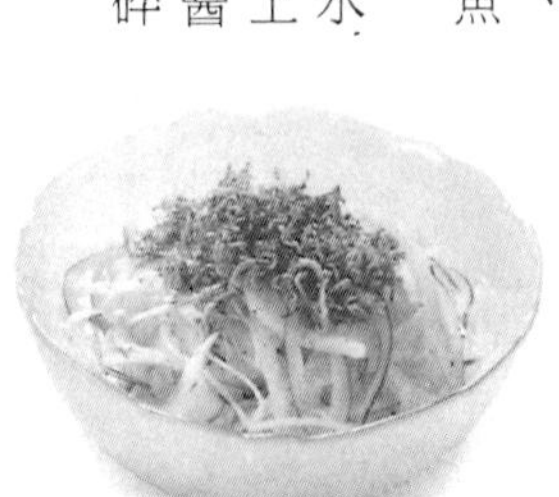

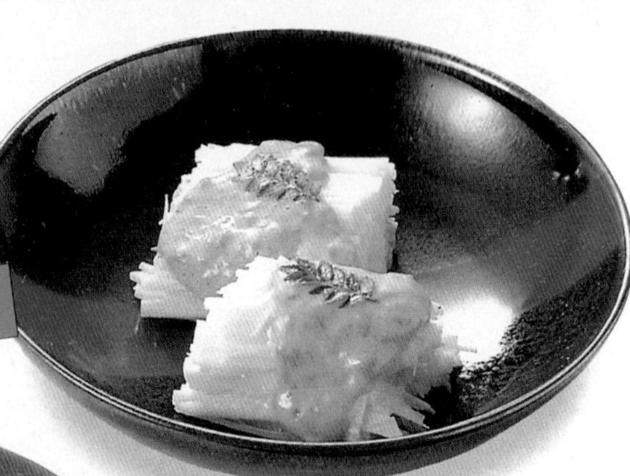

102 kcal

加梅子美乃滋的山芋

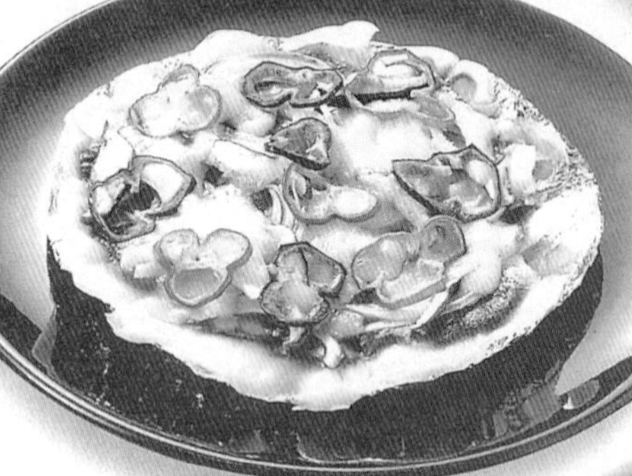

200 kcal

烏賊披薩

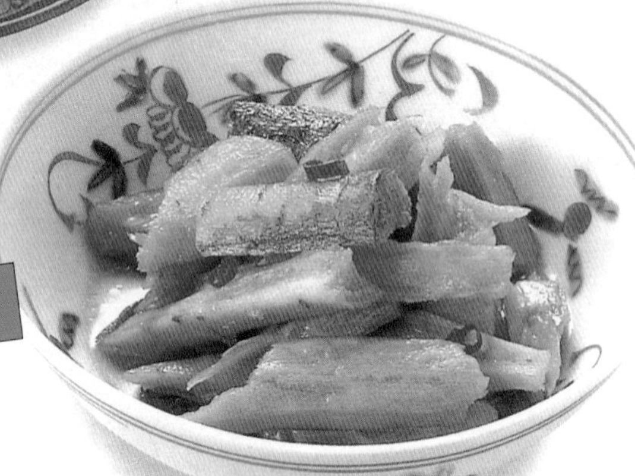

82 kcal

牛蒡沙拉

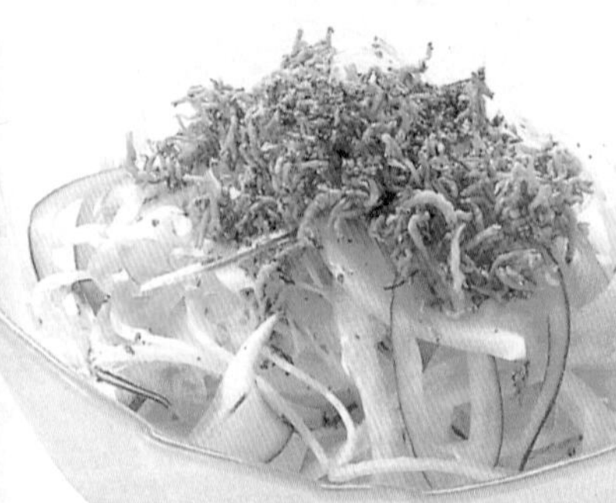

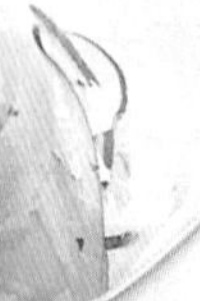

86 kcal

加魩仔魚醬汁的洋蔥

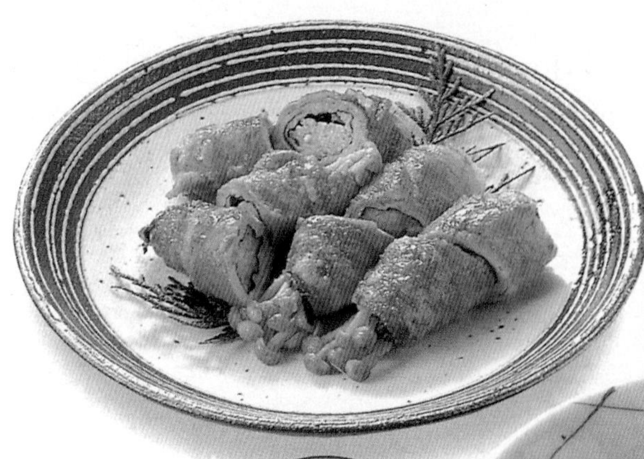

173 kcal
豬肉捲金針菇

112 kcal
煮雞肉拌小黃瓜

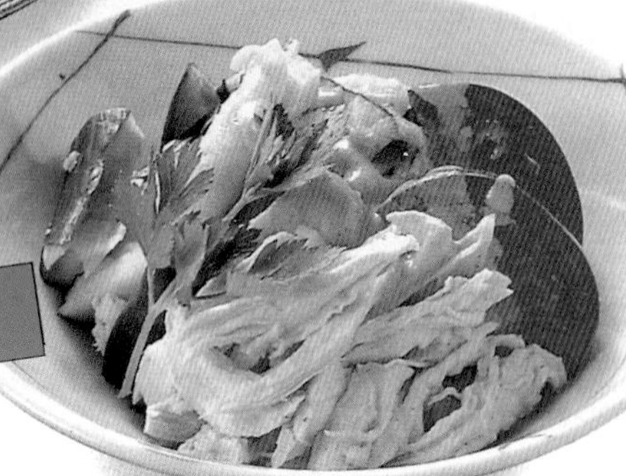

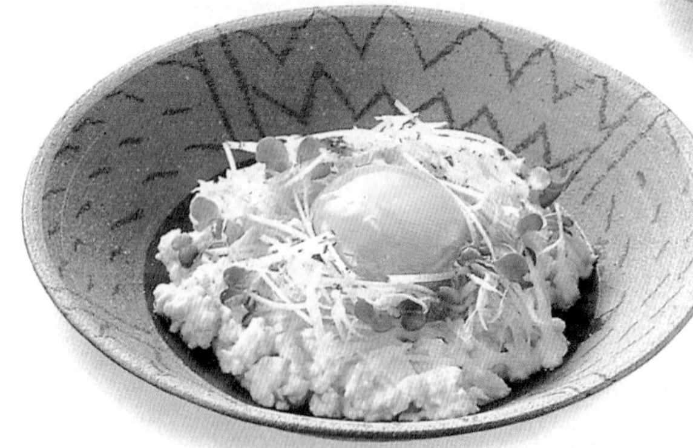

162 kcal
分量豐富的冷豆腐

142 kcal
金槍魚納豆

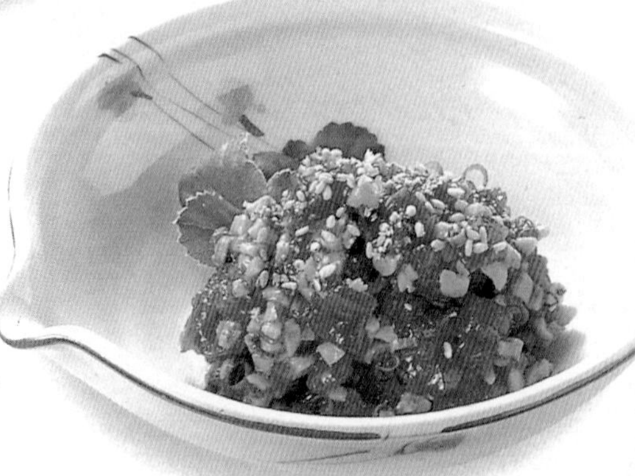

豬肉拌金針菇

材料（四人份） 薄切的豬腿肉 二百五十克（十二片） 金針菇三袋 紫蘇葉十二片 鹽、胡椒各少許 麵粉二大匙 沙拉油一大匙 醬油、米酒各二大匙

作法 ①金針菇去除根部，一袋分成四等份。

②豬肉攤開，撒上鹽、胡椒。鋪上紫蘇葉，把金針菇置於中心，捲起。再撒上麵粉。

③在平底鍋中放入油，加熱。放入❷，一邊轉動一邊煎至金針菇熟爲止。

④淋上醬油、米酒，煮至入味。

煮雞肉拌小黃瓜

材料（四人份） 無皮的雞胸肉一百五十克 鹽少許 酒一大匙 小黃瓜三根 番茄一個 A（芝麻醬一又三分之一大匙 醬油一大匙 砂糖二小匙 酒二分之一大匙 鹽、胡椒各少許）

作法 ①雞肉撒上鹽。酒和少量的水煮過，使其冷卻之後，再撕成細絲。

②小黃瓜放在砧板上搓揉，再用刀柄拍打。

③番茄切成梳子形。

④A的芝麻醬充分攪拌，加入調味料，作成醬料。

⑤❶、❷、❸放入容器中，淋上❹。

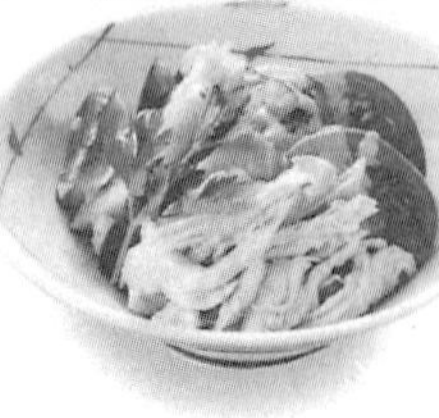

分量豐富的冷豆腐

材料（四人份） 嫩豆腐二塊 蛋黃四個份 萵苣四片 蘿蔔嬰一包 紅皮小蘿蔔四個 醬油

作法 ①萵苣、紅皮小蘿蔔切絲，用水漂過。蘿蔔嬰切成二半。

②豆腐瀝乾水分，壓碎盛盤。❶瀝乾水分，置於豆腐上，蛋黃放在上面。

③淋上醬油來吃。

金槍魚納豆

材料（四人份） 金槍魚紅肉二百五十克 切碎的納豆九十克 萬能蔥四根 炒過的白芝麻二小匙 醬油一又二分之一大匙

作法 ①金槍魚切成大塊，用菜刀略微拍打。

②萬能蔥切成蔥花，白芝麻略切。

③納豆和醬油充分混合，加入金槍魚、蔥花，盛盤。最後撒上白芝麻

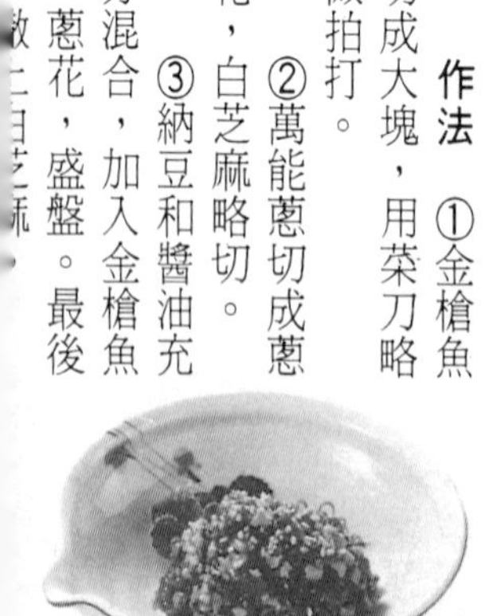

無油的馬鈴薯條

材料（四人份） 馬鈴薯四個　大蒜一塊　切碎的荷蘭芹、西洋辣椒粉、鹽各少許

作法 ①馬鈴薯帶皮，切成粗絲。大蒜薄切。

②在烤盤上塗上油，把❶鋪在上面，整體撒上鹽、胡椒。

③放入二百度的烤箱中的上層，途中要上下翻動來烤。烤至酥脆，呈金黃色。

④盛盤，撒上荷蘭芹、西洋辣椒粉。

炸竹筍、綠蘆筍

材料（四人份） 熟竹筍三百克　綠蘆筍八根　A（醬油、米酒各一大匙）麵粉、蛋汁各適量　蘇打餅五十克　醋橘　生薑各少許鹽少許　炸油

作法 ①竹筍略切，淋上A，備用，綠蘆筍切成二半。

②蘇打餅壓碎。

③❶的蔬菜依序沾上麵粉、蛋汁、❷，再放入一百八十度的炸油中，炸至酥脆。趁熱撒上鹽。

④盛盤，添加醋橘、生薑。

味噌煮蛤蜊

材料（四人份） 蛤蜊四百克　A（薑、大蒜各一塊、味噌二大匙、酒三大匙）　香菜少許

作法 ①蛤蜊用淡的鹽水泡過，去沙。

②A的大蒜和薑磨碎，混合味噌、酒。

③在鍋中放入❶❷，蓋上蓋子，用中火加熱。

④蛤蜊的口打開時，從爐上取下，上下翻動，使其味道入味。

⑤撒上香菜。

烏賊拌秋葵

材料（四人份） 秋葵八條　生魚片用的烏賊一百五十克　醬油一又三分之一大匙　芥末醬少許　黃菊少許

作法 ①烏賊放在砧板上搓揉之後，煮過再泡入冷水，切成小塊。菊花取下其花瓣。

②烏賊切成三～四公分長的細絲。

③醬油、芥末醬充分混合，用來涼拌秋葵、烏賊。

④盛盤，撒上菊花的花瓣。

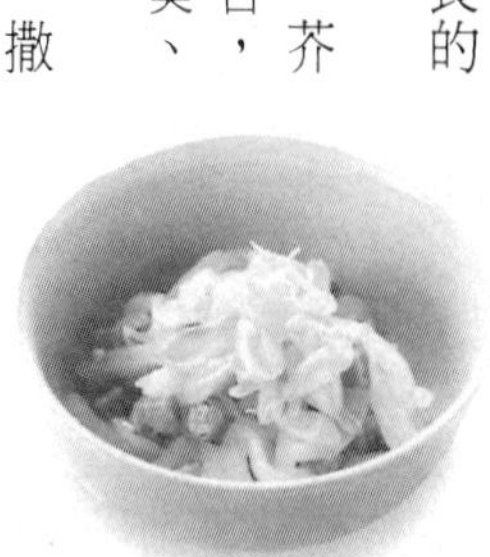

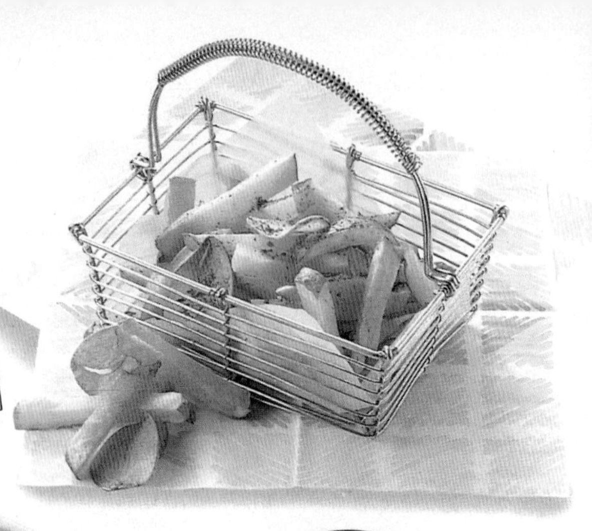

81 kcal

無油的馬鈴薯條

246 kcal

炸竹筍、綠蘆筍

62 kcal

味噌煮蛤蜊

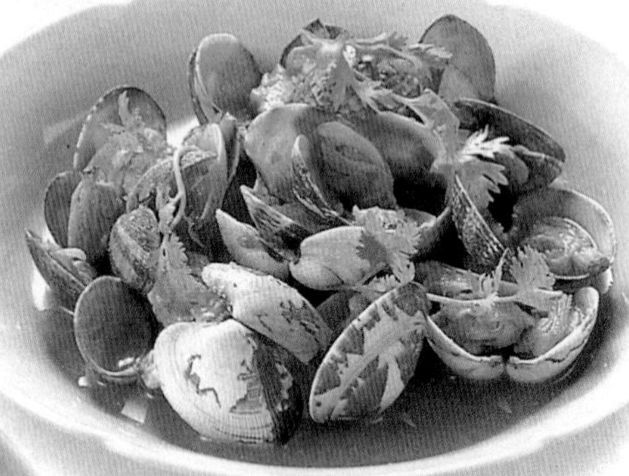

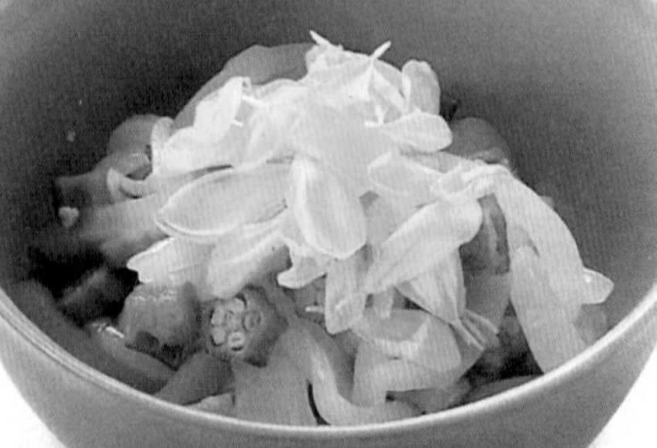

38 kcal

烏賊拌秋葵

自製的茶點

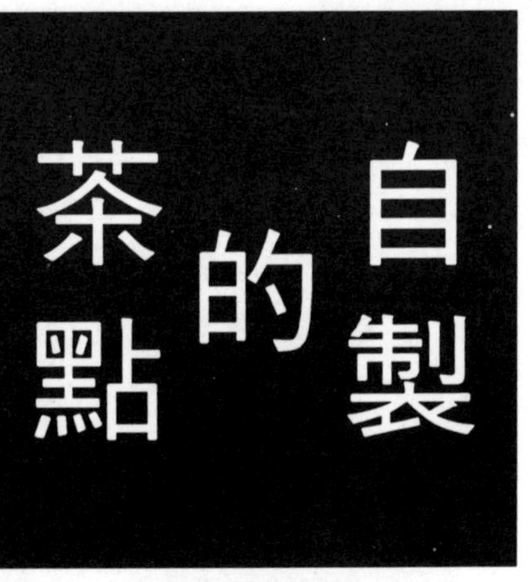

就像喜歡酒精類的人一樣。節食時，喜歡吃甜食的人會顧慮的是點心和糖果。尤其是糖分等受到限制的人，有時候，在覺得疲倦或想要改變心情時，也可以吃一點點心。

但是，吃點心的當天，必須要減少主食的分量，充分活動身體來消耗熱量。調節一天份的總熱量。在此，介紹使用蔬菜，水果的十四種點心。

相當於一碗飯量點心的熱量
奶油泡芙一個
布丁一個
蛋糕1/2塊
羊羹一塊
飯一碗
紅豆糲糬一個
冰淇淋一盒
ICE
甜巧克力約30克
Chocolate
牛奶糖七顆
牛奶糖

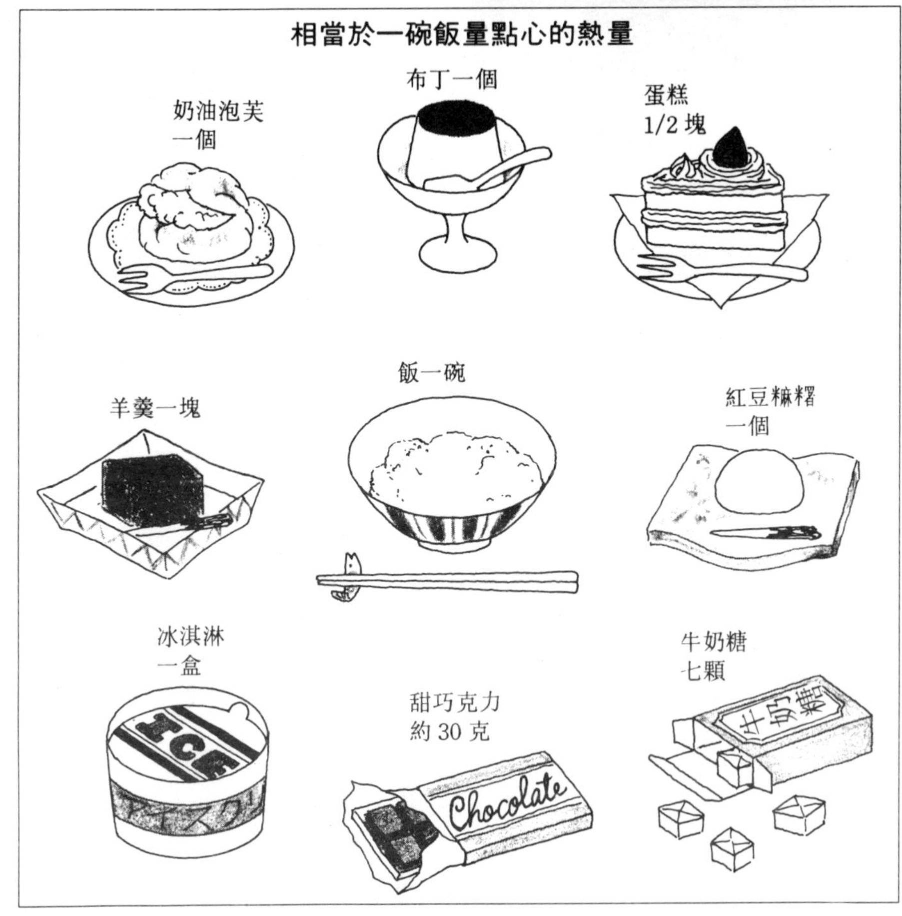

番茄雪泥　37kcal

材料（八人份）

番茄汁一杯　水六十ml　砂糖三十五克　檸檬汁三大匙　白色柑桂油一小匙

A（蛋白一個份　砂糖十五克）

作法

①在鍋中放入分量中的水和砂糖，加熱至砂糖完全溶化爲止。

②加入番茄汁、檸檬汁、柑桂酒，充分混合。倒入金屬製容器中，放入冰箱裡，使其冷卻，凝固。

③凝固以後，用湯匙充分攪拌，再放入冷凍庫中冷卻。反覆做二～三次，使其呈雪泥狀。

④在A的蛋白中加入砂糖，用打蛋器打至起泡，再加入③中。用切的方式混合。

⑤再度放入冷凍庫中冷凍。凝固時，用湯匙充分攪拌，反覆做二～三次。

⑥用湯匙舀起，盛入碗中。

涼粉黑棗葛䊦糬　117kcal

材料（四人份）

涼粉棒一根　黑棗一百克　紅茶萃取液一杯　砂糖四十克　黃豆粉三大匙

作法

①涼粉浸泡在充分的水中。

②❶擠乾水分，撕成小塊。加入二杯水，加熱。

③用木勺一邊煮一邊充分攪拌，直到涼粉溶化之後，用過濾器過濾。

④變涼以後，倒入模型中，使其冷卻，凝固。

⑤在鍋中放入紅茶、砂糖、加熱。煮沸之後，再加入切碎的黑棗、熄火。直接使其冷卻。

⑥❹依照自己喜好的形狀切好，盛盤。淋上❺，再撒上黃豆粉。

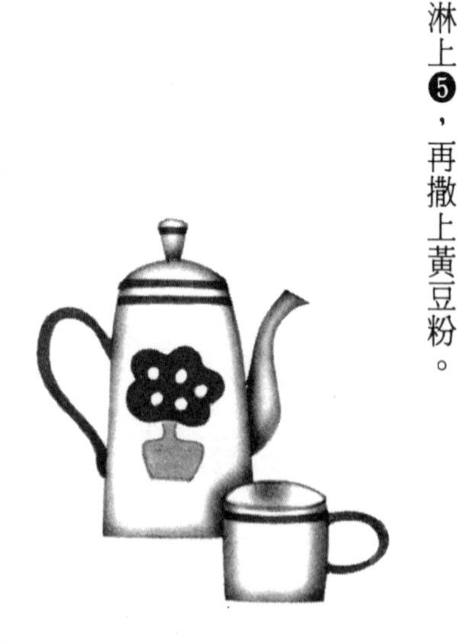

加紅豆的咖啡布丁　97kcal

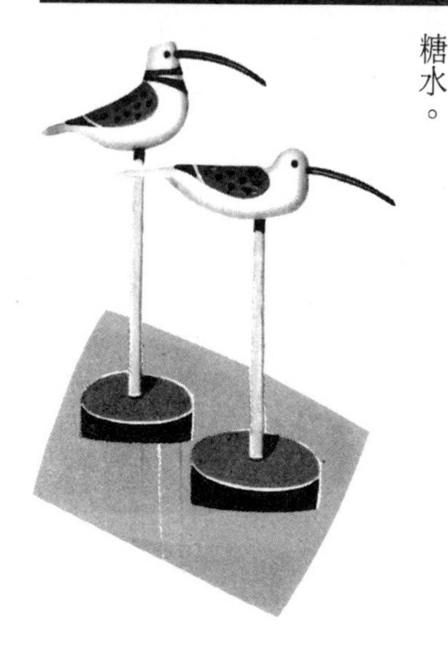

材料（咖啡豆六～八個份）

蛋二個　砂糖四十克　牛奶三百ml，即溶咖啡一大匙　水煮紅豆八十克

作法　①在大碗中打入蛋，打散，再加入糖。充分攪拌混合。

②體溫程度的牛奶，和咖啡充分混合。

③在❶中加入❷，充分混合。再過濾。

④❸倒入布丁模型中，要注意不要起泡。

⑤❹放在烤盤上，加入溫水再放入一百六十度的烤箱中，烤十五分鐘。

⑥充分冷卻以後，可以用紅豆來取代糖水。

酸乳酪冰淇淋　132kcal

材料（四人份）

香草冰淇淋一杯　原味酸乳酪一杯　冷凍小紅莓五十克

作法

①在大碗中倒入香草冰淇淋，在室溫中讓它變軟以後，加入酸乳酪、小紅莓。充分混合。

②放入冷凍庫中，冷凍。

③用冰淇淋勺子舀起，依照自己的喜好，添加水果來裝飾。

夾果醬的餅乾 34kcal

材料（約六十個份）

A（低筋麵粉一百五十克　小蘇打四分之一小匙）奶油八十克　砂糖六十克　蛋一個　燕麥片八十克　藍莓果醬一百二十克

作法

①用篩子篩A。

②在大碗中放入奶油，用打蛋器打至鬆軟。再加入蛋、砂糖、燕麥片，和❶充分混合。

③用指尖把❷的半量延展成二十公分乘二十公分大小。用湯匙塗上果醬，再薄薄地塗上剩下的麵糰。

④放在一百八十度～一百九十度的烤箱中，烤三十五～四十分鐘。

⑤趁熱切成二・五公分的方塊。

乾酪蛋糕 107kcal

材料（直徑二十一公分的派盤分量）

低筋麵粉九十克　發粉二分之一小匙　奶油四十克　砂糖四十克　蛋二個　檸檬汁一大匙　加工乾酪一百克　奶油、麵粉少許備用。

作法

①麵粉、發粉混合在一起，用篩子篩過。

②在派盤上塗上奶油，撒上少許麵粉。

③乾酪切成一公分的方塊。

④在大碗中打入蛋，打散之後，加入砂糖。用打蛋器打至起泡。

⑤加入檸檬汁和❶的粉。

⑥用熱水溫熱奶油，使其溶化。用木勺有如切的方式混入。

⑦❻的半量放入派盤中，撒上半量的乾酪。再加入剩餘的❻的半量，撒上剩餘的乾酪。

⑧放入一百八十度的烤箱中，烤十五～二十分鐘。

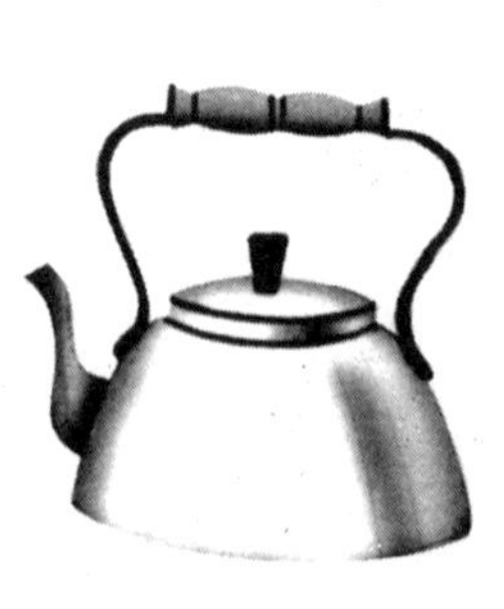

蘋果慕斯 54kcal

材料（十二人份）

A（蘋果一個　砂糖四十克　檸檬汁一小匙）　蘋果西打一罐（三百五十ml）　果膠粉二分之一大匙　檸檬汁、柑桂酒各一大匙　B（蛋白二個份　砂糖三十克）

作法

①蘋果帶皮，切成方塊。混入砂糖、檸檬汁。

②不須覆蓋保鮮膜，放入微波爐中，加熱八分鐘。

③果膠粉混入二分之一杯的蘋果西打中，使其溶化。

④將加入果膠的蘋果西打放在溫水中溶化，再加入剩餘的蘋果西打、檸檬汁、柑桂酒，把碗一起放入冰水中，用打蛋器打至起泡爲止。

⑤B充分打至起泡。

⑥❷❺慢慢地加入❹，要注意不要使泡沫消失。再倒入容器中，使其冷卻凝固。

水果蛋糕 133kcal

材料（六個份）

A（低筋麵粉四十五克　發粉四分之一小匙）　奶油四十克　砂糖三十五克　蛋一個　葡萄乾三十克　萊姆酒二分之一大匙

作法

①A混合，用篩子篩過，備用。

②葡萄乾略切，灑上萊姆酒。

③在大碗中放入奶油，打成奶油狀。再加入砂糖，充分混合。

④蛋打散，再一點點地加入❸中，混合在一起。再依序混入❶❷。

⑤鋁箔紙切成二十公分×二十公分的方塊。把❹的六分之一分量倒入中央。抓起鋁箔紙的四面，包起來。以這要領做六個。

⑥放入蒸鍋中，用中火至強火蒸二十～二十五分鐘。

蔬菜餅乾　87kcal

材料（四十～五十片份）

A（低筋麵粉九十克　杏仁果膠四十克　乾酪粉二大匙　發粉一小匙）　奶油五十克　砂糖二十五克　蜂蜜一小匙

B（胡蘿蔔、菠菜合計三十克　芹菜二十克）　C（白芝麻二分之一大匙　薑汁、香草精　肉豆蔻各少許）　鹽少許

作法

①材料A混合，用篩子過濾。B的蔬菜切碎，擠乾水分。

②奶油置於室溫中，使其變軟。再放入鍋中，混入砂糖。蜂蜜打成白色，加入B、C，充分混合。

③加入A，充分混合。

④作成圓柱狀，用保鮮膜包起，放入冰箱中，冷卻，凝固之後，切成四～五㎜厚。

⑤❹排在烤盤上，放入一百五十度的烤箱中，烤二十～二十五分鐘。烤好之後，撒上少許的鹽。

酸乳酪香蕉蛋糕　100kcal

材料（鋁製蛋糕杯十二個份）

原味酸乳酪四分之三杯　香蕉一條　蛋一個　奶油四十克　砂糖七十克　低筋麵粉一百克　發粉、蘇打各二分之一小匙　裝飾用的香蕉、鮮奶油、香葉芹各適量

作法

①低筋麵粉、發粉、小蘇打混合，篩過。奶油用溫水泡軟。

②在大碗中放入香蕉、壓碎。加入酸乳酪。充分混合。

③蛋、溶化的奶油、砂糖和加入❶的粉，充分攪拌混合。

④倒入鋁杯中，放入加熱至一百六十度的烤箱中。

⑤以一百六十度烤三十分鐘，再降爲一百五十度，再烤三十分鐘。

⑥充分冷卻以後，把切成適當大小的香蕉、鮮奶油、香葉芹裝飾在上面。

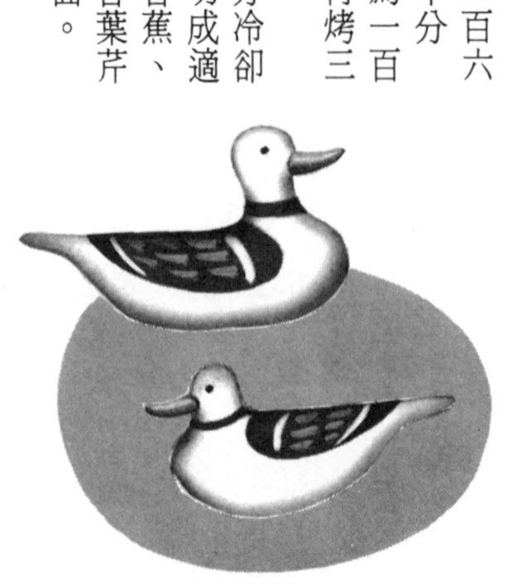

馬鈴薯　89kcal

材料（八個份）

馬鈴薯一百五十克　市售的蜂蜜蛋糕七十克　白蘭地、萊姆酒各一小匙　砂糖四十克　肉桂一小匙　萊姆酒浸泡的葡萄乾三十克　可可粉十克　切碎的杏仁果少許

作法

①馬鈴薯煮過以後，磨碎。蜂蜜蛋糕撕成碎片。

②在❶中加入砂糖、白蘭地、萊姆酒、肉桂、葡萄乾混合。

③分成八等份，做成圓筒形，裹上可可粉。

④在部分地方用竹籤戳洞，放入杏仁果，做成馬鈴薯的形狀。

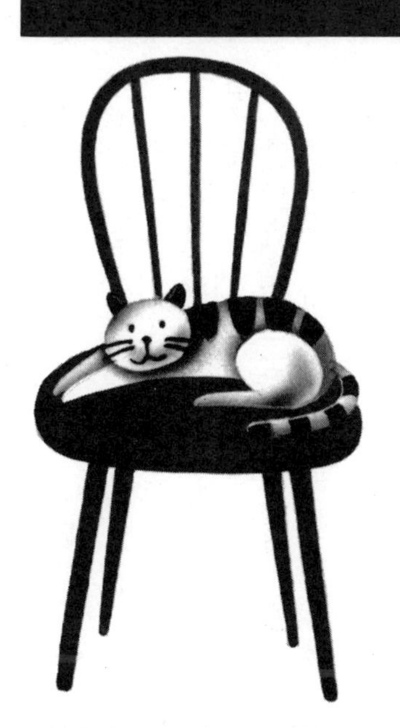

迪拉密斯　149kcal

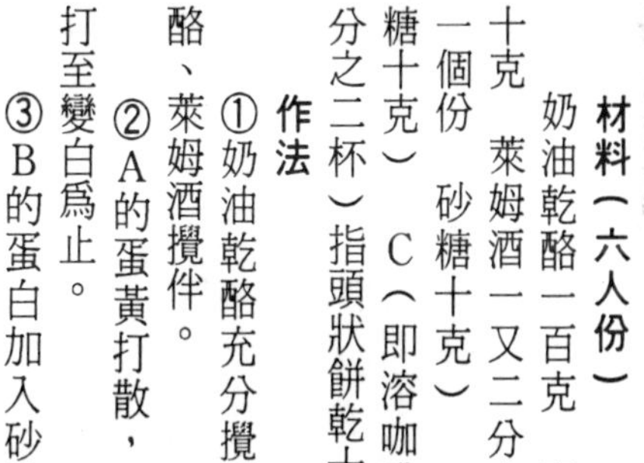

材料（六人份）

奶油乾酪一百克　磨碎的鬆軟白乾酪五十克　萊姆酒一又二分之一大匙　A（蛋黃一個份　砂糖十克）　B（蛋白二個份　砂糖十克）　C（即溶咖啡粉二大匙　滾水三分之二杯）指頭狀餅乾十二個　可可粉適量

作法

①奶油乾酪充分攪伴，再混入鬆軟白乾酪、萊姆酒攪伴。

②A的蛋黃打散，加入砂糖，用打蛋器打至變白爲止。

③B的蛋白加入砂糖，用打蛋器打至起泡。

④A和❶充分混合，再加入❸，用切的形態混合。

⑤把指頭狀的餅乾，半量鋪在玻璃杯中。混合C材料，用半量浸泡餅乾。再倒入❹的半量。

⑥❺重複做一次，放入冷藏庫中，冷卻四～五個小時，使其凝固。最後，撒上可可粉。

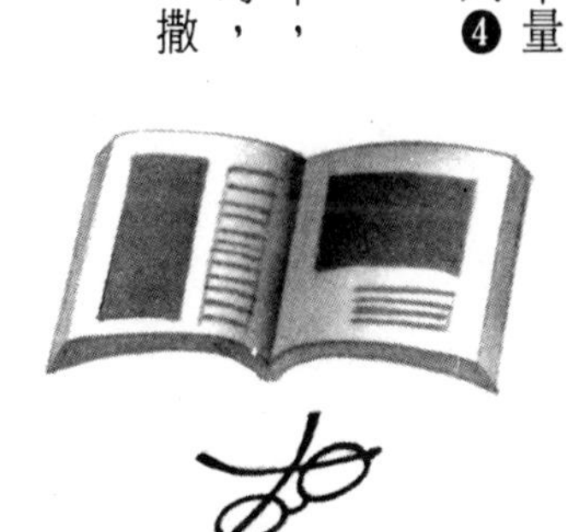

葡萄柚果凍　52kcal

材料（八人份）

葡萄柚二個（葡萄柚果汁加水三杯）

果膠粉一又二分之一大匙　砂糖七十克

檸檬汁、白色柑桂酒各二分之一大匙

作法

①果膠粉撒入二分之一杯的水中，使其溶化。

②葡萄柚切成二半，用湯匙舀出果肉。

③從果肉擠出果汁，再過濾。

④❸的果汁加水，成爲三杯。

⑤加入砂糖、檸檬汁、柑桂酒，充分混合。

⑥❶連杯子放入熱水中，使其溶化。倒入❺，充分混合。

⑦❻的整個鍋子放在冰水中，使其冷卻。再倒入已經取出的柚皮中，再放入冰箱中，使其冷卻凝固。

⑧切成二半，盛盤。

加巧克力的水果　44kcal

材料（五人份）

草莓、麝香葡萄各十粒　黑巧克力二十五克

作法

①巧克力切碎，放入大碗中。

②在比❶略小的碗中，注入八十度的熱水，把裝有巧克力的碗放在熱水中，使其溶化。

③草莓、麝香葡萄洗淨，擦乾水分。

④把水果沾上溶化的巧克力。在容器中鋪上保鮮膜，再把❸放在上面，使其乾燥。

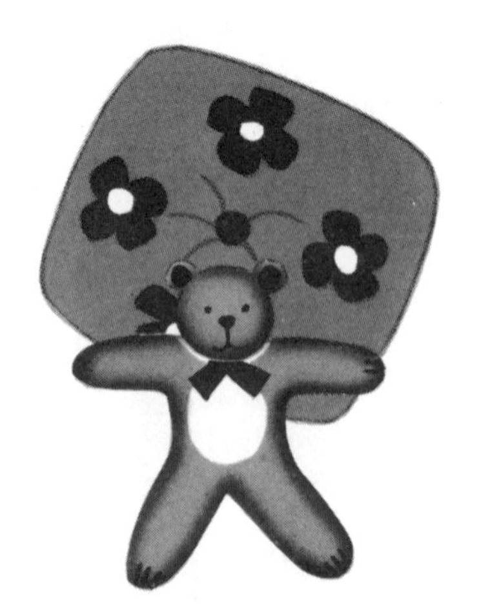

1200～1500kcal的菜單例

這是不會造成體力低落，而又可以消除肥胖的均衡菜單。要確實遵守其中的分量。剛開始時，爲了要配合熱量而製作菜單上的料理，大都會覺得很辛苦。爲了這些人著想起見，介紹以下的菜單例。（一千五百大卡的材料是四人份。一千四百和一千二百大卡的材料是一人份。料理名稱旁邊的數字，是一人份的熱量）

●一千五百大卡的菜單，是由竹內富貴子女士所製作的。有許多是彩色圖片所介紹的料理，可以參照其圖片和作法。幾乎都是能夠在家中簡單製作的料理。充分使用盛產的新鮮蔬菜和水果，表現出其季節感。

●適用一千五百大卡以下飲食療法的人，在此介紹一千四百大卡和一千二百大卡的菜單例。這些菜單是經由東京女子醫大醫院中，從事肥胖患者進行飲食指導的營養管理師臼井昭子女士所製作的。對於菜單和料理的製作，有以下的建議。

☆在這些菜單表中，有關於高湯、醬油、鹽、醋等調味料的記錄，予以省略。希望能夠養成減少調味料，鹽分的攝取，養成吃得清淡的習慣。

☆飯類、麵包等主食，不要一次吃完。要儘可能分成早、午、晚三餐來攝取。

☆經常注意是否攝取足夠的蔬菜，要充分攝取。

☆關於味噌湯的材料，可以使用海菜、菇類、醣類較少的蔬菜類等。

☆脂肪分較少的魚的量，可以增多。脂肪分較多的魚的量，就要減少。

☆不要因爲正在節食，午餐只吃涼麵和陽春麵。雖然麵的量很少，但是要考慮到營養的均衡。要攝取材料豐富的麵料理。

☆爲了減低空腹感，可以採用低熱量的菇類、海草類、蒟蒻，以增添滿腹感。

☆漢堡要選用脂肪較少的肉類，加入切碎的蔬菜，作成日式漢堡。也可以增加分量，抑制熱量。

〔1500kcal〕

計　1527kcal

	菜單（材料四人份）
早餐 490 kcal	**飯148（400克）** **烤油豆腐包170** 油豆腐皮80克、納豆、鬆軟白乾酪各100克、慈蔥20克、醬油2大匙、蘿蔔200克、紅皮小蘿蔔2個、山葵醬。 **咖哩粉絲66** 粉絲400克、沙拉油、醬油、米酒、番茄醬各$1\frac{1}{3}$大匙、咖哩粉1小匙、萵苣、青椒各20克、鹽、胡椒 **味噌湯106** 馬鈴薯320克、綠花椰菜200克、高湯3杯、味噌$2\frac{2}{3}$大匙
午餐 548 kcal	**法國麵包147（200克）** **烏賊披薩200** 烏賊500克、青椒60克、香菇40克、洋蔥、乾酪各80克、鹽 **水煮蛋、菜豆沙拉140** 蛋200克、菜豆150克、美乃滋和牛奶各2大匙、鹽。 **酸乳酪番茄汁61** 番茄汁2杯、酸乳酪$1\frac{1}{3}$杯、小黃瓜30克、鹽、胡椒
晚餐 489 kcal	**飯148（400克）** **味噌炒豬肉221** 豬腿肉250克、芹菜、蘋果各200克、沙拉油、味噌各2大匙、醬油$1\frac{1}{3}$大匙、酒1大匙、砂糖 **白菜胡蘿蔔沙拉90** 白菜200克、胡蘿蔔40克、薑1塊、醋、沙拉油各$2\frac{2}{3}$大匙、醬油、鹽 **湯30** 粉絲20克、韭菜60克、高湯3杯、麻油1小匙、酒、鹽

計　1544kcal

	菜單（材料四人份）
早餐 589 kcal	**蛋、蔬菜、小熱狗337** 麵包捲240克、蛋200克、高麗菜200克、火腿80克、胡蘿蔔40克、奶油2大匙 **甘薯拌乾酪160** 甘薯260克、鬆軟白乾酪200克、葡萄乾20克、砂糖$1\frac{1}{3}$大匙 **湯30** 芹菜、洋蔥、玉米各80克、蘿蔔嬰20克、高湯3杯、鹽、胡椒 **牛奶咖啡62** 咖啡、牛奶各2杯
午餐 448 kcal	**西式海洋粥298** 飯400克、高湯3杯、蝦子120克、烏賊150克、蛤蜊400克、洋蔥150克、沙拉油2大匙 **烤番茄蔬菜72** 番茄400克、青椒120克、茄子150克、大蒜一塊、沙拉油$1\frac{1}{3}$大匙、鹽、百里白 **加酸乳酪的木瓜87** 木瓜400克、原味酸乳酪250克
晚餐 507 kcal	**飯222（600克）** **肉豆腐204** 烤豆腐300克、牛腿肉200克、粉絲300克、蔥80克、茼蒿100克、醬油、米酒各4大匙 **萵苣、烤香菇沙拉70** 小黃瓜400克、萵苣120克、香菇8朵、蟹肉棒80克、醋和麻油各$1\frac{1}{3}$大匙、鰹魚屑、鹽 **淺漬蔬菜11** 小黃瓜400克、鹽

#〔1500kcal〕

計　1514kcal

	菜單（材料四人份）
早餐 471 kcal	**飯148（400克）** **鹽烤竹筴魚90** 竹筴魚250克、鹽 **山芋加梅子美乃滋102** 長山芋300克、美乃滋2大匙、梅乾1個、醬油$1\frac{1}{3}$小匙、酒$1\frac{1}{3}$大匙 **涼拌納豆97** 納豆160克、蘿蔔250克、醬油2大匙 **味噌湯34** 油菜200克、麩少許、高湯3杯、味噌$2\frac{2}{3}$大匙
午餐 496 kcal	**飯148（400克）** **火腿蛋205** 蛋200克、火腿150克、高湯1杯、豌豆20克、醬油2大匙、番茄醬$1\frac{1}{3}$大匙、芡粉2小匙 **甜醋漬小黃瓜白花菜39** 小黃瓜、花菜各200克、醋、水各4大匙、砂糖2大匙、鹽 **湯104** 綠花椰菜300克、高湯$1\frac{1}{3}$杯、芡粉4小匙、鹽
晚餐 547 kcal	**柳橙煮雞肉高麗菜222** 無皮雞胸肉350克、洋蔥150克、高麗菜500克、沙拉油1大匙、柳橙300克、大蒜1塊、高湯素1大匙 **酸乳酪醬汁青椒60** 青椒、紅青椒、菊苣各80克、酸乳酪200克、沙拉油2小匙、醋2小匙、鹽 **義大利麵餅拌乾酪粉265** 義大利麵餅250克、乾酪粉4大匙、荷蘭芹、鹽

計　1549kcal

	菜單（材料四人份）
早餐 530 kcal	**土司156（土司240克）** **炒蔬菜122** 菠菜300克、綜合蔬菜120克、蛋200克、鹽、奶油 **蘿蔔乾酪沙拉159** 蘿蔔300克、加工乾酪100克、美乃滋2大匙、醬油$1\frac{1}{3}$大匙、牛奶4大匙 **牛奶93（3杯）**
午餐 530 kcal	**飯148（400克）** **烤夾辣魚子豆167** 木棉豆腐600克、辣魚子40克、沙拉油1大匙、萵苣20克、青椒10克、低筋麵粉1大匙强、海苔、鹽 **煮馬鈴薯106** 馬鈴薯400克、菜豆40克、醬油、米酒各2大匙 **洋蔥、紅蘿蔔沙拉53** 洋蔥40克、胡蘿蔔120克、醋、油各$1\frac{1}{3}$大匙 **奇異果56（400克）**
晚餐 489 kcal	**飯222（600克）** **青椒雞肉絲191** 雞胸肉320克、青椒180克、熟竹筍200克、芡粉1大匙、沙拉油2大匙、醬油、酒各$1\frac{2}{3}$分大匙、砂糖 **花椒醬汁煮茄子63** 茄子400克、醬油2大匙、麻油、醋各$1\frac{1}{3}$大匙、花椒子少許 **湯13** 小黃瓜120克、蔥80克、高湯3杯、白芝麻、鹽、胡椒

〔1500kcal〕

計　1481kcal

菜單（材料四人份）	
早餐 441 kcal	**雜煮海蘊179** 海蘊200克、雞肉80克、飯400克、鴨兒芹20克、高湯4杯、醬油、酒各$1\frac{1}{3}$大匙、鹽 **分量豐富的冷豆腐162** 嫩豆腐600克、蛋黃4個份、萵苣80克、蘿蔔嬰40克、紅皮小蘿蔔4個、醬油$1\frac{1}{3}$大匙 **炒菠菜100** 菠菜250克、玉米100克、沙拉油2大匙、鹽、胡椒
午餐 562 kcal	**乾酪堡344** 麵包240克、乾酪80克、馬鈴薯300克、火腿12片、萵苣80克、番茄120克、奶油2大匙、鹽 **芹菜小黃瓜沙拉57** 芹菜、小黃瓜各120克、檸檬汁$1\frac{1}{3}$大匙、沙拉油$1\frac{2}{3}$大匙、鹽、胡椒 **果汁181** 香蕉400克、牛奶2杯、砂糖4小匙
晚餐 458 kcal	**飯148（400克）** **無油糖醋豬肉233** 豬腿肉250克、熟竹筍、胡蘿蔔、洋蔥各150克、乾香菇4朵、青椒80克、沙拉油$1\frac{1}{3}$大匙、醬油$2\frac{2}{3}$大匙、番茄醬、醋各2大匙、酒2小匙、麵粉1大匙、芡粉、砂糖各$1\frac{1}{3}$大匙 **涼拌韮菜花73** 韮菜花200克、蟹肉棒80克、美乃滋、蠔油醬汁各$1\frac{1}{3}$大匙 **湯4** 白菜120克、生香菇4朵、高湯3杯、鹽、胡椒

計　1517kcal

菜單（材料四人份）	
早餐 496 kcal	**蘇打餅88（80克）** **開放式蛋包138** 蛋200克、番茄200克、奶油2大匙、鹽 **牛奶煮蔬菜義大利麵202** 高麗菜300克、洋蔥150克、胡蘿蔔40克、義大利麵40克、水煮大豆150克、牛奶、高湯各2杯、鹽、胡椒 **乾酪68（加工乾酪80克）**
午餐 545 kcal	**飯148（400克）** **綠醋醬汁網烤牛肉142** 牛腿肉350克、小黃瓜300克、醋2大匙、砂糖1小匙、鹽 **煮青芋96** 青芋400克、高湯2杯、醬油$1\frac{1}{3}$大匙、米酒2大匙、芡粉$1\frac{1}{3}$大匙、柚子 **辣魚子炒萵苣90** 萵苣400克、辣魚子60克、沙拉油2大匙、鹽、胡椒 **柳橙69（600克）**
晚餐 476 kcal	**小餐包168（240克）** **辣味煎白肉魚180** 白肉魚320克、綠花椰菜200克、紅青椒120克、麵粉2大匙、沙拉油$2\frac{2}{3}$大匙、檸檬汁1小匙、西式辣椒粉 **葡萄酒煮蘑菇11** 蘑菇400克、白葡萄酒4大匙、月桂葉一片、鹽 **南瓜沙拉117** 南瓜320克、醋、沙拉油各$1\frac{1}{3}$大匙、顆粒芥末醬2大匙

〔1500kcal〕

計　1478kcal

	菜單（材料四人份）
早餐 437 kcal	**麵包156（240克）** **菇類蛋包120** 蘑菇150克、蛋200克、沙拉油$1\frac{1}{3}$大匙、鹽少許 **乾酪烤綠蘆筍41** 綠蘆筍250克、乾酪粉4大匙、鹽、胡椒 **芹菜火腿湯33** 芹菜250克、火腿80克、高湯3杯、鹽、胡椒 **香蕉87（400克）**
午餐 607 kcal	**山芋糊丼361** 飯600克、山芋200克、牛奶$1\frac{1}{3}$杯、鬆軟白乾酪80克、醬油、米酒各2大匙、高湯少許 **煮竹筴魚233** 竹筴魚4條、牛蒡200克、海帶芽150克、薑1塊、醬油$2\frac{2}{3}$大匙、酒、米酒各2大匙 **小黃瓜拌梅肉13** 小黃瓜400克、梅乾10克、酒、醬油
晚餐 434 kcal	**飯148（400克）** **韮菜豆腐231** 木棉豆腐600克、牛絞肉100克、醬油、酒各$1\frac{1}{3}$大匙、韮菜120克、玉米60克、沙拉油$1\frac{1}{3}$大匙、醬油$1\frac{1}{3}$大匙、米酒2小匙、鹽、胡椒 **韓式泡菜白菜沙拉38** 白菜320克、韓式泡菜120克、醋、油各2小匙 **中式的蘿蔔嬰和番茄湯17** 番茄250克、蘿蔔嬰少許、高湯3杯、蠔油醬汁$1\frac{1}{3}$大匙、鹽

計　1510kcal

	菜單（材料四人份）
早餐 484 kcal	**飯222（600克）** **高麗菜炒納豆159** 高麗菜300克、納豆150克、沙拉油2大匙、鰹魚屑少許、醬油$1\frac{1}{3}$大匙、鹽 **長山芋辣魚子醬汁72** 長山芋300克、辣魚子60克、高湯1杯、芡粉2小匙、鹽、酒 **味噌湯31** 蘿蔔200克、高湯3杯、味噌$2\frac{2}{3}$大匙
午餐 591 kcal	**鮪魚蛋義大利麵384** 水煮鮪魚150克、洋蔥80克、義大利麵250克、沙拉油$\frac{1}{2}$大匙、荷蘭芹少許、鹽 **茄子乾酪沙拉89** 茄子400克、鬆軟白乾酪200克、沙拉油2小匙、檸檬汁、羅勒、大蒜各少許、鹽、胡椒 **牛奶咖啡62** 牛奶、咖啡各2杯 **巨峰葡萄56（400克）**
晚餐 435 kcal	**飯148（400克）** **鋁箔紙烤雞263** 無皮雞胸肉300克、綠花椰菜200克、玉蕈100克、番茄80克、奶油玉米125克、美乃滋$1\frac{1}{3}$大匙、綜合乾酪60克、沙拉油1大匙、鹽 **青菜拌鰯仔魚21** 油菜300克、乾的鰯仔魚2小匙、醬油、高湯各$1\frac{1}{3}$大匙 **清湯3** 蔥40克、糊昆布少許、高湯3杯、鹽

〔1500kcal〕

計　1506kcal

	菜單（材料四人份）
早餐 496 kcal	**飯148（400克）** **豬肉捲金針菇173** 豬腿肉250克、金針菇300克、紫蘇葉12片、麵粉3大匙、沙拉油1大匙、醬油、米酒各2大匙、鹽 **番茄菜豆拌芝麻106** 番茄400克、菜豆120克、炒過的芝麻$2\frac{2}{3}$大匙、醬油$1\frac{1}{3}$大匙、砂糖、酒各2小匙 **味噌湯69** 油豆腐120克、高麗菜200克、高湯3杯、味噌$2\frac{2}{3}$大匙
午餐 529 kcal	**迷你土司78（土司120克）** **焗烤料理364** 馬鈴薯400克、洋蔥、菠菜各150克、燻鮭魚80克、蛋200克、牛奶2杯、綜合乾酪80克、鹽、胡椒 **綠色沙拉46** 荷葉邊萵苣120克、小黃瓜60克、醋、沙拉油各$1\frac{1}{3}$大匙、鹽、胡椒 **奶茶41** 紅茶2杯、牛奶$1\frac{1}{3}$杯
晚餐 481 kcal	**飯148（400克）** **油炸雙色蝦184** 蝦360克、芡粉$1\frac{1}{2}$大匙、檸檬40克、海苔、紫蘇、鹽、胡椒、沙拉油各適量 **煮蕪菁54** 蕪菁400克、醬油$1\frac{1}{3}$大匙、米酒2大匙、高湯3杯、芡粉$1\frac{1}{3}$大匙 **茼蒿滑子菇沙拉29** 茼蒿120克、滑子菇100克、醋2大匙、沙拉油2小匙、醬油、高湯各1大匙、砂糖 **柑橘66（600克）**

計　1526kcal

	菜單（材料四人份）
早餐 531 kcal	**飯148（400克）** **牛奶煮高野豆腐209** 高野豆腐80克、胡蘿蔔75克、油菜150克、牛奶2杯、砂糖$2\frac{2}{3}$大匙、醬油2大匙 **金平青椒竹筍93** 青椒120克、竹筍250克、沙拉油、醬油各$1\frac{1}{3}$大匙、米酒2大匙 **涼拌水果81** 奇異果、鳳梨各120克、蘋果150克、蘿蔔600克、醋、砂糖、鹽
午餐 482 kcal	**飯148（400克）** **油菜燴蟹肉蛋214** 油菜400克、蟹肉罐頭200克、香菇、蔥各80克、蛋200克、酒3大匙、沙拉油、醬油各$1\frac{1}{3}$大匙、米酒1大匙、鹽 **味噌煮蛤蜊62** 蛤蜊400克、薑、大蒜各1塊、味噌2大匙、酒1大匙 **萵苣捲涼粉沙拉58** 涼粉10克、小黃瓜、番茄各200克、萵苣250克、火腿80克、醋2大匙、砂糖2小匙、麻油、豆瓣醬、醬油
晚餐 513 kcal	**法國麵包176（240克）** **半熟的牛肉沙拉194** 牛腿肉350克、水田芥35克、菊苣80克、小番茄150克、醋1大匙、沙拉油$1\frac{2}{3}$大匙、醬油$1\frac{2}{3}$大匙、砂糖、鹽、胡椒 **咖哩炒馬鈴薯128** 馬鈴薯400克、沙拉油$1\frac{1}{3}$大匙、番茄醬2大匙、咖哩粉1小匙、荷蘭芹、鹽 **湯15** 切絲的豌豆莢60克、洋蔥120克、高湯3杯、鹽、胡椒

〔1500kcal〕

計　1540kcal

菜單（材料四人份）	
早餐 517 kcal	**乾酪蛋土司320** 蛋200克、土司240克、奶油1 $\frac{1}{3}$ 大匙、加工乾酪60克、鹽 **紫紅色高麗菜沙拉103** 紫紅色高麗菜300克、醋、油各2 $\frac{2}{3}$ 大匙、鹽、胡椒 **萵苣湯5** 萵苣150克、高湯3杯、鹽、胡椒 **酸乳酪89** 原味酸乳酪400克、果醬40克
午餐 492 kcal	**豆腐炒飯407** 飯600克、木棉豆腐400克、綜合蔬菜150克、生香菇8朵、沙拉油2大匙、蟹肉棒80克、鹽、胡椒 **綜合蔬菜湯85** 青菜250克、牛奶2杯、高湯1 $\frac{1}{3}$ 杯、芡粉1大匙
晚餐 531 kcal	**麵包捲140（200克）** **夏里阿品斯旗魚排181** 旗魚320克、洋蔥150克、沙拉油1 $\frac{1}{2}$ 大匙、綠蘆筍120克、番茄400克、鹽、胡椒 **馬鈴薯蔬菜沙拉104** 馬鈴薯300克、青椒、紅青椒各80克、番茄醬2大匙、美乃滋1 $\frac{1}{3}$ 大匙、鹽、胡椒 **桑格莉亞酒106** 柳橙600克、紅葡萄酒150克

計　1545kcal

菜單（材料四人份）	
早餐 530 kcal	**添加乾酪的法式土司376** 土司200克、蛋150克、牛奶1杯、砂糖1 $\frac{1}{3}$ 大匙、肉桂少許、奶油1 $\frac{1}{3}$ 大匙、鬆軟白乾酪200克、鳳梨400克 **菊苣玉米沙拉55** 菊苣150克、玉米80克、醋、油各1大匙、鹽、胡椒 **奶油濃湯99** 高麗菜200克、火腿80克、牛奶2杯、高湯1 $\frac{1}{3}$ 杯、荷蘭芹少許、鹽
午餐 512 kcal	**飯148（400克）** **南蠻燒秋刀魚259** 秋刀魚300克、麵粉1大匙、蔥80克、青椒60克、胡蘿蔔40克、醋、醬油、酒各3大匙、砂糖1大匙、沙拉油1大匙 **薑炒海帶芽43** 生海帶芽200克、薑1塊、萬能蔥10根、沙拉油1 $\frac{1}{3}$ 大匙、醬油2小匙、油、鹽 **涼拌豆芽小黃瓜62** 豆芽120克、小黃瓜40克、麻油1小匙、鹽、醬油
晚餐 503 kcal	**飯148（400克）** **番茄煮大豆雞肉210** 水煮大豆150克、無皮雞腿肉200克、洋蔥75克、水煮番茄500克、高湯素 $\frac{1}{2}$ 大匙、番茄糊3大匙、荷蘭芹少許、沙拉油1大匙、鹽 **大蒜炒菇類64** 香菇100克、金針菇、玉蕈各200克、大蒜1塊、白葡萄酒1小匙、沙拉油2大匙、鹽、胡椒 **無油的馬鈴薯條81** 馬鈴薯400克、大蒜1塊、荷蘭芹、西式辣椒粉、鹽

〔1400kcal〕

計　1395kcal

菜單（材料1人份）	
早餐 325 kcal	**土司200** 土司60克、植物奶油5克 **檸檬茶** **菠菜蛋100** 菠菜70克、蛋50克 **番茄片25** 番茄150克、荷蘭芹、洋蔥各少許
午餐 410 kcal	**飯220（150克）** **味噌湯30** 生海帶芽10克、豌豆莢15克、味噌15克 **烤魚80** 乾竹莢魚60克 **煮高麗菜卷70** 高麗菜70克、豬絞肉30克、洋蔥15克 **拌蘿蔔泥的料理10** 蘿蔔60克、滑子菇20克、柚子少許
點心 190 kcal	**牛奶和水果190** 牛奶1杯、鳳梨150克
晚餐 470 kcal	**飯220（150克）** **水煮雞肉185** 雞丁90克、豆腐75克、粉絲100克、茼蒿50克、生香菇20克、胡蘿蔔10克、金針菇30克、蔥10克、橙柚醋30克 **煎炒青椒50** 青椒50克、油5克 **涼拌豆芽15** 豆芽40克、麻油少許

計　1405kcal

菜單（材料1人份）	
早餐 335 kcal	**飯160（110克）** **味噌湯50** 蛤蜊肉35克、蘿蔔30克、味噌12克 **涼拌納豆65** 納豆、魚糕、小黃瓜各20克、芥末醬少許 **煮蔬菜60** 油菜100克、油豆腐皮10克
午餐 470 kcal	**麵包160** 麵包捲、法國麵包各30克 **俄式湯270** 牛肉90克、馬鈴薯75克、高麗菜70克、洋蔥50克、胡蘿蔔10克、奶油5克、番茄醬20克 **柳橙40（100克）**
點心 150 kcal	**牛奶和水果150** 牛奶1杯、葡萄75克
晚餐 450 kcal	**松茸飯220** 飯150克、松茸20克 **清湯20** 蝦子20克、蘿蔔嬰10克 **烏賊鳴門卷80** 烏賊100克、海苔1片、髮菜10克 **炒雞肉120** 雞肉45克、蒟蒻50克、牛蒡30克、胡蘿蔔10克、豌豆莢5克、油5克 **醋漬料理10** 小黃瓜30克、海帶芽7克

〔1400kcal〕

計　1400kcal

	菜單（材料1人份）
早餐 370 kcal	**土司200** 土司60克、植物奶油5克 **湯20** 白菜70克、番茄50克、洋蔥30克、高湯素少許 **蛋包140** 蛋75克、油2克、荷蘭芹少許 **水煮綠蘆筍10** 綠蘆筍50克
午餐 395 kcal	**飯220（150克）** **煮豬肉130** 豬腿肉90克、萵苣30克、芥末少許 **梅肉拌菜15** 蘿蔔50克、小黃瓜30克、胡蘿蔔、蘘荷各10克、梅肉10克 **菜豆加芝麻醋醬油30** 菜豆30克、麻油3克
點心 190 kcal	**牛奶和水果190** 牛奶1杯、奇異果150克
晚餐 445 kcal	**飯220（150克）** **味噌湯40** 嫩豆腐30克、生海帶芽10克、味噌12克 **半熟的金槍魚110** 金槍魚80克、蘿蔔泥40克、蔥15克、大蒜少許 **煮魚蛋65** 魚蛋40克、款冬40克、胡蘿蔔15克、砂糖3克 **鴨兒芹加芥末醬油10** 鴨兒芹50克、芥末醬油少許

計　1410kcal

	菜單（材料1人份）
早餐 390 kcal	**麵包200** 麵包60克、人工奶油5克 **牛奶雞肉105** 雞肉30克、白菜50克、胡蘿蔔、豌豆莢各10克、牛奶$\frac{1}{2}$杯、高湯素少許 **火腿萵苣卷85** 火腿40克、萵苣30克、檸檬少許
午餐 420 kcal	**飯220（150克）** **湯10** 高湯$\frac{3}{4}$杯、芹菜、蔥各15克 **八寶菜150** 豬肉60克、烏賊25克、白菜70克、胡蘿蔔20克、豌豆莢10克、生香菇15克、油5克、芡粉少許 **拌三絲40** 蛋$\frac{1}{4}$個、黃瓜50克、豆芽30克、麻油、芥末醬油各少許
點心 140 kcal	**牛奶和水果140** 牛奶$\frac{1}{2}$杯、柑橘200克
晚餐 460 kcal	**飯220（150克）** **牡蠣土手鍋210** 牡蠣100克、豆腐100克、蔥、茼蒿各50克、金針菇30克、甜味噌20克、米酒10ml **涼拌蔬菜20** 綠花椰菜50克 **八寶醬菜10** 蕪菁40克、小黃瓜20克

〔1200kcal〕

計　1200kcal

	菜單（材料1人份）
早餐 305 kcal	土司200 土司60克、植物奶油5克 紅茶 荷包蛋燴蔬菜90 蛋50克、金針菇20克、豌豆莢、胡蘿蔔各10克、芡粉少許 沙拉15 生海帶芽20克、小黃瓜、洋蔥各30克、檸檬醬油少許
午餐 335 kcal	飯160（110克） 味噌湯60 豆腐、蘿蔔各50克、蔥20克、豌豆莢5克、味噌12克 酒煮白肉魚90 白肉魚80克、蔥、生香菇各10克、酒10克 媽媽醬汁料理15 蒟蒻70克、昆布5克、鰹魚屑少許、砂糖1小匙 涼拌蔬菜10 油菜50克
點心 150 kcal	草莓牛奶150 草莓125克、牛奶1杯
晚餐 410 kcal	飯160（110克） 清湯20 菠菜30克、糝薯10克 青椒鑲肉110 豬絞肉60克、青椒50克、洋蔥30克、蛋少許、高麗菜30克、油少許 炒干貝100 干貝50克、綠花椰菜40克、蘑菇30克、油5克 菊花蕪菁20 蕪菁60克、砂糖3克

計　1175kcal

	菜單（材料四人份）
早餐 265 kcal	飯160（110克） 味噌湯25 海帶芽10克、蔥20克、味噌12克 魚板20 魚糕40克、芥末醬少許 蘿蔔煮油豆腐皮50 蘿蔔80克、油豆腐皮10克 涼拌蔬菜10 油菜50克
午餐 340 kcal	麵包卷120（60克） 檸檬茶 烤雞肉串160 雞腿肉90克、洋蔥80克、青椒20克 蔬菜沙拉60 番茄70克、萵苣20克、蘿蔔嬰5克、沙拉醬汁少許
點心 190 kcal	牛奶和水果190 牛奶1杯、葡萄柚200克
晚餐 380 kcal	飯160（110克） 蔬菜碗18 蕪菁30克、蕪菁葉20克、胡蘿蔔10克、麩少許 加蘿蔔泥的烤魚80 文鰩魚80克、蘿蔔30克 炒牛肉105 牛肉30克、熟竹筍50克、豌豆莢5克、油5克 綠花椰菜拌芥末醬油17 綠花椰菜40克、芥末醬油少許

〔1200kcal〕

計　1220kcal

	菜單（材料1人份）
早餐 405 kcal	**飯160（110克）** **味噌湯35** 高麗菜150克、味噌12克 **炒豆腐150** 瀝乾水分的豆腐100克、胡蘿蔔、蔥各10克、油5克、砂糖3克 **炒薇菜45** 薇菜50克、油5克 **涼拌蔬菜15** 菠菜50克
午餐 310 kcal	**什錦烏龍麵300** 烏龍麵160克、水煮蛋50克、魚糕20克、油豆腐皮5克、金針菇25克、熟竹筍20克、菠菜20克、蔥10克 **醋漬紅白蘿蔔10** 蘿蔔40克、胡蘿蔔10克
點心 190 kcal	**牛奶和水果190** 牛奶一杯、香蕉100
晚餐 315 kcal	**飯160（110克）** **清湯10** 熟竹筍20克、海帶芽5克、豌豆莢5克 **綜合生魚片85** 烏賊50克、鯛魚40克、小黃瓜30克、蘿蔔20克 **煮雞肉50** 雞絞肉30克、洋蔥20克、款冬40克 **涼拌蔬菜10** 油菜花50克

計　1235kcal

	菜單（材料1人份）
早餐 395 kcal	**麵包卷160（材料1人份）** **番茄汁1杯35（1杯）** **鮭魚蔬菜沙拉200** 水煮鮭魚40克、高麗菜70克、花菜、綠花椰菜各30克、洋蔥10克、美乃滋12克
午餐 340 kcal	**飯160（110克）** **親子煮料理130** 蛋50克、雞肉30克、洋蔥70克、鴨兒芹10克、米酒10ml **味噌蘿蔔40** 蘿蔔100克、甜味噌10克、柚子 **涼拌蔬菜10** 油菜50克
點心 190 kcal	**牛奶和水果190** 牛奶1杯、柑橘200克
晚餐 310 kcal	**飯160（110克）** **鱈魚鍋140** 鱈魚100克、豆腐70克、白菜70克、粉絲50克、茼蒿30克、金針菇30克、胡蘿蔔10克、橙柚醋30ml **豆芽拌芥末醬油10** 豆芽40克、芥末醬油少許

〔1200kcal〕

計　1210kcal

	菜單（材料1人份）
早餐 340 kcal	**麵包200** 麵包卷60克、人工奶油5克 **咖啡** **半熟蛋80** 蛋50克 **蔬菜沙拉60** 蘿蔔50克、小黃瓜30克、胡蘿蔔10克、沙拉菜5克、沙拉醬汁10ml
午餐 355 kcal	**飯160（110克）** **添加高麗菜的日式漢堡130** 牛絞肉45克、瀝乾水分的豆腐50克、洋蔥30克、胡蘿蔔5克、生香菇10克、麵包和蛋少許、高麗菜30克 **涼拌貝肉50** 青柳30克、慈蔥30克、海帶芽5克、西京味噌12克、米酒10ml **涼拌蔬菜15** 菠菜50克
點心 190 kcal	**牛奶和水果190** 牛奶一杯、蘋果150克
晚餐 325 kcal	**飯160（110克）** **清湯10** 白玉麩2克、鴨兒芹5克 **添加蘿蔔泥的鹽烤竹筴魚90** 竹筴魚60克、蘿蔔30克 **大豆煮羊栖菜45** 大豆（乾燥）10克、羊栖菜7克、胡蘿蔔10克 **八寶醬菜10** 蕪菁、小黃瓜各30克 **涼拌茼蒿10** 茼蒿50克

計　1200kcal

	菜單（材料1人份）
早餐 315 kcal	**乾酪土司240** 土司60克、乾酪25克 **咖啡（1杯）** **牛奶煮青江菜江珧75** 青江菜130克、江珧40克、牛奶60ml、高湯50ml、芡粉少許
午餐 320 kcal	**飯160（110克）** **煎蛋40** 蛋25克 **雞肉餅80** 雞翅膀肉30克、蔥15克、油5克 **雜煮料理35** 蝦子20克、蒟蒻30克、胡蘿蔔10克、乾香菇10克、昆布少許、砂糖3克 **涼拌菜豆5** 菜豆30克
點心 160 kcal	**牛奶和水果160** 牛奶140ml、梨200克
晚餐 405 kcal	**飯160（110克）** **清湯10** 蕪菁30克、蕪菁葉20克、胡蘿蔔10克 **鋁箔紙烤比目魚130** 比目魚80克、洋蔥50克、生香菇20克、油5克 **茄子煮雞肉90** 雞翅膀肉30克、茄子70克、砂糖4克、味噌10克 **涼拌蔬菜15** 菠菜50克

82～96頁

主要材料別的健康料理作法

魚貝類的料理

蒸生鮭魚和蕪菁

材料（四人份）

生鮭魚四片　蕪菁四百克　玉蕈一包　銀杏果八個　鹽、酒各少許　A（蛋一個酒二大匙　鹽一小匙）　B（高湯一杯醬油、米酒各二小匙　芡粉二小匙）

作法　①鮭魚切成二半，撒上鹽、胡椒，置於容器上。再放入已經冒出蒸氣的蒸鍋中蒸三分鐘。

②玉蕈撕成小株。銀杏果切成小塊。

③蕪菁磨碎，擠乾水分。和A、❷混合，放在已經蒸好的鮭魚上面。再放入鍋中蒸六分鐘。

④B倒入鍋中，用中火加熱。一邊攪拌一邊煮至濃稠，最後淋在❸上。

南蠻燒秋刀魚

材料（四人份）秋刀魚三條　蔥一根　紅青椒二個　胡蘿蔔四十克　麵粉一大匙　A（醋、醬油、酒各三大匙　砂糖一大匙　切成小段的紅辣椒二分之一根）　油一大匙

作法　①切除秋刀魚的頭部，去除內臟，剖成三片之後，切成大塊。

②胡蘿蔔、紅青椒、蔥切絲，和A混合，略煮。

③麵粉撒在魚片上，放入熱油中煎至熟。

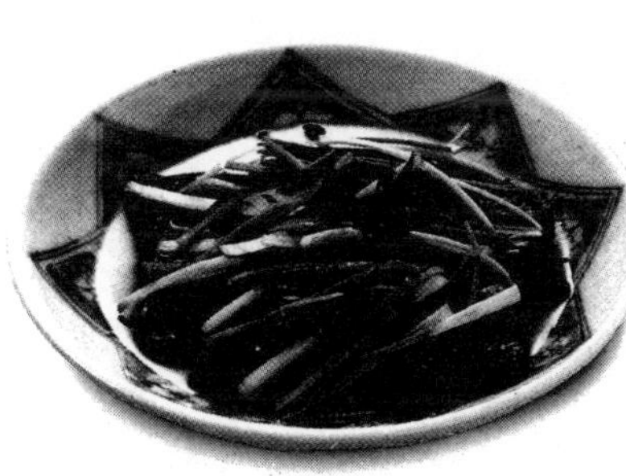

④趁熱泡入❷中。

炸雙色蝦

材料（四人份）大正蝦二十四條　鹽、酒各少許　芡粉一又二分之一大匙　海苔二分之一片　紫蘇葉二分之一片　檸檬二分之一個　炸油

作法　①蝦子去殼，去除背部的沙腸，撒上鹽、酒。再從腹側劃上二～三道切口。

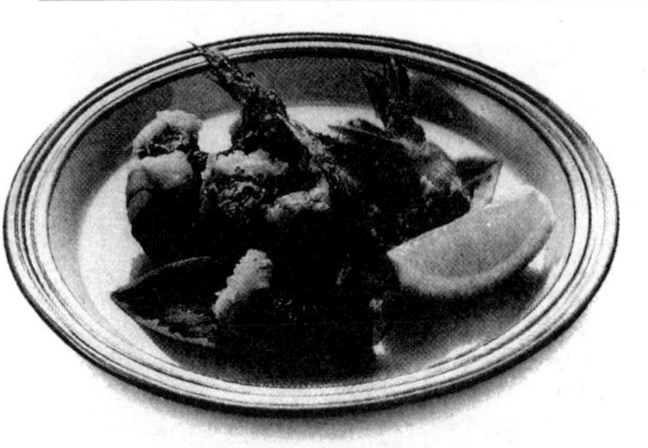

②整體撒上芡粉，用切成十二條細絲的海苔，從蝦子的中間包起。留下一半的蝦子，用紫蘇葉包。

③炸油加熱至一百八十度，把❷放下去炸。

④盛盤，再添加切成梳子形的檸檬。

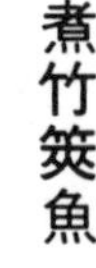

煮竹筴魚

材料（四人份）竹筴魚（中）四條　牛蒡二百克　生海帶芽一百五十克　薑一塊　A（水一又二分之一杯　醬油二又三分之二大匙　酒二大匙　米酒二大匙）

作法　①竹筴魚去除頭部、內臟、側腹的魚鱗，切塊。

②牛蒡切成三公分長之後，切成四等份。泡在水中，去除澀味。

③海帶芽去筋，切成一口大小。薑切絲。

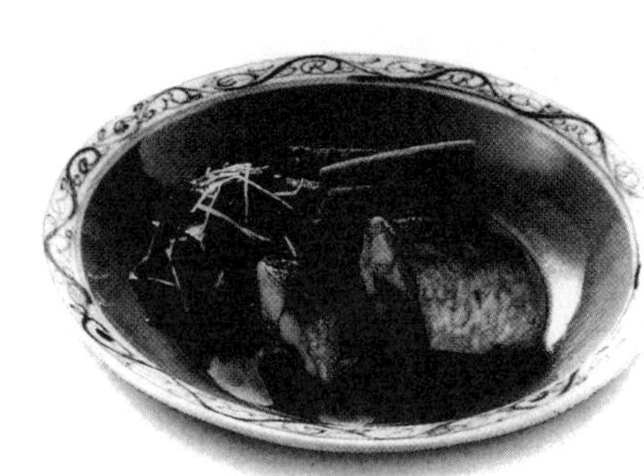

④A放入鍋中煮沸，再放入❶❷，再度煮滾。用鋁箔紙當作壓蓋，煮至收汁爲止。

⑤加入❸，再度煮沸。

半熟金槍魚加蘿蔔泥

材料（四人份）紅肉金槍魚四百克　蘿蔔四百克　萬能蔥十根　油二小匙　酒、醬油各一又三分之一大匙　紫蘇的花穗少許

作法　①金槍魚整體撒上少許的鹽，擱置一會兒。

②在平底鍋中放入油，加熱。放下❶，整體用強火略煎至金黃色。

③趁熱淋上醬油、酒。涼了之後，放入冰箱中冷卻。

④蘿蔔磨成泥，蔥切成蔥花。

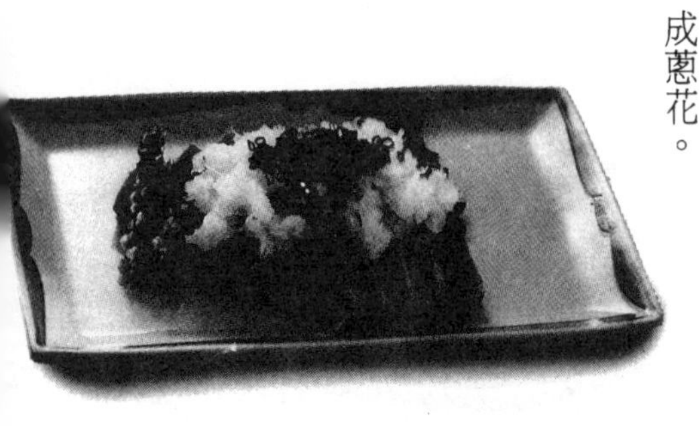

⑤金槍魚切好，盛盤。再撒上瀝乾水分的蘿蔔泥和蔥花。飾以紫蘇花穗。

義大利式煎烤干貝

材料（四人份）

干貝四百克　白葡萄酒一大匙　鹽、胡椒各少許　A（蛋二個　鹽四分之一小匙）　奶油二大匙　胡蘿蔔一百二十克　B（鹽少許　醋、白葡萄酒各一又三分之一大匙　砂糖一大匙　水二大匙）　紅皮小蘿蔔、香菜葉各少許

作法　①胡蘿蔔切絲，和B混合。用中火加熱。煮沸之後，熄火，使其冷卻。

②干貝撒上鹽、胡椒，裹上A的鹽及蛋液。

③在平底鍋中放入奶油，加熱。再放入❷去煎烤。途中再裹上二～三次蛋液。煎至中間熟爲止。

④❸和胡蘿蔔盛盤，把薄切的紅皮小蘿蔔、香菜添加在一旁。

辣味煎白肉魚

材料（四人份）

白肉魚四片　鹽、胡椒各少許　A（麵粉二大匙、西式辣椒粉一小匙）　沙拉油二又三分之二大匙　紅青椒四個　綠花椰菜二百克　檸檬汁少許。

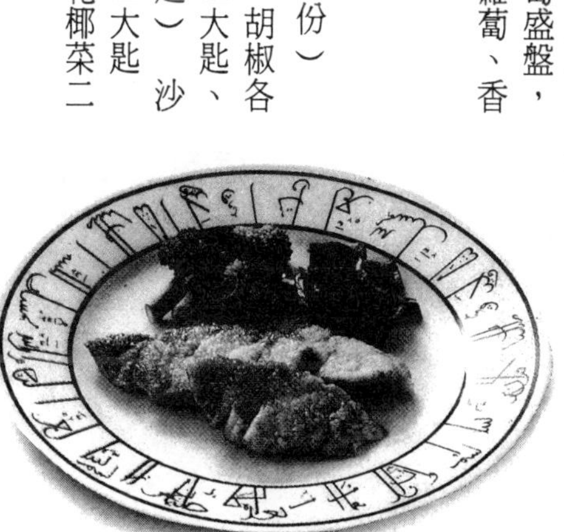

作法　①白肉魚斜切，撒上鹽、胡椒。

②A的材料稍微混合，撒在❶上。

③在平底鍋中放入一小匙油，加熱。放入❷去煎烤。

④熟了之後，再撒上少許檸檬汁。

⑤紅青椒切成一公分的方塊，用其餘的油煎過。撒上鹽、胡椒來調味。

⑥綠花椰菜切成小株，放入加入少許鹽的熱水中煮過。

⑦魚盛盤，再把❺❻添加在旁邊。

油菜蛋糊蟹肉

材料（四人份）

油菜四百克　蟹肉（罐頭）二百克　生香菇八朵　蔥一根　酒、油各少許　蛋四個　A（酒三大匙　鹽三分之一小匙）　油一又三分之一大匙　B（高湯一杯　醬油一又三分之一大匙　米酒一大匙　芡粉一大匙）

作法　①油菜切成三公分長，放入加入酒、少許油的滾水中煮過之後，瀝乾水分。

②香菇薄切，蔥斜斜地薄切。蟹肉壓碎。

③蛋打散，混合A的調味料和❷。

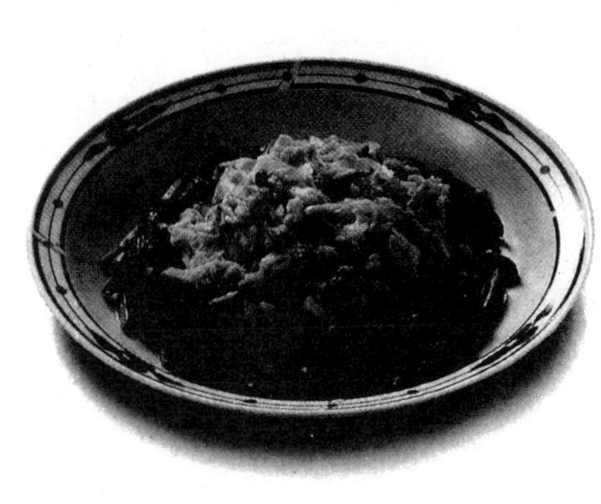

④在平底鍋中放入一又三分之一大匙的油，加熱，倒入❸。呈半熟狀態時，用湯匙延展開來。作成炒蛋。

⑤在鍋中放入B的材料，用中火加熱。煮至呈糊狀。

⑥❶盛盤，放上❹，淋上❺。

夏里阿品斯旗魚排

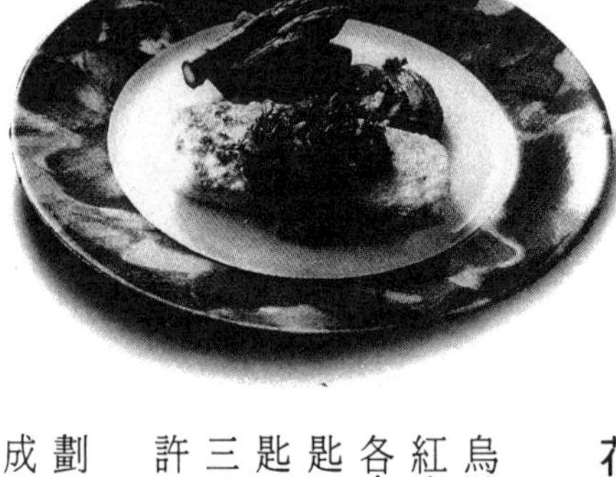

材料（四人份）

旗魚四片　鹽、胡椒各少許　麵粉一又三分之一大匙　洋蔥一個　油一又二分之一大匙　綠蘆筍八根　番茄二分之一個　百里香少許

作法　①洋蔥切碎，用二分之一大匙的油炒至金黃色爲止。要注意不要炒焦。

②用鹽、胡椒調味，再加入撕成碎片的百里香。

③旗魚依序撒上鹽、麵粉，利用剩下的油煎烤。

④綠蘆筍切除尾端硬的部分，放在砧板上稍微搓揉。再放入滾水中煮，切成適當的大小。

⑤❸盛盤，淋上❷的醬汁。在旁邊放上❹和薄切的番茄。

花生醬拌烏賊小黃瓜

材料（四人份）

烏賊四百克　小黃瓜四條　紅皮小蘿蔔四個　鹽、酒各少許　A（花生醬二大匙　醬油二又三分之二大匙　酒二小匙　砂糖一又三分之一小匙　豆瓣醬少許）

作法　①烏賊的兩面劃上格子狀的切口，再切成一口大小，撒上鹽、酒。再燙過。

②小黃瓜部分削除皮，作蛇腹切之後，泡在淡淡的鹽水中，讓它變軟。

③製作A，花生醬加入調味料中，仔細地調溶。❶浸泡於其中，使其入味。

④❷❸盛盤，再添加紅皮小蘿蔔。

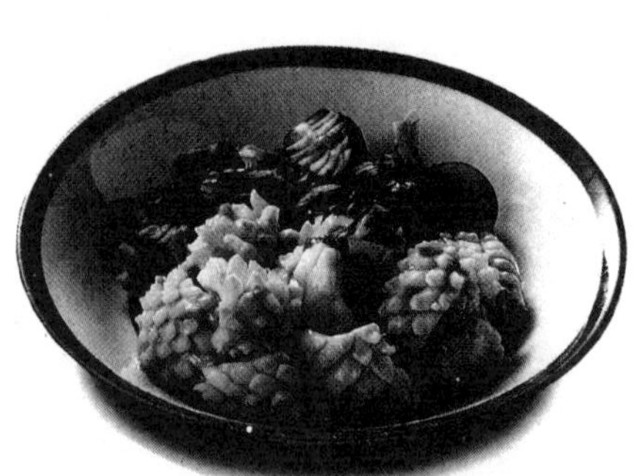

肉料理

綠醋醬汁網烤牛肉

材料（四人份）牛腿肉薄片三百五十克　小黃瓜三條　鹽、胡椒各少許　A（醋二大匙　鹽一小匙　砂糖一小匙）　紫蘇花穗少許

作法　①牛肉整體撒上鹽、胡椒，放在烤熱的鐵網上烤。

②小黃瓜磨碎，瀝乾水分，和A混合。

③❶盛盤之後，放上❷，用紫蘇花穗裝飾。

無油的醋漬豬肉

材料（四人份）豬腿肉薄片二百五十克　A（醬油、酒各二小匙）　麵粉一又三分之一大匙　油一又三分之一大匙　洋蔥一個　熟竹筍、胡蘿蔔各一百五十克　乾香菇八個　青椒三個　B（高湯三分之二杯　醬油、番茄醬各二大匙　砂糖一又三分之一大匙）醋二大匙　芡粉一又三分之一大匙

作法　①豬肉切成一口大小，用A浸泡入味。

②乾香菇泡水，去除根蒂之後，斜切。青椒切成四～六等份。

③洋蔥切成梳子形。竹筍略切。胡蘿蔔先燙過。

④豬肉撒上麵粉，在平底鍋中放入油，加熱。放入豬肉煎烤。

⑤在鍋中放入B。煮滾之後，放入香菇、洋蔥、竹筍、胡蘿蔔。

⑥洋蔥熟了之後，放入豬肉、青椒。

⑦青椒煮軟之後，再加入醋。用一倍量的水調溶的芡粉勾芡。

味噌炒豬肉

材料（四人份）豬腿肉薄片二百五十克　A（醬油、酒各二小匙）　蘋果一個　芹菜2根　沙拉油二大匙　B（味噌二大匙　醬油一又三分之一小匙　酒一大匙　砂糖少許）

作法 ①豬肉切成一口大小，用A浸泡入味。

②頻果帶皮，略切。芹菜去筋，略切。

③在平底鍋中放入油，加熱。豬肉放下去炒，炒至肉變色之後，加入❷。

④整體過油之後，混合加入B。一直炒到收汁爲止。

麻婆醬汁水煮蘿蔔

材料（四人份） 蘿蔔六百克　牛絞肉二百五十克　蔥一根　薑、大蒜各一塊　沙拉油一又三分之一大匙　A（高湯一杯　醬油二又二分之一大匙　酒一大匙　豆瓣醬少許）　芡粉一大匙強　萬能蔥少許

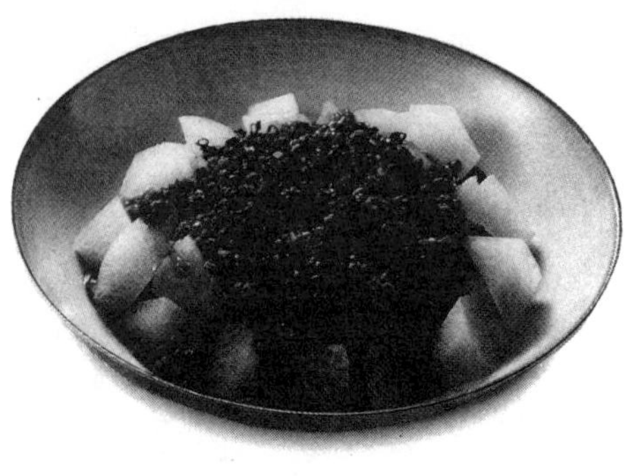

作法 ①蘿蔔略切，用沸水煮軟。

②蔥、薑、大蒜切碎。

③在平底鍋中放入油，加熱。放入❷去炒香之後，再放入絞肉炒。

④肉變色之後，放入混合好的A。煮滾時，再用一倍量的水調溶的芡粉，加入勾芡。

⑤蘿蔔盛盤，淋上❹。最後，撒上切碎的蔥花。

青椒雞肉絲

材料（四人份） 雞胸肉八條　青椒六個　水煮的竹筍二百克　A（醬油、酒各二小匙　芡粉一大匙）　沙拉油二大匙　B（醬油一又三分之二大匙　酒二小匙　砂糖少許）

作法 ①雞胸肉去筋，切絲，再加入A混合。

②青椒、竹筍切絲。

③在平底鍋中放入半量的油，加熱，倒入❶去炒。再盛盤。

④剩下的油加熱，放入❷去炒。整體過油之

後，加入❸。⑤倒入B，炒至收汁爲止。

鋁箔紙烤雞肉

材料（四人份）無皮的雞胸肉三百克　沙拉油一大匙　綠花椰菜二百克　玉蕈一包　小番茄八個　鹽、胡椒各少許　A（玉米醬二分之一杯　美乃滋一又三分之一大匙　酒、胡椒各少許）　綜合乾酪六十克

作法　①雞肉切成一口大小，撒上鹽，用熱油快炒。

②綠花椰菜煮過。玉蕈撕成小株。

③用鋁箔紙作的容器盛裝❶、❷、小番茄，再淋上混合好的A，再撒上乾酪。

④放入加熱至二百度的烤箱中，烤至乾酪溶化爲止。

半熟雞肉

材料（四人份）雞胸肉十條　薑一塊　萬能蔥五根　A（醬油一又二分之一大匙　醋、酒各一大匙　豆瓣醬少許）

作法　①薑切絲，蔥切成蔥花。

②雞胸肉去筋，燙過，再泡入冷水。

③雞胸肉擦乾水分，放入冰箱中，使其充分冷卻。

④雞胸肉斜切，盛盤。撒上❶，再淋上A的醬汁。

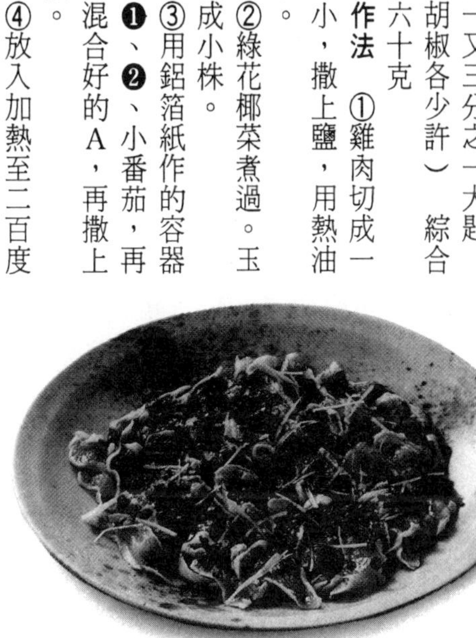

番茄風味的煮豬肉

材料（四人份）豬里脊肉二百五十克　蘿蔔四百克　洋蔥一個　番茄二個　麵粉一大匙　A（水或高湯一又二分之一杯　番茄醬二大匙　醬油二又三分之二大匙　酒二大匙　砂糖少許）　菜豆六～七根

作法　①洋蔥、番茄切成梳子形。

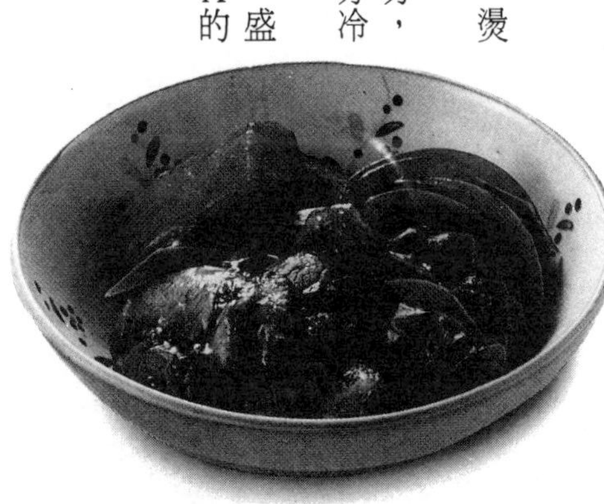

②蘿蔔略切，用水煮過。備用。

③A和洋蔥放入鍋中，用中火加熱。煮滾之後，再用中火加熱。

④火轉弱，煮至湯汁變成一半左右，再加入番茄。

⑤豬肉切成八㎜厚，再撒上麵粉。加入❹。

⑥豬肉煮至入味，熟了之後，湯汁變糊時，就可以熄火。

⑦薑煮過，把斜切好的菜豆撒在上面。

半熟牛肉沙拉

材料（四人份）牛腿肉塊三百五十克　菊苣五十克　水田芥一束　萵苣三十克　小番茄十五個　沙拉油二小匙　鹽、胡椒各少許　A（醬油一又二分之一大匙　砂糖二分之一小匙　山葵醬少許　醋一大匙　沙拉油一大匙）

作法　①牛肉塊撒上鹽、胡椒，擱置一會兒。

②在平底鍋中放入油，加熱。肉的表面用強火煎烤。取出，涼了之後，放入冰箱中冷卻。

③菊苣、水田芥、萵苣撕成一口大小。番茄切成梳子形。

④牛肉薄切，和❸稍微混合。再淋上A的醬汁。

柳橙煮雞、高麗菜

材料（四人份）

無皮雞胸肉三百五十克　洋蔥一個　高麗菜二分之一個　柳橙二個　沙拉油一大匙　高湯素一大匙　月桂葉一片　大蒜一塊　鹽、胡椒少許

作法　①雞肉切成一口大小，撒上鹽、胡椒。

②洋蔥薄切，高麗菜切成梳子形。大蒜壓碎。

③柳橙一個剝除皮和薄皮，取出果肉。另一個則擠出果汁。

④在鍋中放入油，加熱，炒洋蔥。變軟之後，加入❶。

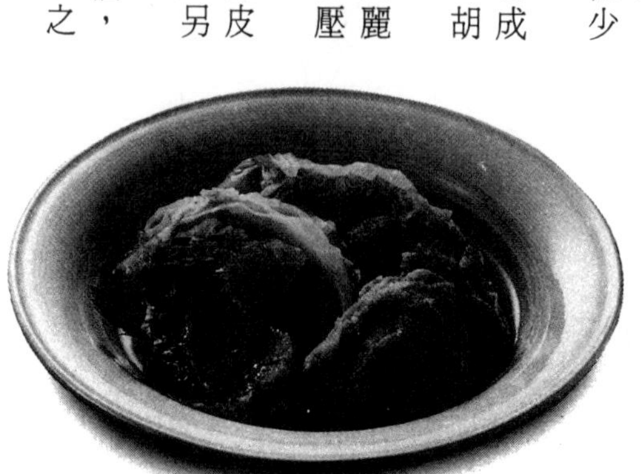

⑤肉煎烤成金黃色之後，放入高麗菜，淋上果汁、高湯素。再加入月桂葉，蓋上蓋子。用小火煮十～十五分鐘。

⑥加入柳橙，用鹽、胡椒調味。煮滾之後，即可熄火。

大豆、大豆製品的料理

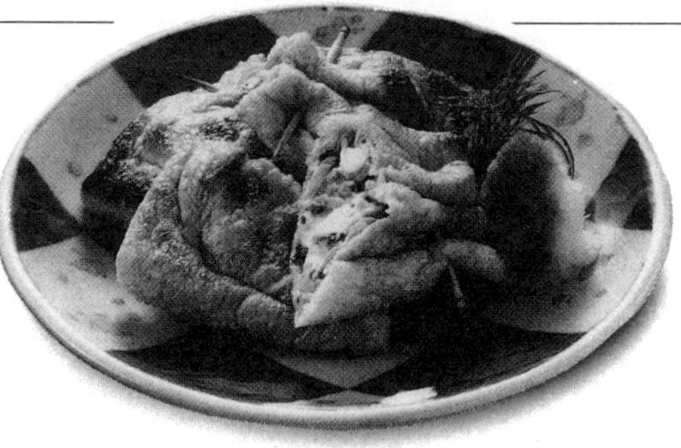

烤油豆腐包

材料（四人份）

油豆腐皮四片　A（納豆一百克　鬆軟白乾酪一百克萬能蔥十根　醬油二大匙　芥末一小匙）　蘿蔔二百克　紅皮小蘿蔔少許

作法　①蔥切成蔥花，和A的材料充分混合。

②油豆腐皮切成二半，做成袋狀。❶填入油豆腐皮的袋中，用牙籤固定。

③❷放在烤熱的鐵網上烤，要注意不要烤焦。

④蘿蔔磨成泥，瀝乾水分。

⑤❸切好，盛盤。❹和薄切的紅皮蘿蔔添加在旁邊。

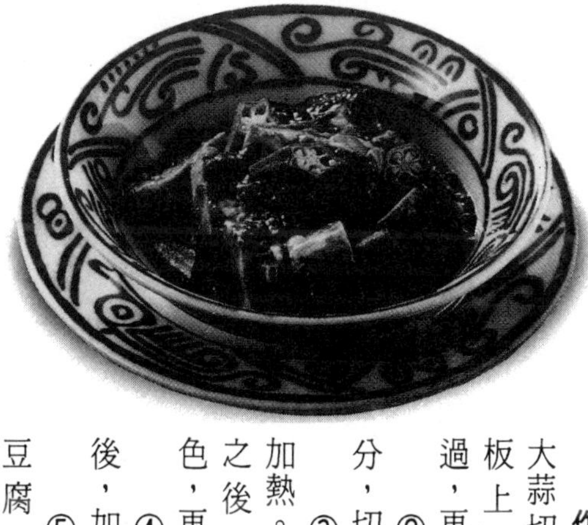

咖哩煮豆腐

材料（四人份）

嫩豆腐二塊　豬絞肉一百五十克　洋蔥二分之一個　薑、大蒜各一塊　A（高湯一又二分之一杯　咖哩調味料二人份　醬油一又三分之一大匙）　秋葵四條　沙拉油一又三分之一大匙　鹽、胡椒各少許

作法　①洋蔥、薑、大蒜切碎，秋葵放在砧板上，略微搓揉。煮過，再斜切。

②豆腐稍微瀝乾水分，切成適當大小。

③在鍋中放入油，加熱。切碎的蔬菜炒香之後，稍微炒成金黃色，再加入絞肉。

④絞肉炒至變色之後，加入A。

⑤煮滾之後，放入豆腐，再度煮沸。用鹽、胡椒調味。

⑥加入秋葵，略微攪拌。即可熄火。

肉豆腐

材料（四人份）

烤豆腐一塊　牛腿肉薄片二百克　粉絲三百克

蔥一根　茼蒿二分之一束　A（水二杯　醬油、米酒各四大匙）

作法　①粉絲煮過以後，切成適當的長度。蔥斜切，茼蒿切成適當的長度。

②牛肉切成大塊。烤豆腐略切。

③A煮滾之後，再放入牛肉、豆腐、粉絲。

④牛肉煮熟之後，粉絲也入味了，可以加入蔥和茼蒿煮沸。

牛奶煮高野豆腐

材料（四人份）

高野豆腐四個　胡蘿蔔二分之一根　油菜一百五十克　A（牛奶二杯　砂糖二又三分之二大匙　醬油二大匙）

作法　①胡蘿蔔用花的模型壓好之後，再切成5㎜厚。油菜用沸水煮過，再泡冷水。瀝乾水分，切成三公分長。

②高野豆腐泡開，備用。

③在鍋中放入A來煮，再放入高野豆腐。

④再度煮沸之後，加入胡蘿蔔，改成小火，煮至收汁。

⑤加入油菜，熄火。

⑥高野豆腐切成一口大小，再添加蔬菜。盛盤。

玉米片豆腐排

材料（四人份）

木棉豆腐二塊　蛋一個　玉米片四十克　沙拉油二又二分之一大匙　茄子二個　小青椒十五根　小番茄四個　切碎的荷蘭芹少許　鹽、胡椒各少許

作法　①豆腐瀝乾水分，切成一口大小。灑上鹽、胡椒。

②❶沾上蛋汁，撒上玉米片。

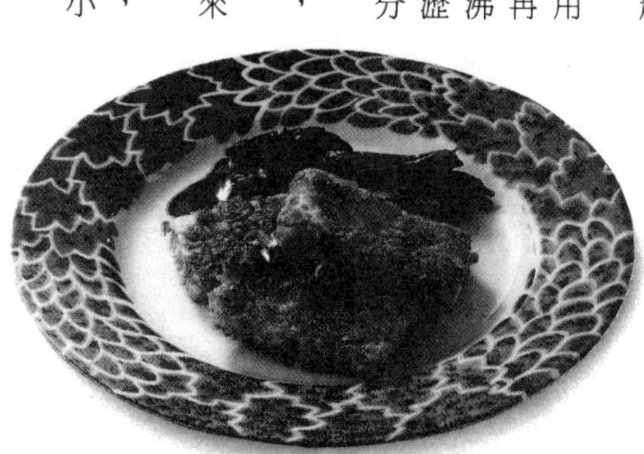

③半量的油加熱，煎❷至中間熟透。

④茄子表面劃上格子狀的切口，再切成適當的大小。小青椒劃上切口。

⑤剩下的油加熱，煎烤❹，撒上鹽、胡椒。

⑥❸盛盤，❺和小番茄添加在旁邊。在茄子上撒上荷蘭芹。

番茄煮大豆、雞肉

材料（四人份）水煮大豆一百五十克　無皮雞腿肉二百克　洋蔥二分之一個　水煮番茄五百克　高湯素二分之一大匙　番茄糊三大匙　月桂葉一片　沙拉油一大匙　鹽、胡椒各少許　切碎的荷蘭芹少許

作法　①洋蔥切碎。番茄去籽，略微壓碎。

②雞肉切成小塊，撒上鹽、胡椒。

③在平底鍋中放入油，加熱。洋蔥炒至變軟之後，加入雞肉。

④雞肉炒至變色之後，加入大豆、番茄、調味料、月桂葉，用中火煮滾。再改成小火。

⑤煮至收汁之後，撒上鹽、胡椒來調味。再撒上荷蘭芹。

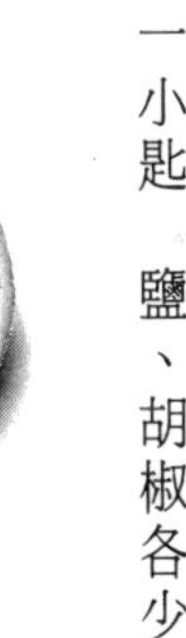

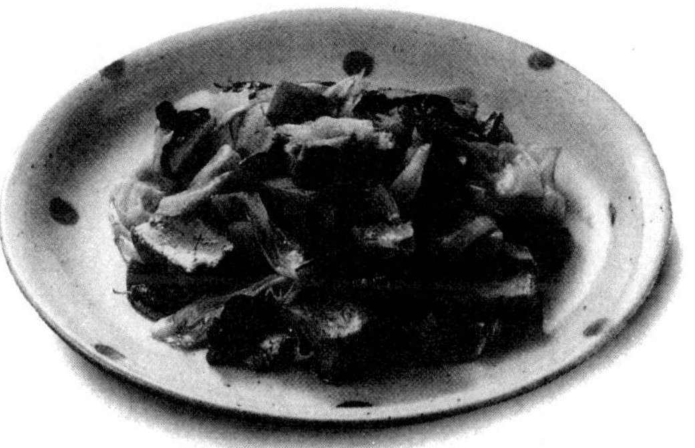

油豆腐炒高麗菜

材料（四人份）

油豆腐二片　高麗菜三百克　胡蘿蔔六十克　豌豆筴二十片　木耳少許　A（醬油三分之一大匙　酒二大匙　薑汁一小匙　鹽、胡椒各少許）　沙拉油二大匙

作法　①油豆腐燙過，去油之後，切成一口大小。

②高麗菜略切，胡蘿蔔切成銀杏葉形。

③木耳泡水，豌豆筴去筋，再切成二半。

④在平底鍋中放入油，加熱，依序炒❶❷❸。整體炒過之後，淋上A即可。

韮菜豆腐

材料（四人份）

木棉豆腐二塊　牛絞肉一百克　A（醬油、酒各一又三分之一小匙）

韮菜一百二十克　罐頭玉米一百六十克　沙拉油一又三分之一大匙（醬油一又三分之一大匙　米酒二小匙　鹽、胡椒各少許）

作法　①豆腐瀝乾

水分，切成大塊，絞肉拌入A。

②韮菜切成二公分長。

③在平底鍋中放入油，加熱。牛肉炒至變色之後，加入韮菜、玉米。

④韮菜變軟之後，加入豆腐、B。用強火炒至收乾。

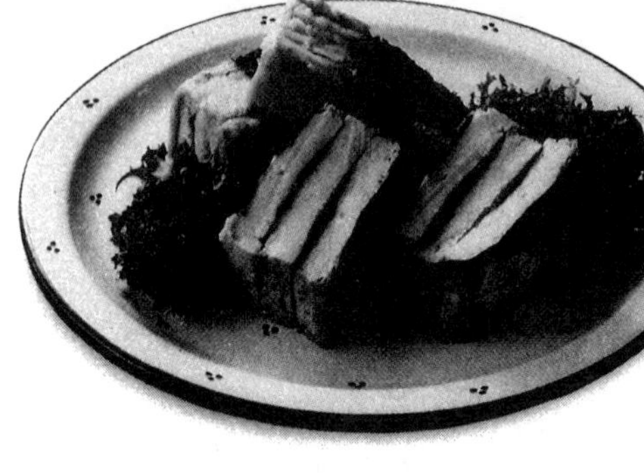

烤夾辣魚子豆腐

材料（四人份） 木棉豆腐二塊　辣魚子二分之一片　麵粉一又三分之一大匙　海苔少許　鹽、胡椒各少許　沙拉油一大匙　菊苣、紅青椒各少許　鹽、胡椒各少許

作法　①木棉豆腐瀝乾水分，切成二半。再切成三等份。

②辣魚子撒上水，剝除薄皮之後，壓碎。

③在豆腐上塗上❷，再做成三明治。海帶捲在中間，表面撒上鹽、胡椒，再撒上麵粉。

④在平底鍋中放入油，加熱，放入❸，一邊翻動一邊煎烤。

⑤切成二半之後，盛盤。再添加菊苣、紅青椒圓片在旁邊。

炸大豆蝦子

材料（四人份） 水煮罐頭大豆一百二十克　剝殼的蝦子一百五十克　酒少許　洋蔥一個　鴨兒芹五十克　A（麵粉二分之一杯　蛋汁一個份　冷水二分之一杯　鹽少許）　炸油

作法　①剝殼的蝦子去除背部的沙腸，灑上酒。

②洋蔥薄切，鴨兒芹切成二公分長。

③❶❷和大豆充分混合，再加入混合好的A的材料。

④炸油加熱至一百八十度，用湯勺舀起❸，放入油中炸至酥脆。

成人病的原因

治療中老年人肥胖的飲食調配

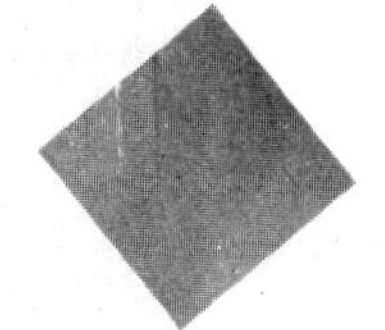

在美國，太胖的人無法被委任擔任管理職位。不能控制自己的體重者，不能擔任管理職務。不只如此，肥胖和糖尿病、心臟病、高血壓等成人病，具有密切的關係。因此，會考慮到是否適合擔任艱辛的工作。爲了維持健康的體重，關鍵在於每天的飲食。

肥胖和疾病

●九十五%的肥胖是「單純性肥胖」

苗條的身材是精英的條件

國人和歐美人比起來，體型較瘦小，因此，對於肥胖採取寬容的態度。尤其是男性，認爲「胖是福祿的象徵」、「心寬體胖」、「胖表示壯」等等。對於肥胖有正面的看法。

但是，面臨飽食時代，慢性的過食會產生肥胖的弊害。對於自己的體重的管理，是中年以後，健康上不可或缺的注意重點。有人常說：「腰帶鬆了一格，壽命減少一年。」胖的人容易罹患成人病，因此要努力於減量，有所自覺。

美國或歐洲更是處於所謂的「避免肥胖」的時代。肥胖的程度成爲健康的基準，而且，是這個人未來出人頭地與否的基準。無法自行控制體重的人，其將來性不會被看好。上司會告誡太胖的部屬，嚴厲地要求其減量。肥胖的老闆，其公司的前景也不會被看好。對於肥胖有此批判。

國內的飲食型態，日趨於歐美化，以肉食較多見。經常不吃早餐，而吃大量的晚餐。這種夜食症候群的人非常多。再加上運動不足，肥胖者逐漸增加，足以媲美歐洲。如果擔心罹患成人病，要先克服肥胖。

攝取的熱量多於消耗的熱量，會導致肥胖

肥胖是因爲多餘的熱量變成脂肪，皮下等的脂肪組織蓄積必要以上的脂肪所致。這是一般的動物對抗飢餓的自衛本能。對於人而言，當然要儲備某種程度的自衛本能，但是，如果過多，就會導致肥胖。

所謂的過食、運動不足所導致的肥胖，是「單

純性肥胖」。佔肥胖的九十五%。

其他的五%是「症候性肥胖」，主要是因爲甲狀腺、副腎或卵巢等內分泌疾病，導致調節食慾的腦下視丘有疾病所致。

有壓力的時候，就會吃得太快，而導致肥胖。這種過食狀態，成爲壓力的代償行爲。這是所謂的「改變心情的過食症候群」。由動物實驗中發現，這是由於腦下視丘的異常狀態所致。至於人類的情形如何，目前尚未有定論。但是，依照臨床症候來看，人的情形和動物相似。

脂肪組織增加的方式有二種類型

針對相同程度的過胖，觀察其脂肪組織，發現脂肪細胞的數目和大小有所差異。

第一種類型爲脂肪細胞的數目多的肥胖。嬰幼兒時期和思春期，是脂肪細胞數目最容易增殖的時期。一旦脂肪細胞數目增加以後，就不會減少。兒童時期的肥胖和思春時期的肥胖，就會直接轉移成爲成人肥胖。當脂肪細胞高於正常體重者的三～四倍時，脂肪細胞的數目是一生都不會減少的。因此，要減肥實在很困難。

第二種類型是脂肪細胞的數目幾乎接近正常，但是，每個細胞都是肥大的。這就是典型的中年肥胖的類型。遇到這種情形時，只要把肥胖的脂肪細胞，恢復原狀，就能夠減肥。

●了解肥胖程度的三種方法

肥胖的基準不只是體重，也要根據體脂肪率

所謂的肥胖，通常只是注重體重的輕重。很多人會隨著體重的增減，心情會有所改變。其實，肥胖不只是因爲體重過重，而是指身體的脂肪蓄積過多的狀態。總之，身體脂肪所佔的比例（體脂肪率）高。體重的增減到底是因爲脂肪或肌肉，或是水的原因所致。實在難以區別。

對於身體肥胖度的測定，最具代表性的方法，有以下數種：

①皮下脂肪厚度的測定

可以到專科醫院或衛生所等，請他們測定。皮下脂肪的厚度，必須利用專門計器來測定。通常，是測定肩胛骨下部、下臂背側，來推算身體的脂肪

根據脂肪厚度計來測量皮下脂肪的厚度

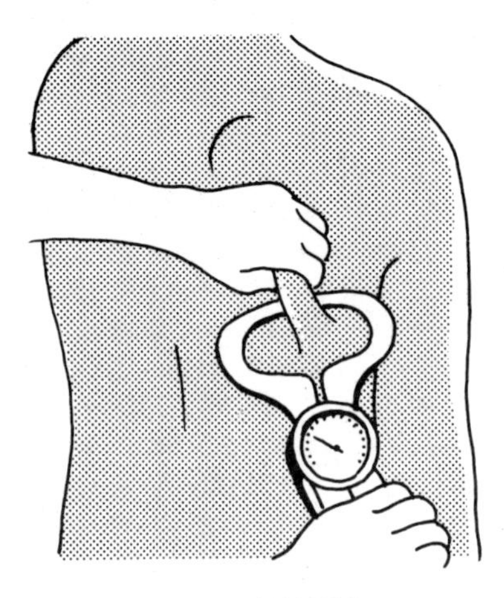
肩胛骨下部的測定

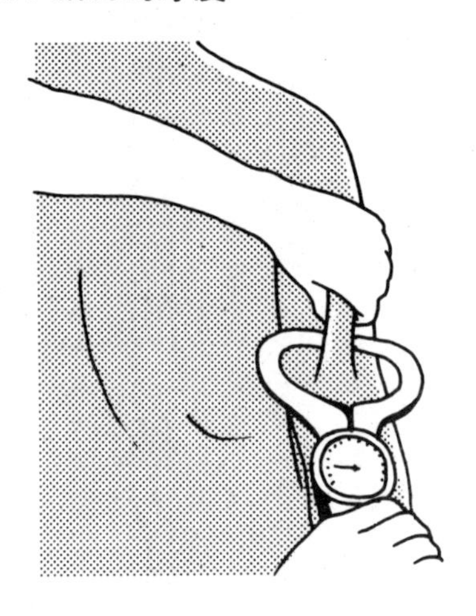
上臂背側部的測定

量。機器的調節或抓法等，都必須由熟練的人員來做。

此外，只測定身體的二個部位，來推定身體的體脂肪量，似乎非常不容易。因此，一般人無法自行測定。

②標準體重的計算

最常使用的方法，就是標準體重的測定。由現在的體重超出多少，可以藉此了解肥胖度。用實際測量的體重，減去標準體重所得的數值，除以體重，乘以一百%的計算方法。

得到的數值在正負十%以內，屬於正常。如果超出十~二十%，就是過胖。超過二十%以上，就是肥胖。

●標準體重法

身高－100×0.9＝標準體重

$$\left(\frac{\text{實測體重}-\text{標準體重}}{\text{標準體重}}\right)\times 100\%$$

★ ±10%以內爲正常範圍
10～20%是稍胖
20%以上是肥胖

目前，這種計算標準體重的方法，被廣爲應用。一般稱之爲「布洛卡變法」，是身高減去一百乘〇．九的公式。

但是，這種方法所得到的數值，很容易受到身高的影響。對於較矮的人，或是較高的人而言，有點勉強。在體格、體型方面，似乎欠缺考慮。

③ＢＭＩ

利用身高、體重算出體格指數，了解肥胖的程度。也就是體重（公斤）除以身高（公尺）的二次方。指數方面，男性爲二十七，女性爲二十五以上，就判定爲肥胖。

ＢＭＩ是二十二時，根據統計這是罹患疾病最少的數字。標準體重是身高（公尺）的二次方，乘以二十二。

例如：身高一百七十公分，體重七十五公斤的男性，其指數未滿二十七，就可以算是合格。同樣的身高，但是體重是八十公斤，其指數超過二十七以上，很明顯地會被判定爲肥胖。

一百七十公分的人，依照ＢＭＩ法，其標準體重爲六三・五公克。

對於身高較高的人而言，ＢＭＩ法不容易產生矛盾。因此，今後大概都會以這種方法當作測量的主流。

●BMI 法

$$\frac{體重（kg）}{（身高(m)）^2} = 指數$$

$$（身高（m））^2 \times 22 = 標準體重$$

★ 理想指數爲22
男性超出27以上，是肥胖
女性超出25以上，是肥胖

●中高年齡者大都是上半身肥胖

根據脂肪附著部分，分成二種類型

①上半身肥胖（腹部肥胖）

腹部以上容易積存脂肪，男性大都屬於這種類型。中年以後的肥胖，是屬於脂肪細胞肥胖的類型。尤其是腹腔內的內臟，容易蓄積脂肪。這種內臟型肥胖，是屬於皮下脂肪型肥胖，容易引發成人病。

根據我們的調查，糖尿病的女性與相同年齡層、相同程度肥胖的健康女性相比，很明顯地上半身肥胖，也就是Ｗ（腰）／Ｈ（臀部）大。國外的文獻顯示，糖尿病容易發生的人，大都是屬於上半身肥胖者。越是肥胖的人，越容易引發高血壓、虛血性疾病、腦中風等。

②下半身肥胖

臀部和大腿容易積存脂肪的女性，大都是從思春期起，就肥胖的類型。脂肪細胞數增加，而導致肥胖。一旦增加，就無法減少。因此，比起上半身容易肥胖的人而言，會有較容易肥胖，而且不容易瘦下來的傾向。

不論是上半身肥胖或下半身肥胖，通常是根據腰圍和臀部的尺寸來計算，也就是Ｗ／Ｈ來判斷。

國內健康女性的BMI和W/H

（東京女子醫大糖尿病中心的調查）

年 代	調查的人數	BMI	W/H
20歲層	89人	20.0±2.2	0.70±0.03
30歲層	191人	21.3±2.4	0.76±0.05
40歲層	142人	22.0±2.4	0.76±0.05
50歲層	84人	22.7±2.3	0.79±0.05

★W（腰圍）/H（臀圍）＝ {0.8以上是上半身肥胖 / 未滿0.8是下半身肥胖

各種的標準體重表

身高	布洛卡變法	塚本式（理想體重）		BMI 法
		男性	女性	
cm	kg	kg	kg	kg
150	45.0	52.0	51.0	49.5
151	45.9	52.6	51.4	50.2
152	46.8	53.3	51.9	50.8
153	47.7	53.9	52.3	51.5
154	48.6	54.6	52.8	52.2
155	49.5	55.2	53.2	52.9
156	50.4	55.9	53.7	53.5
157	51.3	56.6	54.2	54.2
158	52.2	57.2	54.7	54.9
159	53.1	57.9	55.2	55.6
160	54.0	58.6	55.7	56.3
161	54.9	59.3	56.2	57.0
162	55.8	60.0	56.8	57.7
163	56.7	60.7	57.3	58.5
164	57.6	61.4	57.9	59.2
165	58.5	62.1	58.6	59.9
166	59.4	62.8	59.2	60.6
167	60.3	63.6	59.9	61.4
168	61.2	64.3	60.5	62.1
169	62.1	65.0	61.3	62.8
170	63.0	65.8	62.0	63.6

肥胖的類型

脂肪細胞的肥大所造成的肥胖

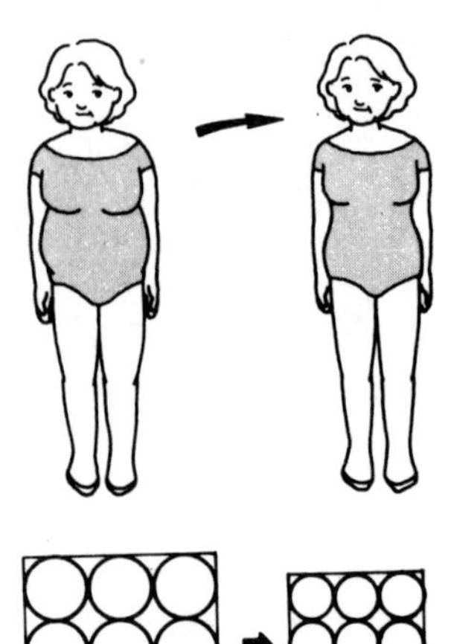

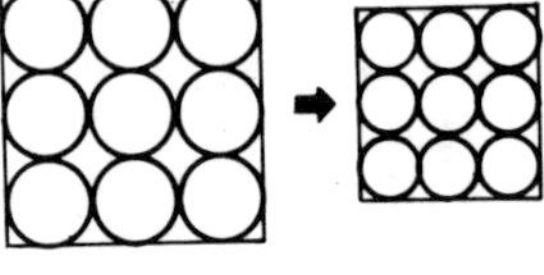

肥胖時　　減量後

脂肪細胞數增加所造成的肥胖

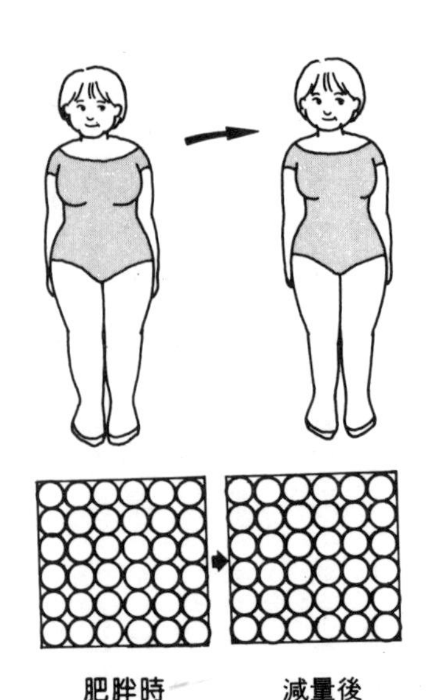

●每個人的理想體重應該都不同

計算肥胖度，不只是考慮到標準體重和理想體重。應該要考慮到整體的健康標準。人的身體很難用數字來表示。雖然很高興能夠減量至標準體重，但是卻因此而感到容易疲倦，體力低落。這種標準體重並不適合你。

每個人依照其健康狀態，有不同的標準體重。因此，在身心上覺得舒適，能夠精力充沛地活動的體重，才是理想體重。

甚至對於個人而言，長壽的年齡隨著各年代，而有所不同。死亡率最少的體重，才是最佳的體重。過瘦或過胖，都會導致死亡率的增加。

根據保險公司對於投保人的死亡統計上的追蹤調查，發表了死亡率最低的體重。這是在上頁所標示的塚本式的理想體重。

●肥胖是成人病的引發關鍵

胖的人幾乎都比較容易生病

胖的人和瘦的人相比，罹患成人病的機率確實較高。發病率也非常高。尤其容易引發糖尿病、高血壓、動脈硬化、心臟病、肝病、膽結石、不孕症、痛風、關節炎等成人病。最近，根據統計發現，癌症的罹患率也和肥胖有關。依照這種調查事實來看，肥胖就是一種不健康的狀態。

發病率最高的糖尿病

最近，糖尿病逐漸增加。報告顯示，這和遺傳、背景、過食、美食、運動不足等要因，有密切的關係。再加上肥胖，更增加疾病的發病率。

尤其過了中年以後的肥胖，也就是脂肪細胞一個一個地肥大。脂肪細胞肥大型的肥胖，更是危險。這種類型的肥胖，對於胰島素作用的感受性較遲鈍。當人體要處理葡萄糖時，需要大量的胰島素。在胰島素不足的狀態下，就容易引發糖尿病。

糖尿病可怕的地方，是容易引發血管障礙、神經障礙等併發症。尤其是微血管障礙，如果置之不理，會導致眼睛的視網膜、腎臟細動脈障礙，而導致失明、腎臟機能不全等問題。

糖尿病的預防和改善方面，主要的重點爲消除肥胖。在此，試舉一實例。請看下面的曲線圖。

A先生是三十六歲的男性，剛到醫院來時，體重是九一．五公斤，身高是一百六十四公分。根據BMI，所得的數字是三十四，顯示肥胖。

血糖的狀態顯示，血紅素和糖結合的比例HDAIC(%)，A先生的情形大約爲九%，而正常值應該是四~六%。

A先生的例子

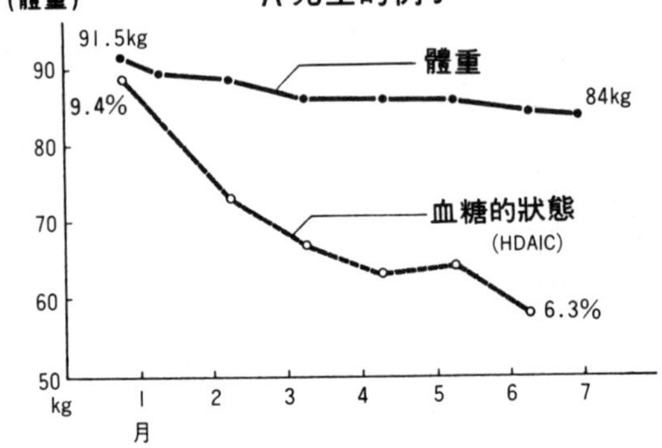

(體重)

91.5kg　9.4%　體重　84kg　血糖的狀態 (HDAIC)　6.3%

90　80　70　60　50 kg

1 月　2　3　4　5　6　7

從一月份起，實行一天一千四百四十大卡的飲食療法。四月份起，加入在運動中心每週二~三次的慢跑和三溫暖的運動治療。

結果，從治療開始經過半年以後，體重減至八十四公斤，減量成功。血糖也下降至幾乎接近正常值的六%。這是消除肥胖，而成功控制糖尿病的例子。

因減量而使血壓下降的例子很多

肥胖的人容易產生高血壓，這種比例非常高。根據美國的調查，幾乎是正常者的二倍。

國人的國民營養調查中，男女的肥胖度高者，其高血壓的發病率也高。此外，因爲肥胖而產生高血壓的人，在體重減輕以後，血壓下降的例子非常多。

雖然肥胖和血壓的因果關係並不明確，但是，對於肥胖者而言，身體的肥胖，導致血液無法運送到身體的各個角落。因此，造成心臟必須更用力地壓縮血液，產生高的血壓。心臟一分鐘所壓出的血液量（心拍出量）增大，循環於全身的血液量也就增大。這可能就是血壓上升的原因。

此外，肥胖者體內所蓄積的食鹽，不容易排泄掉。這也是導致血壓上升的要因。

因肥胖而促進動脈硬化的因素

通常，肥胖的人都會有高膽固醇、高脂血症，尤其是肥胖者中性脂肪値高的人，更容易導致動脈硬化。這種人也容易引發糖尿病和高血壓，這三者都是容易侵害血管的病症。因此，肥胖者罹患動脈硬化的比率，是正常者的二倍之多。

肥胖者罹患心臟病的比率高

心臟病發作，而被送到醫院的患者，不論男女都是較胖的人。此外，肥胖者在爬樓梯或走上坡時，會氣喘如牛。因爲身體的體重，而造成心臟的負擔。

心臟病的引發因素，是高血壓、糖尿病、動脈硬化、痛風、運動不足等，肥胖者大都會擁有以上數項。因此，很容易罹患心臟病。

痛風是過食、美食所致

痛風被稱作「帝王之病」，是在飲食上奢侈所致，故也稱之爲富貴病。最近，已經逐漸普遍化，成爲庶民的疾病。這是因爲庶民的飲食生活豐富，過食而導致肥胖者增加。

痛風是因爲嘌呤體的代謝異常，血液中尿酸增加所致。尿酸會因爲高蛋白質、高脂肪飲食攝取過多而產生。這和肥胖有密切的關聯，因此，這種疾病是因爲過食或美食所產生的。

肥胖者多脂肪肝，而影響到肝臟機能

肥胖者經常會有肝臟障礙。高度肥胖時，三〇～六〇％都會有脂肪肝。因爲肥胖而導致中性脂肪合成提升，在肝臟產生異常的蓄積，而引發脂肪肝。如果置之不理，而肥胖過度，就會成爲慢性肝炎。最後，導致肝硬化。

肥胖者容易有膽結石

通常，肥胖者容易有膽結石。一般的醫生都認爲：「看到肥胖的中年婦人抱怨肚子痛，就要考慮到是否有膽結石。」因爲一般的肥胖者都會有高膽固醇，而膽汁酸溶化膽固醇，有其一定的界限。在膽囊內積存多餘的膽固醇，沈澱以後，就會形成膽結石。

●減量時，併用食物療法和運動，會有良好的效果

運動有助於食物療法

想要利用運動來瘦身，可是，要消耗掉一碗飯的熱量，必須要跳有氧舞蹈三十五分鐘。節食時，最主要是要限制熱量。要提高效果，就必須要運動。

飲食的限制雖然使體重減輕，但是卻肌肉鬆弛，全身無力，變得不健康。因此，還是需要運動，雖然節食，並不會使肌肉減少。

此外，還要養成運動的習慣，提高基礎代謝量。「即使沒有任何目的，也能夠消耗熱量」。即使沒有想要瘦身，也能夠產生良好的效果。

再者，會因爲運動所消耗的熱量增加，而提高瘦身的速度。

運動以前，先作醫療檢查

運動不足的人，容易發胖。發覺胖了，就馬上積極地運動，會導致危險。很可能在還沒有瘦下來以前，就已經往生了。肥胖的人容易有各種併發症，爲了避免在運動時發生事故，必須在運動以前，和醫生商談。

可以聽取醫生的意見，決定適合自己的身體的運動計劃。

無論何時何地，都可以自己輕鬆地進行

爲了每天都做瘦身運動，而且要長期進行，才能夠產生效果。因此，不論何時、何地，都能夠簡單進行的運動，才是最理想的。

一個月打二~三次的高爾夫，一年數次的運動大會、打棒球等，都是不適合減量的運動。尤其是在特定的時間，要有特殊的設施，才能夠進行的運動，是無法長期進行的。

考慮到這些因素，而值得推薦的運動是：①收音機體操（柔軟運動）、②走路＝習慣就快走（有氧運動）、③伏地挺身（靜的運動）。你覺得如何呢？不妨嘗試看看。

「走路」是最基本的運動

不需要作劇烈的運動，有效果的運動，才是選擇的重點。要消除身體多餘的脂肪，就要使脂肪變成熱量。當我們運動時，肌肉的醣類、血中的葡萄糖、脂肪中的中性脂肪會分解成游離脂肪酸，被當作能量來使用。持續進行運動十五～二十分鐘，就能夠讓脂肪逐漸燃燒。

考慮到這一點，適合瘦身的運動，即使是緩和的運動，一次也必須要持續十五～二十分鐘以上。這樣才能夠把大量的氧氣攝入體內。這是最適合的運動。

其中最具代表性的，就是走路。利用計步器來計算一天中走路的步數，要有耐性地一點一點地增加走路的距離。

目標是一日一萬步。「提前一站下車走路」、「不要使用電梯，而要走樓梯」等等，在生活中下意識地多走路，要達成目標並不困難。

習慣之後，逐漸增加走路的速度。持續快走二十分鐘，就是非常有效的有氧運動。

利用食物療法和運動療法減輕二十二公斤

B女士的例子

B女士四十一歲，身高一百六十公分，體重七八．二公斤，是單純性的肥胖。

二月初起，開始施行一日一千二百大卡的食物療法。從四月份起，再增加運動療法。一週上一次健身中心，進行一～二小時的有氧舞蹈和打網球。逐漸順利地減輕體重。從八月開始，增加至一千四百四十大卡。十月份起，提高至一千六百大卡的飲食量。到十月時，體重已經下降至五十六公斤，成功地減輕二十二公斤。

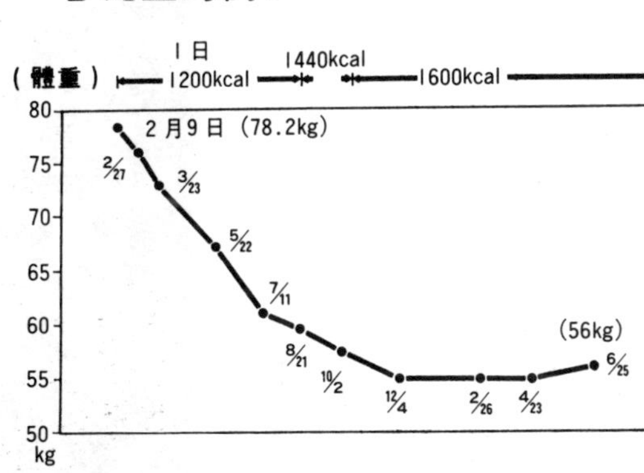

飲食調配和攝食方法

▼先確認過食的原因

肥胖大都是過食，而瘦身的基本就是減少攝取的熱量。但是，如果只是絕食、減食，是無法長久持續下去的。而且，體調也會崩潰。爲了要使食物療法產生效果，要先確認過食的原因。然後，靠自己的意志力，來改變自己的飲食方法。

一天吃幾餐，在何種環境下進餐，進餐的速度如何。會肥胖的人，大都是在飲時間、吃的速度、次數方面，以及環境方面都有問題。

①用餐次數不要減少

最近，不論男性或女性，大都不吃早餐。這對於瘦身而言，具有反效果。用餐的次數減少，導致飢餓狀態的延長。人類的身體有自衛的本能，攝食的時候，就會儘量多吃一點，囤積起來。會增加這種反作用，因此，容易造成脂肪的合成。

要抑制熱量的攝取，必須考慮到採用何種飲食，如何攝取。事實上，總攝取熱量是相同的，但是，攝取次數較多，越不容易發胖。因此，用餐次數減少，反而容易肥胖。

用餐次數和肥胖的關係

一天的用餐次數	肥胖（標準10%以上）
3次以下	57.2%
3～4次	42.2
•3～4次	32.7
••3～4次	30.0
6次以上	28.8

•正餐之間吃
••就寢前吃

②在固定的時間用餐

用餐時間不定的人，很容易吃零食或點心。這麼一來，肥胖的可能性很大。因此，用餐時間要儘可能規律。養成在固定的時間以外，不進食的習慣。

③養成細嚼慢嚥的習慣

用餐的速度和肥胖有密切的關係。快食的人容易吃得過多，造成過食。人類的腦中有控制食慾的中樞，會使人產生滿腹感，爲我們的食慾踩煞車。但是，這要花上十五～三十分鐘。快食的人在未踩煞車之前，就已經吃完了。因此，不容易得到滿腹感，而吃個不停。

最好一次放入口中的食物量要少，仔細地咀嚼，細細地品嚐。吃的量雖少，卻會有滿足感。

④不要到了晚上一起吃

現代生活中，不論是電視、收音機、超級市場或餐廳，都一直營業至深液。人們的生活也轉移爲夜間型，甚至用餐的時間也變晚。到了晚上，一邊喝酒，一邊吃的情形已經增加了。現在，這種飲食型態是造成肥胖的最大原因。

無論如何，人類是隨著太陽而活動，晚上應該停止活動而睡眠的生物。人類的身體機能，也是隨著這種型態而形成的。總之，到了晚上，是養精蓄銳的時候。這時副交感神經旺盛，腸管機能亢進，開始進行營養的吸收積存。如果晚上再攝取大量的食物，營養會直接積存在皮下，當然就會肥胖。

即使一天所攝取的熱量相同，但是，攝取熱量的重點在早餐的人，和攝取重點在晚餐的人相比，後者的體重會增加。這是由明尼蘇達大學漢布魯克博士所作的實驗而得到的證明。攝食的方法不同，經過了一個月，就會產生三～四公斤的差距。

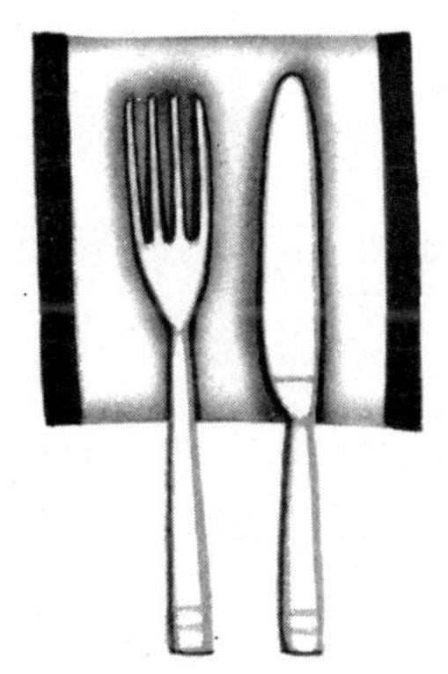

⑤要專心用餐

在用餐時，一邊看電視或一邊看報紙，或者一邊談話等等，往往會在不知不覺中，吃得過多。因此，用餐時，不要分心，才能夠確實地感覺到吃的量和滿腹感。

⑥不要積存食物或放在明顯的地方

本來就是因爲喜歡吃，才會胖。如果看得到的地方都有食物，冰箱或房間都擺著食物，要節食就很困難了。

最好的方法就是避開食物，尤其是高熱量的餅乾、糖果類，絕對不要買了放在家裡。最好是放在不顯眼的儲藏處，或者放在不容易取出的地方。例如：密閉的容器中。甚至放在冰箱中不容易取出的地方。這是戰勝誘惑的方法。

⑦肚子餓時，不購買食物

肚子餓時，會覺得任何東西都很美味，就會買得過多。因此，在肚子餓時，不要去購物。最好是在滿腹時，一一列出要購買的食品，再去購買。要避免衝動的大量購買。

此外，最好避免購買可以馬上吃的速食食品，也有助於控制熱量的攝取。

⑧極力避免外食，自己動手作

節食中的飲食，最好自己做。爲什麼呢？如此一來，才可以依照以下的每個階段：①製作菜單、②選擇素材、③考慮調理方法、④調味料的分量、⑤盛盤的分量等，抑制熱量的攝取。

午餐也要儘可能帶便當。如果工作上不許可，一天頂多只能夠外食一次。最好選用油少，而且營養均衡的日式定食等低熱量的飲食。

一般的上班族都是午餐在外用餐。這時候，可以參照71～80頁的早餐和晚餐，來平衡熱量。

⑨最好是每人一份

一大盤的料理，家人一起分食，很難知道自己吃了多少。如此一來，很容易過食，因此在節食中，最好不要嫌麻煩。

要分配好每個人一份一盤。

⑩訓練理性地剩餘

國人的飲食習慣中，存著不要有剩菜的美德。可是，在減食中，要能夠剩下來，是重要的課題。尤其在外食的時候，都要事先確認，要吃多少飯菜。否則會全部吃完。一旦要減食，就要使飯菜的剩餘量逐漸增加，才能夠減少攝取的熱量。

用餐完畢，馬上離開飯桌，或收拾好飯桌再離開。以前，常常會把眼前剩下的食物吃完。

家庭主婦經常需要操心於如何反覆利用剩餘的菜餚，每天整理這些剩餘的菜飯，導致家庭主婦因此而肥胖。

⑪參加宴會或派對之前，稍微吃一點

尤其是男性，在節食方面，不容易成功。經常會在出席宴會時，吃得過多，或喝得過多。空腹去參加派對，看到美食當前，就會大吃大喝。遇到這種情況時，最好是在出門之前，稍微多吃一點。這是避免過食的祕訣。

對於節食的高手而言，不論是站著用餐的派對，或是坐在餐桌旁用餐時，都會先看一下菜，計算其熱量，選擇熱量以內的食物。如果無法做到，則儘可能地離開飯桌，背向桌子，手中拿著烏龍茶等，和別人閒聊，而不去拿菜。通常，節食高手都會捨棄「派對」等於「吃喝」的想法。

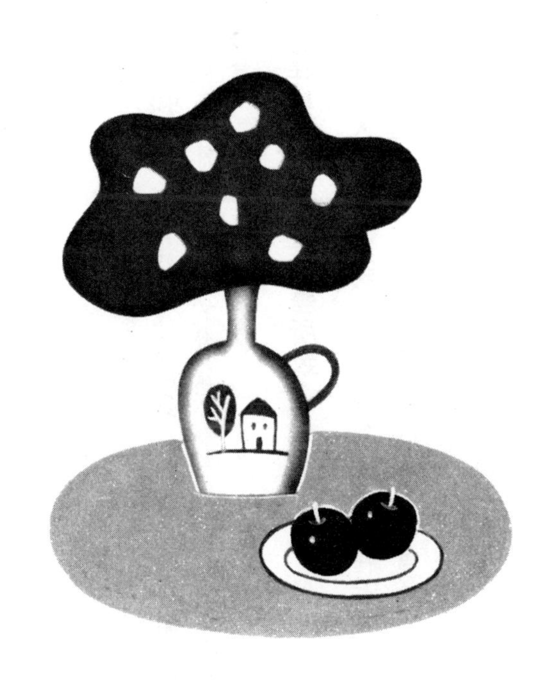

▼如何吃才適當？

只吃蒟蒻、沙拉的節食是錯誤的

正如前文中的第⑪項所敘述的，要先確認過食的原因，事後再實踐節食飲食。到底要如何吃，才能夠健康著實地瘦身呢？

最近，對於瘦身方面，已經有正確的看法。也發覺因爲一心想要瘦身而節食，或者只信奉無熱量的蒟蒻、沙拉等而產生的問題。

如果只是節食，或吃無熱量的食品，是無法確實瘦身的。缺乏身體所必要的重要營養素，是無法使人健康的。

此外，絕食所減少的，並不是導致肥胖的脂肪，而是減少身體的肌肉。因此，很可能導致體調的崩潰，肌膚也會變得粗糙。

節食之前，必須要考慮到即使要瘦，也要確實攝取維持身體所必要的蛋白質、維他命、礦物質等。減少熱量的攝取，才是減量的基礎。減少的熱量可以利用體內的皮下脂肪來取代，達到使身體脂肪逐漸減少的目的。

換言之，不是絕食的瘦身，而是要確實攝取使細胞生命活動所必要的營養。要有正確的節食瘦身觀念。

肥胖是因爲營養偏差所致

有人說：「肥胖是因爲營養攝取過剩所致。」但是，正確的說法應該是，肥胖是因爲營養的『偏差』所致。胖的人「喜歡吃油脂」、「喜歡吃甜的」、「喜歡吃大碗的飯」，這種大吃漢都不喜歡吃菜，不喜歡喝牛奶，不吃魚，不吃蛋……。在飲食生活方面，有所偏差的情形較多。令人驚訝的是，爲肥胖者作血液檢查，發現肥胖者大都營養失調，有缺鐵性貧血的現象。

進行正確的減量時，就是要矯正營養的偏差。最好能夠施行四群點數法，確立營養均衡的菜單。如此一來，會更容易實行，效果也會更佳。

這方法能夠使人健康地生活，不會有缺乏營養素的情形。對於消除肥胖，和身體整體的活性化，都會有所助益。

利用四群點數法攝取均衡的飲食

四群點數法，是由女子營養大學的香川綾學長所主持的研究小組所製作的。考慮到日常生活中食品的營養效用，把食品分爲四大群，標示出一天該攝取的分量。

第一群＝蛋、奶、乳製品

富含良質蛋白質、脂質、鈣、維他命A、B_1等食品群。

第二群＝魚貝類、肉、豆、豆製品

這是製造血液、肌肉所需的蛋白質來源。而且，含有脂質、維他命B_1、B_2、鈣。

第三群＝蔬菜（黃綠色蔬菜、淡色蔬菜）、芋頭類、水果能夠保持年輕，調整體調的食品群。

含有各種維他命、礦物質、食物纖維等。食物纖維無熱量，而且能增加滿腹感，減緩腸內吸收醣類、脂肪的速度。這是對抗肥胖策略中不可或缺的。

第四群＝穀物、砂糖、油脂

這是能夠保持體溫，成爲能量來源的食品群。除此之外，酒類、堅果類、嗜好品，也包含在此。

1日所必要的食品（1500kcal的情形）

食品群		標準量	點數
1群	奶、乳製品 蛋	250g 50	2.0點 1.0
2群	魚貝類、肉類 豆、豆製品	100 80	2.0 1.0
3群	蔬菜 芋頭類 水果	300 100 200	1.0 1.0 1.0
4群	穀物 砂糖 油脂類	160 10～20 15～20	7 0.5～1.0 1.5～2.0
合　計　點　數			18.5點

★標準量在各族群中，有哪一種種類，以及何種食品

食品1點（80kcal 的重量）

食品名	重量g
1群	
奶、乳製品	
牛奶（普通）	140
牛奶（低脂肪）	160
酸乳酪（全脂）	110
酸乳酪（無糖）	135
脱脂奶粉	23
加工乾酪	24
鬆軟白乾酪	80
蛋	
雞蛋	50
鵪鶉蛋	50
2群	
魚貝及其加工品	
江珧、干貝	150
蝦子	125
烏賊	110
比目魚	90
鯛魚	80
蛤蜊	165
金目鯛	70
梭魚	65
鮭	50
竹筴魚	60
鷹鰔魚	50
海鰻	50
鰆魚	45
沙丁魚	40
金槍魚（紅肉）	60
魚板	90
魚糕	85
竹輪	65
肉類及其加工品	
雞肉	80
雞腿肉、胸肉(帶皮)	40
雞絞肉	35
雞腿肉（無皮）	70
牛肩肉	45
牛絞肉	30
豬里脊肉（無脂）	60
豬瘦肉	25
雞肝	75
火腿	65
臘腸	30
醃牛肉	30
火腿塊	40
大豆及其製品	
嫩豆腐	140
木棉豆腐	105
油豆腐	55
油豆腐皮	20
納豆	40
高野豆腐	15
毛豆筴（未熟）	55
米甜味噌、豆味噌	40
其他豆類製品	
蠶豆（未熟）	65
紅豆餡	55
甜煮白扁豆	30
3群	
黃綠色蔬菜	
沙拉菜	700
番茄	500
韮菜	450
蘿蔔嬰	450
青椒	400
菜豆	400
胡蘿蔔	250
西洋南瓜	110
淡色蔬菜	
小黃瓜	750
芹菜	650
茄子	450
高麗菜	350
秋葵	250
洋蔥	230
豌豆	90
玉米	80
芋頭類	
馬鈴薯	100
青芋	135
山芋	80
甘薯	65
水果	
葡萄柚	230
哈蜜瓜	190
柳橙	180
桃	170
鳳梨	140
草莓	230
香焦	95
柑橘	210
4群	
穀物	
飯	55
生烏龍麵	30
麵包	30
義大利通心粉、義大利麵	22
即席中華麵（加熱乾燥）	22
油脂、堅果類	
法式沙拉醬汁	23
美乃滋	12
奶油	11
人工奶油	11
植物油	9
腰果	14
花生	14
芝麻	14
砂糖、其他	
蜂蜜	28
砂糖	21
草莓果醬	30
黑砂糖	23
米酒	35

▼節食瘦身時，自製的飲食料理最好

外食時，倚賴速食食品無法瘦身

和平、富裕是目前生活的象徵。最近，外食的家庭增加了。確實，專家的料理非常美味，可以品嚐到有別於家庭口味不同的料理，是非常快樂的事情。如果在節食瘦身時，偏重於外食，就會讓人感到擔心。

外食時，大多數的食物都以油炸居多，或是屬於炒的，大量使用油的高熱量料理。而且，其調味都較濃厚，主食的量都太多。因此，如果三餐中有一餐外食，熱量的調整，就令人覺得頭痛了。

此外，和外食一樣，非常受歡迎的，就是速食食品。如果經常吃，在節食瘦身時期，就會損害健康。例如：一杯速食杯麵就含有四百kcal、鹽分五克以上。而且，幾乎所含的是醣類和脂質。因此，如果想要健康地瘦身，當然會產生反效果。

下點工夫，輕鬆地減少熱量

如果要用健康的方法，確實提升效果，務必要自製節食飲食。如果必須要外食，外面的食品大都含有較多的熱量，只攝取應該攝取的熱量，會很容易導致營養失調。況且，無法得到滿腹感。因此，這種方法是無法持續長久的。

這時，不妨自己製作，先考慮到菜單的各個階段。要製作營養均衡，減少熱量多的食品，靈巧地搭配組合並調整。在素材的選擇上，即使是相同的肉和魚，下意識地選用脂肪少的部位，並且在調理時，去除脂肪，不使用油，更能夠抑制熱量。

一般外食的攝取熱量

料理	熱量
豬肉咖哩飯	616kcal
雞肉飯	647kcal
焗烤通心粉	768kcal
義大利肉醬麵	680kcal
綜合披薩	708kcal
豬排定食	888kcal
天婦羅定食	912kcal
烤肉定食	926kcal
飯糰	451kcal
豬排丼	971kcal
鰻魚飯	856kcal
幕內便當	757kcal
天婦羅麵	610kcal
鍋燒烏龍麵	593kcal
拉麵	419kcal
什錦麵	670kcal
中華丼	704kcal

此外，也要減少調味料的分量，吃得較清淡。甚至在裝盤時，在技巧上也可以減少分量。如此一來，就不需要擔心過食。

經過數個階段之後，抑制熱量。一天攝取一千五百大卡的飲食，會讓人覺得「竟然可以這麼放心地吃」。

自行製作而了解其分量和熱量

自己確實計算分量，再親自製作，可以了解到底有多少的熱量。如此一來，更清楚一天所攝取的分量，也容易了解食品的熱量。在外用餐時，比較容易判斷要吃什麼，要如何攝取，要留下多少等等。

最近，「男士逐漸走入廚房」。即使男性在家的時候，也可以走進廚房。因此，製作節食飲食，請務必嘗試。經由本身的經驗，比較能夠達到瘦身的成果。

儘早確立菜單，儲備材料

可以確立一週的菜單，考慮材料的使用。所有的材料一次購買妥當，也不會浪費。爲了能夠持續進行瘦身計劃，必須要有計劃性。這是不可或缺的條件。確立一週份的菜單，儲備材料。即使是職業婦女，也能夠簡單地實行。

此外，有空的時候，可以先把蔬菜煮過，進行事前處理。再冷凍起來，備用。既省時又省事。豆類可以先煮過，備用（利用瓶罐裝起來）。甚至如羊栖菜、海菜類，可以用淡的調味煮好，冷凍備用。其他如芝麻、青色海苔，都可以當作常備的材料。

荷蘭芹、蘿蔔嬰可以插在杯中，用保鮮膜包起來，放在冰箱中。大約可以保存一個星期左右。

經常外食的上班族，會有蔬菜攝取不足的情形。這時候，可以儘早確立菜單，儲備根菜類、芋頭類。甚至可以在前一天就準備好。

▼抑制熱量，調理出美味的料理是秘訣

①不怕麻煩，確實計量

節食瘦身的料理，基本的條件是，分量要正確。利用秤、計量器、計量杯，稱材料、調味料，這一點非常重要。如果分量過多，就無法確實達到效果。

杯子、湯匙可以用來量砂糖、麵粉等等粉類。不過，要量之前，一定要壓碎這些材料再測量，這樣才會準確。甚至酒、醬油等液體，也要確實量過再使用。

飯也一樣。

②選用脂肪少的素材

肉、魚含有良質蛋白質，這是在節食瘦身時，不可或缺的食物。但是，要儘量採用低熱量，無脂肪的部位。

例如：豬肉可以採用里脊肉，所含的脂肪爲二五・七％。但是，瘦肉部分只含〇・五％左右。因此，最好採用瘦肉，才可以減少熱量。

雞肉也是非常適合節食瘦身的食品。但是，如果連皮或皮下脂肪都吃下去，其熱量也會和豬、牛一樣高。調理時，最好去除皮和脂肪。

魚的腹部比背部的脂肪多，最好選用背側的肉。甚至在吃生魚片時，最好選用脂肪少的紅肉，也可以增加吃的量。此外，通常白肉魚是屬於低熱量的魚肉。

③利用去除脂肪的調理法

魚肉可以用鐵網來烤，利用火力來降低脂肪分。這種調理法適合節食、瘦身，甚至可以淋上檸檬或醋橘汁，吃起來更美味。

此外，肉的脂肪部分可以用來燉煮，再捨棄湯汁。五花肉等經過長時間的燉煮，脂肪會溶化。只要去除了，就可以安心地食用。尤其湯汁冷卻時，上面會浮起凝固的白色脂肪可以輕易地去除。因此，在節食的料理上，這是可以廣泛活用的調理法。

蒸並無法像燉煮一樣，能夠去除脂肪。不過，這時只要不再加上油，就能夠比炒或炸更適合節食瘦身。

④調味要淡

料理調味濃厚，會在無意中配更多的飯，而導致過食。這時，因爲鹽分過剩，也容易導致高血壓等成人病。因此，最好養成清淡的飲食習慣。這也是節食成功最重要的條件。品嚐新鮮素材的美味，利用調理法慢慢採用淡味，能夠品嚐出肉、魚、蔬菜的原味。尤其燉煮食物最初採用淡味的調味。最後，再加入一點調味料，使表面的味道較濃厚，這是秘訣。炒食物時，最後用芡粉調水來勾芡，也可以使淡味的調味更美味。

其他如利用檸檬、醋橘、柚子等柑橘類，運用在魚肉等的燒烤料理上，來取代調味料，能使湯汁更清爽、美味。還有，日本人喜歡的味噌湯，都採用濃厚的調味。這些湯也可以採用較多蔬菜的材料來取代。

⑤注意油的使用方法

一大匙的油有一百二十大卡的熱量，要採用低熱量的節食瘦身料理時，必須要注意使用油的方法。儘可能地不要使用油來調理，爲一大秘訣。

油炸物　抑制油炸物的熱量，要先注意沾麵糊的方法。

如下表一樣，麵糊越厚，表面積越大的料理，越會吸油。在節食料理中，值得推薦的就是，採用麵糊較薄，吸油量較少的速炸。沾麵糊時，最好充分擦乾材料的水分，再沾麵糊。這樣就會沾得較薄一些。

油炸物的吸油率

種類	吸油率
乾炸、素炸	7～10％
油炸	15％
油炸餅、天婦羅	15～20％
油炸菜	20～25％

（吸油率和油炸材料的重量成正比）

去除油脂的調理法

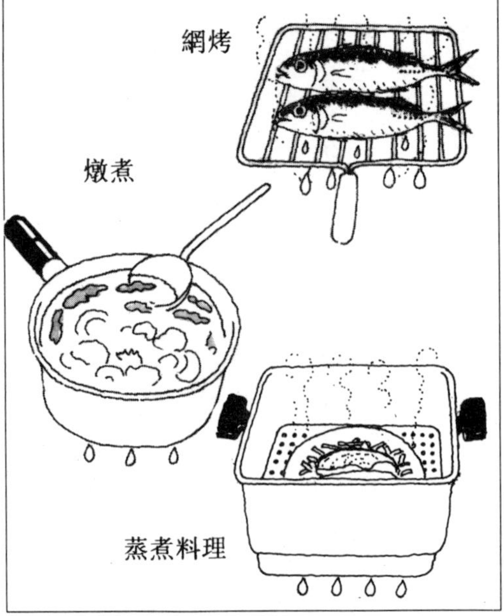

網烤

燉煮

蒸煮料理

此外，像茄子、香菇等素材，雖是低熱量，但是吸油率高。因此，最好選用烏賊、蝦子等，這種在加熱以後，肉會緊縮，吸油率較少的素材，作爲選擇的重點。

另外，也要注意油炸的溫度。油炸的時候，保持適當的溫度。要取出時，最好把油溫加高，可以把油濾得較乾。炸出來也會較酥脆。爲了不使油炸物沾太多油，最好是放在紙巾上，把油吸乾之後，再盛盤。而且，也可以去除油炸物多餘的熱量。

如果擔心油所帶來的熱量，而又想要品嚐油炸食物的美味，可以採用所謂的包炸調理法。用蠟紙或鋁箔紙包起材料，然後放入油中來炸。

炸的食物　利用少量的油來炒出美味的料理。其秘訣在於要使用樹脂加工的平底鍋，或是使用已久的平底鍋。一人份的油，大約用二分之一大匙。先把平底鍋加熱，再倒入少量的油，就可以炒。最後，捨棄多餘的油。

在短時間內，想要作出料理。但是，使用的是不容易熟的材料，這時候，可以先用沸水煮過，或是細切，再來調理。

油少的時候，炒出來的食物口感會不佳。這時候，可以用芡粉勾芡，來彌補這缺點。此外，可以快炒，再加蓋煮一會兒。如此一來，就可以使用少量的油，作出美味的料理來。

沙拉醬汁　一般人都會認爲，沙拉是節食瘦身中的代表選手。但是，非常意外地，沙拉醬汁或美乃滋的油所含的熱量卻很高。通常，一大匙沙拉醬汁含有四十九大卡，而美乃滋含有九十八大卡的熱量。可以利用檸檬汁或原味酸乳酪，來取代沙拉醬汁。不只可以使口味清爽，也可以抑制熱量。

此外，一般的沙拉醬汁都是採用油、醋，以三比一或二比一的比例調製出來。在節食瘦身時，油量最好是採用一比一的比例。甚至可以採用麻油、橄欖油來改變風味。醋也可以採用蘋果醋、葡萄酒醋，來增添風味。

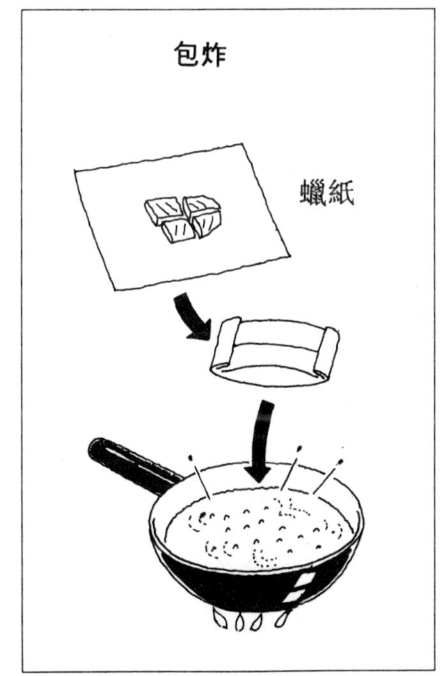

有關節食瘦身的Q&A

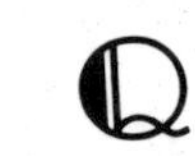

看到節食廣告上寫著「十天輕輕鬆鬆減輕五公斤」，是否能夠成功呢？

急速的瘦身，會使體重很快又恢復爲原來的樣子。這種充滿魅力的廣告，越是極端地瘦身，越容易在節食後又胖回來。結果，有很多人都會比以前更胖。

這稱之爲體重的反彈現象。這一類人士一下「減量」，一下又「回胖」。如此反覆數次，要減量就變得很困難了。這類人士會有逐漸增胖的危險。

減肥成功，很快地又恢復原狀。這是因爲人體體內的自衛本能，具有維持體脂肪一定量的調節機能。

節食瘦身最重要的，就是體重減輕之後，要如何維持體重，使其不再恢復原狀。因此，在短期內急遽的減量，很容易會出現反彈現象。要維持體重，是非常困難的。有鑑於此，要擬定長期的計劃，以一個月減輕一～二公斤的步調來減輕體重。如此一來，就可以抑制恢復原狀的反彈力量，也比較容易成功。這正是所謂的「羅馬不是一天造成的」。

三溫暖能夠瘦身嗎？

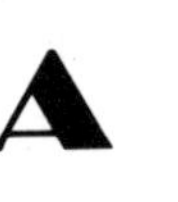

如果不能減少脂肪，就沒有瘦身的意義。作三溫暖時，會促進排汗，去除體內的水分。可以暫時減輕體重，但是，脂肪並沒有減少。因此，無法改善肥胖的情形。

此外，在想要瘦的部分裹上蠟紙或塑膠繃帶，或是穿上瘦身衣，都是利用發汗的方法，使身體脫水。這種方法並無法改變脂肪的量。幾乎不具任何減量的效果。當然，過度採用這種減肥瘦身的方法，很可能會導致脫水。

Q 我的飲食合格，為什麼會胖呢？我的母親身材肥胖，請問是不是遺傳呢？

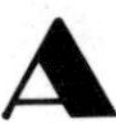

胖是因爲所攝取的熱量和消耗的熱量之平衡崩潰所致。有些人會抱怨「喝水也會胖」，或是「我並沒有吃得過量，爲什麼也會胖？」這種人必須自我檢討吃的方法。

每當要吃的時候，要仔細記錄當時的時間、吃的內容和分量、時間，以及吃的心情等等。

確認這些記錄以後，可能會很意外地發現，自己竟然吃得那麼多。因此，你很可能在無意識中，發覺自己飲食過度了。

或者實際上所吃的量並不多，可是，很可能是運動量不足。無論如何，就是消耗的熱量比攝取的熱量少。因此，在抱怨「母親身材肥胖」之前，要先確認本身的攝食方法或運動量。這是最重要的。

的確，有些父母較胖，孩子也會胖。這樣的例子很多。觀察這樣的家庭，會發現這是因爲在飲食方面，都有相同的意識或嗜好所致。

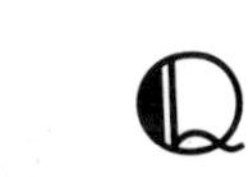

Q 我為了要瘦身，連主食都不吃。卻沒有達到預期的效果。為什麼呢？

A

爲了達到營養均衡的目的，一定要攝取飯、麵包、麵類。即使在節食瘦身期間，爲了要使代謝功能順利，最少也要攝取醣類一百～一百五十克。不過，問題在於攝取的方法。

砂糖、水果等單純的醣類（可以由小腸直接吸收，成爲即效型的熱量）。如果攝取過多，血液中的中性脂肪會增加，而造成肥胖。因此，醣類最好是從飯、麵包、麵類等複合醣類來攝取，比較適當。要減少餅乾、糖果的甜食量，而改吃飯，使體內的代謝能夠順利進行，才能夠產生效果。

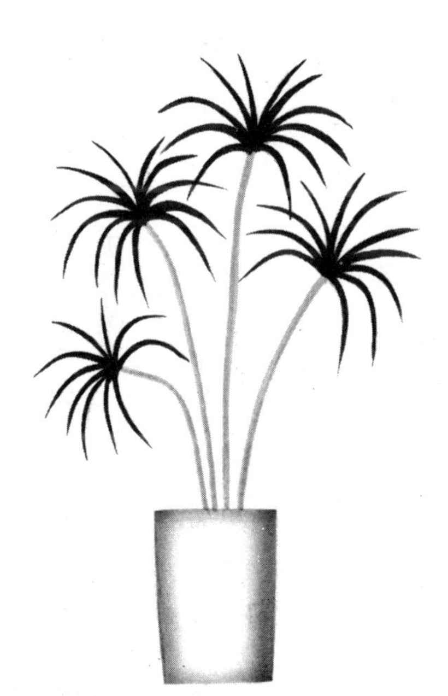

利用健康食品店所販賣的含有食物纖維的纖維飲料、健康食品，來進行節食、瘦身，不是更簡單嗎？

在節食瘦身時，所採用的食物纖維儘可能採自食品中。食物纖維這種無法被消化吸收的物質，對於消除肥胖具有效果。其理由如下：

①含有食物纖維的食品，比較耐咀嚼。充分咀嚼，才可以矯正快食的習慣。

②進入胃中以後，水分會迅速膨脹。可以得到滿腹感。可以抑制空腹感。

③可以抑制腸內醣類和脂肪的吸收。

④大都是無熱量、低熱量的食品，含有較多食物纖維。

因此，要利用食物纖維來提高節食瘦身效果，最好是採用食品中所含的天然纖維。效果最佳。一般市售的纖維飲料、蒟蒻等等，都是加工食品。一味地依賴這些食品，可能會使身體喪失必要的營養素，而告崩潰。

節食瘦身時，也要充分滿足味覺，提升飲食的享受。人工的食物纖維只能夠得到暫時的滿足感，所以爲了要能夠長久持續，最好採用天然的食品。

要如何靈巧地使用甜味與砂糖一樣，熱量較少的代用糖呢？

有的代用糖會有副作用。如果長期使用，會有生命之虞。即使使用，也要減少至最低限度的使用量。

不過，用氨基酸合成的糖精，通常其使用量的安全性，已經受到確認。現在，已有三十個國家批准使用糖精。

但是，在節食瘦身時，最好是不要攝取甜食。爲了改善飲食生活，而使用代用甜味料，會造成上癮的問題。如果眞的要使用，最好是一週使用一次，或一個月使用一次。

Q 開始實行節食瘦身時，就有便秘的困擾，請問要如何消除便秘呢？

A 在日常的飲食生活中，必須要大量攝取蔬菜和海菜類。食量減少，會導致糞便量減少。有些人會因此而便秘。不可以漠視一天必要的熱量，而極端地減食。攝取較少蔬菜的人，會因爲食物纖維缺乏，而導致糞便量減少。腸的運動遲鈍，而產生便秘現象。因此，要大量攝取蔬菜、海菜、蒟蒻等，食物纖維較多的食品。這些食品的熱量較少，也是消除便秘最好的方法。

　還有，早上起來以後，喝一杯冷水或牛奶，可以促進腹肌的運動等。有的人一整天都坐著，這些人也很容易產生便秘現象。爲了要瘦身，也要兼顧運動。每天一定要做運動。此外，要養成在固定的時間上廁所的習慣。這一點也很重要。尤其女性特別會忍耐，這樣也會很容易導致便秘。

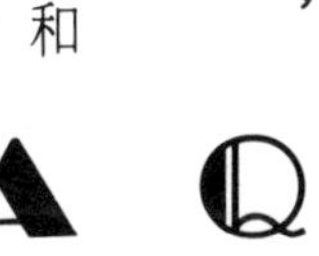
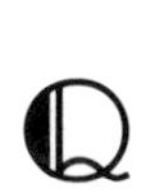

Q 飲酒時，食慾特佳，而導致節食失敗。請問有沒有較好的方法呢？

A 選用低熱量的酒菜，是解決的方法。參加派對的時候，要慢慢地喝。關於減量瘦身時的酒類，①酒精熱量高、②下酒菜的熱量比酒精更高、③酒會促進食慾，而使人過食。因此，在節食時，要儘可能戒酒。不過，對於有些人而言，實在很困難。但是，爲了要達到節食瘦身的目的，無論如何，也要自己做酒菜。這是值得推薦的方法。在應酬喝酒時，與其喝啤酒，倒不如飲用用冰水稀釋的酒。慢慢地飲用，就能夠發揮效果。

　下酒菜方面，最好避免採用高熱量的點心類或油炸物，最好採用燉煮蔬菜、冷豆腐、生魚片、毛豆、菇類等低熱量的酒菜。而且，要選擇一道對於肝臟有益的酒菜。然後，慢慢地飲用。

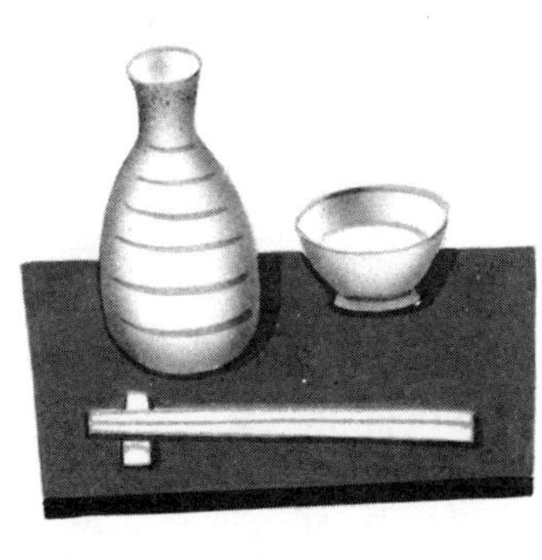

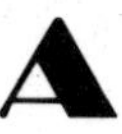

植物奶油比奶油的熱量低，不會導致肥胖，這是眞的嗎？

A 植物奶油的熱量高，所含的脂肪是健康的不飽和肪酸。一般人都認爲，植物奶油的熱量比奶脂油的熱量低。實際上，一百克的奶油爲七百四十五大卡，而植物奶油爲七百五十九大卡，所以比奶油高。

但是，植物奶油和奶油的原料是不一樣的，所含的脂肪種類不同。奶油是以乳脂肪爲原料，大都是屬於飽和脂肪酸，而飽和脂肪酸在血液中，會導致膽固醇值上升。

另一方面，植物奶油是以植物油爲原料。含有豐富的不飽和脂肪酸。對於肥胖者而言，尤其是擔心動脈硬化、膽固醇問題的人，採用含不飽和脂肪酸的植物奶油較爲健康。

節食瘦身時，脂肪會被視爲大敵。脂肪是能量來源中最具有效率的營養素。停滯在胃中的時間較長，可以予人滿腹感，這是其優點。在減量期間，也必須要攝取必須脂肪，所以這時如果採用含不飽和脂肪酸較多的植物油，會比較健康。但是，即使採用植物油，也必須攝取限制範圍內的量。

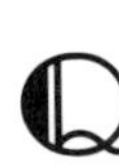

討厭吃蔬菜，是否可以利用水果來補充？

A 雖然蔬菜、水果非常相似，但是，水果無法取代蔬菜。水果擁有清爽的酸味和甜味，很受女性歡迎。有些人會用水果來取代食物。但是，很可惜的是，其營養不及蔬菜。因此，水果不可以取代蔬菜。

水果含有豐富的維他命C、纖維、鈣。黃綠色蔬菜中含有大量的維他命A、胡蘿蔔素。甚至在其他的營養方面，也無法取代蔬菜。

此外，水果含有糖分，這是屬於果糖，能夠迅速地被身體吸收。吃得過多，會導致肥胖。尤其是酪梨、香蕉、葡萄等熱量高的水果，不可以吃得過多。

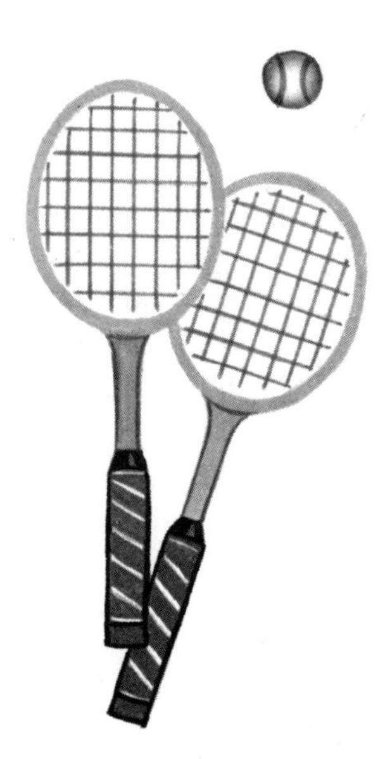

Q 聽說走路時，慢走的效果並不佳。到底要如何走呢？

A 要提升運動效果，走路時，要挺胸，縮下巴，手的擺幅要大。走的時候，膝蓋要伸直，要有韻律，以自然的步伐來走。

著地時，要以腳跟先著地，接著才是腳掌著地。再把體重移到另一隻腳。而且，要加快速度。一般而言，是以一分鐘心跳九十下以上爲標準。

以快步走的方式，稍微出汗，就是走路的秘訣。這種走法要持續走二十~三十分鐘，才能夠產生有氧運動的效用。在節食瘦身上，才能夠提升效果。

Q 雖然養成走路的習慣，但是想要積極地增加能夠增進肌肉的運動……。

A 肌肉緊縮，可以瘦身。這是屬於靜態的鍛鍊身體的方法。例如：雙手手掌可以合十，放在胸前。然後，做手臂的擴展運動。或是坐在椅子上，雙腳往上抬。靜止一會兒，再放下來。可以一邊看電視，一邊做這運動。甚至可以利用啞鈴來做運動。而且，逐漸增加次數和重量，慢慢提升效果。

此外，每天做五分鐘的舉重練習來鍛鍊肌肉。想要增加肌肉量的人，都可以採用這方法。還有，可以增加一級上下運動，迅速進行五分鐘。持續去做，就可以產生效用。當然，這需要採用專用器具。如果沒有，可以利用樓梯或踏板來做這個運動。左右腳上下交互跳動。

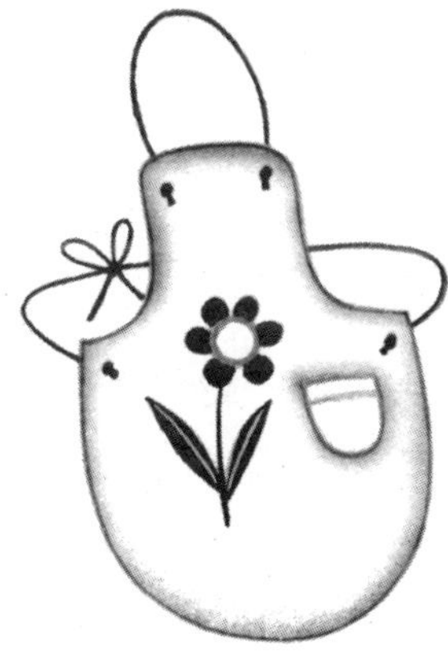

國家圖書館出版品預行編目資料

肥胖者的飲食/雨宮禎子、竹內富貴子著，張果馨譯
——初版，——臺北市，大展，1998〔民87〕
面；21公分，——（飲食保健；16）
譯自：肥滿の食事と食べ方
ISBN 957-557-897-X（平裝）
1.減肥 2.飲食
411.35 87017007

HIMAN NO SHOKUJI TO TABEKATA
Orginally published in Japan by Shufunotomo Co., Ltd. Tokyo

肥胖者的飲食 ISBN 957-557-897-X

原著者/ 雨宮禎子、竹內富貴子
編譯者/ 張 果 馨
發行人/ 蔡 森 明
出版者/ 大展出版社有限公司
社 址/ 台北市北投區（石牌）致遠一路2段12巷1號
電 話/（02）28236031・28236033
傳 真/（02）28272069
郵政劃撥/ 0166955-1
登記證/ 局版臺業字第2171號
承印者/ 國順圖書印刷公司
裝 訂/ 嶸興裝訂有限公司
排版者/ 弘益電腦排版有限公司
電 話/（02）27403609・27112792
初 版/ 1998年（民87年）12月
初版1刷/ 1999年（民88年） 4月

定 價/ 280元

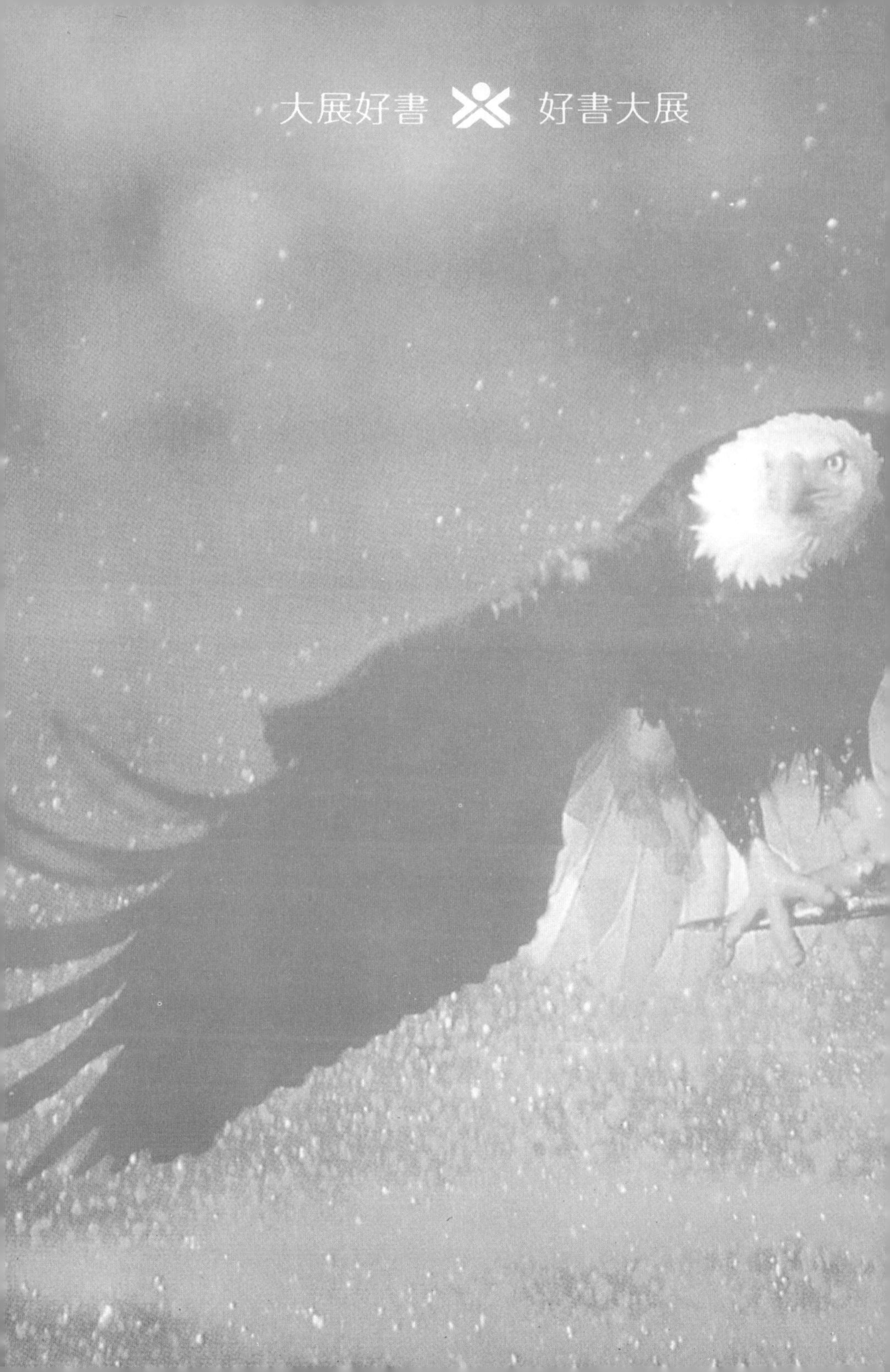
大展好書 好書大展